中医二论五病说

严冰 著

江苏省名中医严冰学术传承工作室 整理

东南大学出版社
SOUTHEAST UNIVERSITY PRESS
·南京·

内容提要

二论五病说,活水源头,根于经典,演绎应用,出自临床。痰和瘀,理深至奥,深透临床各科,既是病理产物,也是致病原因。历有"痰生百病""病久夹瘀"之说,临床上如正确把握痰和瘀各自的病因病理,辨证恰切,合理用药,能解决一大块问题。若痰瘀互结为患,则病理更加复杂,发病多难速愈,如癫痫、狂证、高血压、中风后遗症、癌症等。今趁手灵活、眼不花,经对经典著作有关痰、瘀论述的学习和临床应用,就手中积累的五十多年的临床科研资料、学习随笔、实践经验,加以整理,定名为"痰论"、"血瘀论",名谓"二论"。此外,对体会较深,自为有得的五个病也同时进行整理,集腋成册,名谓"五病说":一为慢性肾炎——治宗脾肾是其关键,活血化瘀贯穿始末;二为糖尿病——阴虚为本,燥热为标,夹瘀阻络是其必然;三为中风"治未病"为先——益肾充脑,活血通络;四为外感高热——退热为先,一方加减;五为中医药治癌之路40年——五法一统,辨证择方。二论五病说皆亲手所植,故名曰"中医二论五病说",若能给病人送上点福音,不亦乐乎。

图书在版编目(CIP)数据

中医二论五病说/严冰著. —南京:东南大学出版社,2018.1

ISBN 978-7-5641-7477-4

Ⅰ.①中… Ⅱ.①严… Ⅲ.①中医临床-经验-中国-现代 Ⅳ.①R249.7

中国版本图书馆CIP数据核字(2017)第271969号

中医二论五病说

编　　著	严冰
出版发行	东南大学出版社
出 版 人	江建中
社　　址	江苏省南京市四牌楼2号
经　　销	新华书店
印　　刷	虎彩印艺股份有限公司
版 印 次	2018年1月第1版第1次印刷
开　　本	880 mm×1230 mm　1/32
印　　张	10.5
字　　数	310千字
书　　号	ISBN 978-7-5641-7477-4
定　　价	42.00元

* 本社图书若有印装质量问题,请直接与营销部联系,电话:025—83791830。

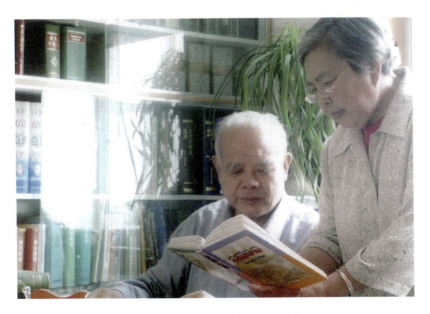

严冰:学习经典 凡中医必由之路

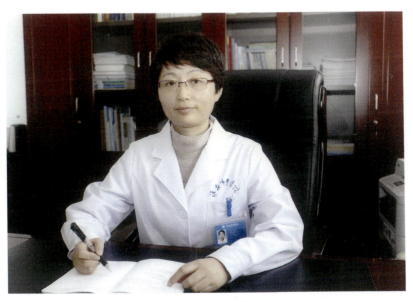

淮安市中医院叶春晖院长

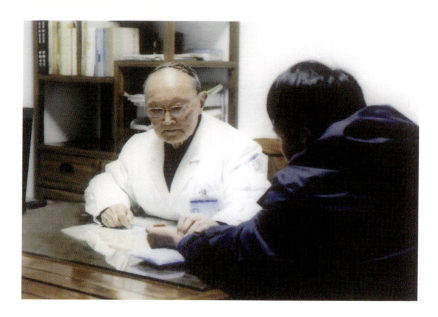

江苏省名中医顾克明

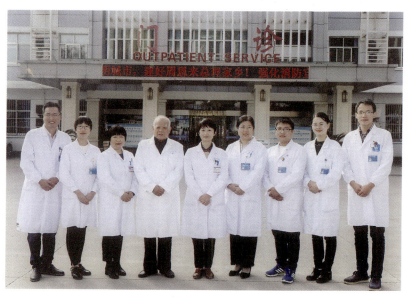

叶春晖院长与严冰学术传承室中医院成员合影

(左起:殷学超、张红颖、王素芹、严冰、叶春晖、严晓枫、李京民、张芳芳、李培银)

作者简介

严冰，原名启明，字子迅，晚年自号乡户人。1937年农历三月二十七日出生于江苏淮阴。乃东汉高士严光，子陵公"富春堂"第76代裔孙，主任中医师，教授，江苏省名中医，曾任淮安市中医院大内科主任，淮安（阴）市政协三、四届委员，文史委委员，市科协常委，市中医院农工支部主任，中华中医药学会会员，江苏省中医药学会常务理事，江苏省糖尿病专业委员会副主任委员，江苏省血证专业委员会副主任委员，江苏省肾病专业委员会委员，《江苏中医药》杂志编委，淮安（阴）市三指堂中医门诊部主任，淮安（阴）市中医药学会秘书长、会长，淮安（阴）市中医药学会终身名誉会长、终身理事，淮阴吴鞠通中医研究院名誉院长，江苏省名中医学术传承工作室传承人。

1966年毕业于南京中医药大学（原南京中医学院），学制六年。毕业后，从事中医临床并兼职带教业五十余年，擅长内科、妇科，勤于笔耕，潜心于清代医学科学家、温病学家、临床家吴鞠通的学术研究，以及脑血管病、糖尿病、肾病、癌肿、不育不孕症等难治病和疑难病的临床科研。系吴鞠通学术第四代传人。先后撰写学术论文百余篇，分别在国内外学术会议或医学刊物上交流或发表。以作者身份曾五次出席国际医学学术会议，一次参加海峡两岸学术研讨。著有《严冰中医文集》《吴鞠通研究集成》《温病条辨析评》《吴鞠通医书合编》《温病赋与方歌新校》《淮阴中医》《大医吴鞠通轶事》等7部医著，已出版。除此次出版的《中医二论五病说》外，尚有《医学三得集》《严冰医案医话选》《三指堂医案存真》等书待出版。其医学经历和学术成就分别载入《江苏高级医师专长介绍》《中医人物荟萃》《大陆名医大典》《当代中医绝技荟萃》《中华英才荟萃》《杏林风范》《方药心悟》《中国百科专家人物传集》《中国专家人才库》等书。

序

严冰道兄,余之挚友也。江苏省名中医、教授、主任中医师,曾任南京中医药大学淮安市中医院大内科主任,中医药学会秘书长、会长,退休后被聘为终身名誉会长、终身理事。淮阴吴鞠通中医研究院名誉院长、江苏省名老中医药专家传承工作室传承人。

严冰同志1966年毕业于南京中医药大学(原南京中医学院),从事中医临床和兼职教学工作五十余年,擅长内科杂病,学验俱丰,孜孜歧黄,朔古览今,思路敏捷,勤于笔耕,潜心于乡贤吴鞠通的学术研究,和同道联手主编了号称万言的大作——《吴鞠通研究集成》,是先生心血的结晶。他和同仁将200年来方家贤达研究吴鞠通的成果,参以己见,亲手编织成一幅全方位的吴鞠通功绩图,传承弘扬,留给来人。厥功伟哉!

结识严冰同志30多年了,他待人宽厚,为人诚信,对待病人和善好施,助人为乐,赢得口碑。治学严谨,临床科研多有创新,近作《中医二论五病说》内容新颖,尤有突破,如应用中医药治癌,五法一统,不说成功,但属有效,不可或缺;慢性肾炎,"变症"的治疗,狠抓三不一灌:治本不放,活血不丢,排毒不让,一一辨证灌肠;对慢性肾炎的治疗特别提出"治宗脾肾是其关键,活血化瘀贯穿始末";对糖尿病的病机提出"夹瘀阻络是其必然":皆寓有新意。五病说给读者以启迪和领悟,便于记取。是书是中医药工作者、临床科研单位、西学中同志、大专院校的学生以及师带徒者值得一读的好书,真佳作也,故乐而为之序。

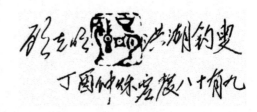

自 序

二论五病说　　临床心得术
五十多年了　　天天都在说
晚年有暇时　　展纸从源说
活水有源头　　演绎根经典
术非高明术　　说由来人说
编织谱新章　　岐黄更璀璨

　　江苏罗冰丁酉年孟秋虚度八十有一

我所认识的严老

——代序

　　我与严冰严老相识时间并不长,见面也不过几次,谈不上相熟。这几次寥寥的见面,却为我生动地勾画了一位矢志中医道路,勤勉耕耘不辍的耄耋老人的印象,值得我深深地敬佩与学习。

　　初见严老,惊诧于他的相貌。他来拜访我,其身如松,挺拔矫健;其声如钟,洪亮直爽;更兼目光炯炯,眼神锐利;思维更是敏捷有悟,言之灼灼,我没有想到这是一位已经过了八十的老人。提起自己热爱的从事了近60年的中医事业,言语间滔滔不绝,想法不断,神态中的自信与热爱展现无疑,这份执着和投入顷刻间令人折服。我想我没有任何理由拒绝他的请求,迫不及待地想要帮助他实现自己的梦想。

　　当时,我们申请到了他的省级名老中医工作室的建设项目,有机会利用专项拨款来整理和集成他的中医诊疗思维和经验。这突如其来的喜讯激起了严老再战一场的雄心。作为淮安地区声名籍甚的省级名老中医,在中医诊疗的漫漫征途上,他已经是术有流派,自成一体,弟子众多,影响深远。更难得的是孜孜不倦地读书、思考、写作,用他自己的话来说:老头子我一辈子没有什么爱好,不会打牌喝酒,也不看电视消遣,唯一的喜好就是喜欢读书、写书,钻研业务。如果不让我看病、写书,简直不知道还能干些什么。这确实是他一生的真实写照,他已经出版了《吴鞠通研究集成》、《吴鞠通医书合编》、《严冰中医文集》、《温病赋与方歌新校》等书籍,在研究、搜集、整理温病学家吴鞠通学术思想上尤其下了功夫,为淮安乃至全国的中医界研究继承吴鞠通大家的思想和医案做出了重要贡献。

　　著作等身,但这还不够,他还要做更多的事。此次工作室的成立给了他新的希望和动力。严老一丝不苟地跟我探讨：我这个工作室能带10名弟子,我希望哪些科室的医生来参加,尽快把我的经验学去,变成医院的品牌;我还想趁着有生之年再写几本书,时间得抓紧,材料我已经准备得差不多了。能多写几本吗,院长？我不禁汗涔涔而泪潸潸了,有这样醉心中医药事业的老专家在,何愁中医药事业不能迎来辉煌的明天？吾辈所能只是鼎力相助,希望早结硕果,以慰平生！

严老言必行,行必果,很快《中医二论五病说》的定稿已经放在了我的案头。厚厚的一本,凝聚着严老50余年从医的思考和探索,总结了对痰证、血瘀两类病机的论说,更对常见病中的慢性肾炎、糖尿病、中风、外感高热、肿瘤五病的经治体会进行了系统总结,有很强的临床指导意义。我是西医出身,对祖国医学的学习才刚刚开个头,已觉奥妙无穷,乐在其中。对比中西医在疾病治疗和健康维护方面发挥的作用,客观地说各有所长。但我真心感到经典中医的诊疗作用还远远没有发挥出来,在中医的发源和集成地,民众甚至医疗工作者对中医的认识还相当肤浅甚至有些误解。希望严老的这些著作能彰显出中医药对疾病治疗的明显效果,使更多的人意识到中医药治疗也是诊疗体系中强有力的支柱,从而选择中医、信任中医,运用中医,更有效地达成习总书记提出的运用中医药诊疗手段维护全生命周期健康的历史使命。

谨以此文代序,向严老这样为中医药事业奋斗终生的老一辈们致敬！向魅力无限、未来无限的中医药事业致敬！

叶春晖

2017年10月

目　　录

二论篇

第一章　痰论
　　一、概述 …………………………………………… 3
　　二、古典医籍论痰语析 …………………………… 3
　　三、痰形成之因 …………………………………… 6
　　四、痰证痰病的临床表现及分类 ………………… 9
　　五、痰证痰病治则、总治法及证治举要 ………… 11
　　六、痰病痰证治案举例 …………………………… 27
　　七、临床常用治疗痰证痰病的中药择选 ………… 38
　　八、结语 …………………………………………… 44

第二章　血瘀论
　　一、概述 …………………………………………… 45
　　二、古典医籍论血瘀语析 ………………………… 45
　　三、血瘀的病因病机 ……………………………… 51
　　四、血瘀证(病)临床表现 ………………………… 54
　　五、血瘀证(病)治法概要 ………………………… 55
　　六、血瘀证(病)治案举例 ………………………… 59
　　七、临床常用活血化瘀中药择选 ………………… 67
　　八、结语 …………………………………………… 84

五病说

第三章　慢性肾炎——治宗脾肾是其关键　活血化瘀贯穿始末

　一、概述 ··· 87

　二、古典医籍论肾炎语析 ························· 87

　三、中医对慢性肾炎病因病机的认识 ··············· 89

　四、慢性肾炎的主要症状 ························· 91

　五、"五病说"关于慢性肾炎的治疗 ················ 95

　六、慢性肾炎"变症"的治疗 ····················· 98

　七、慢性肾炎治案举例 ·························· 104

　八、临床常用治疗慢性肾炎的中药择选 ············ 112

　九、结语 ······································ 120

第四章　糖尿病——阴虚为本　燥热为标　夹瘀阻络是其必然

　一、概述 ······································ 123

　二、古典医籍论消渴病语析 ······················ 123

　三、中医对糖尿病病因病机的认识 ················ 128

　四、中医对糖尿病的治疗 ························ 129

　五、"五病说"关于糖尿病的治疗 ················· 131

　六、应用中医药治疗糖尿病的方药（自拟） ········ 134

　七、糖尿病治案举例 ···························· 137

　八、临床常用治疗糖尿病的中药择选 ·············· 151

　九、结语 ······································ 158

第五章　中风"治未病"为先——益肾充脑　活血通络

　一、概述 ······································ 159

　二、古典医籍论中风语析 ························ 159

三、中风的病因病机 ·········· 163
　　四、中医对中风的证治 ·········· 165
　　五、"五病说"关于中风的治疗 ·········· 169
　　六、中风治案举例 ·········· 173
　　七、临床常用治疗中风的中药择选 ·········· 184
　　八、结语 ·········· 192

第六章　外感热病——退热为先　一方加减
　　一、概述 ·········· 193
　　二、古典医籍论外感热病语析 ·········· 193
　　三、外感热病病因病机 ·········· 195
　　四、中医对外感热病的治疗 ·········· 196
　　五、"五病说"治外感热病——退热为先，一方加减 ·········· 236
　　六、外感热病治案举例 ·········· 238
　　七、临床常用治疗外感热病的中药择选 ·········· 246
　　八、结语 ·········· 254

第七章　中医药治癌之路40年——五法一统　辨证选方
　　一、概述 ·········· 257
　　二、古典医籍论治癌语析 ·········· 258
　　三、中医对癌症病因病机的认识 ·········· 265
　　四、中医药治癌治则治法 ·········· 269
　　五、"五病说"治癌——五法一统，辨证选方（自拟） ·········· 271
　　六、中医药治癌治案举例 ·········· 283
　　七、临床常用治癌的中药择选 ·········· 299
　　八、结语 ·········· 308

后记 ·········· 310

二 论篇

- 痰论
- 血瘀论

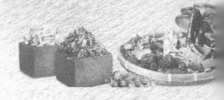

第一章 痰 论

一、概述

中医痰病学说经过历代医家不断创新和扬弃,内容相当丰厚。痰既是病理产物,临床亦称第二病因,具有广泛的致病性。痰有广义之痰和狭义之痰之分。广义之痰是由于机体气机郁滞或阳气衰微,或情志失调,不能正常运化津液,体液内留逐步蕴结而形成的各种各类的临床症状。狭义的痰是指咳出、吐出、咯出的痰涎。痰病痰证的临床表现复杂,周身皮毛肌肤、四肢百骸、筋骨关节、经络脏腑无处不到,皆可为患。正如《杂病源流犀烛·痰饮源流》所说:"其为物则流动不测,故其为害,上至巅顶,下至涌泉,随气升降,周身内外皆到,五脏六腑俱有。"自古医家更有"百病皆有痰作祟"、"怪病责之于痰"之论述。中医痰病学理奥至深,今当深谙其理,传承弘扬,挖掘提高,为人类健康事业多做贡献。

二、古典医籍论痰语析

《素问·五常政大论》:"太阳司天,湿气变物,水饮内蓄、中满不食"。

《素问·评热病论篇》:"劳风法在肺下,其为病也,使人强上冥视,唾出若涕,恶风而振寒,此为风劳之病"。

语析:《内经》中虽然无"痰"字的记载,但是已经用"饮"、"涕"等代指。

东汉·张仲景《金匮要略》:"问曰:四饮何以为异?师曰:其人素盛今瘦,水走肠间,沥沥有声谓之痰饮,饮后水流在胁下,咳唾引痛,谓之悬饮。饮水流行,归于四肢,当汗出而不汗出,身体疼重,谓之溢饮。咳逆倚息,短气不得卧,其形如肿,谓之支饮。"

"病痰饮者,当以温药和之。"

"病者脉伏,其人欲自利,利反快,虽利,心下续坚满,此为留饮欲去故也。甘遂半夏汤主之。"

"病悬饮者,十枣汤主之。"

"病溢饮者,当发其汗,大青龙汤主之,小青龙汤亦主之。"

"支饮不得息,葶苈大枣泻肺汤主之。"

"假令瘦人脐下有悸,吐涎沫而癫眩,此水也,五苓散主之。"

语析:《金匮要略》中记载了四饮症状,提出"病痰饮者当以温药和之"的治疗原则,并拟定大小青龙汤、甘遂半夏汤、葶苈大枣泻肺汤、五苓散等方剂。但应注意,《金匮要略》虽痰、饮并列,但并未将"痰"与"饮"分开论述,没有明确"痰"的定义、性质。

隋·巢元方《诸病源候论》:"诸痰者,此由血脉壅塞,饮水积聚而不消散,故成痰也。或冷,或热,或结实,或食不消,或胸腑痞满,或短气好眠,诸候非一,故云诸痰"。

语析:对"痰"的概念、性质做出较为明确的论述,认识到痰与饮的差异,关注痰的病因及病机。同时还列举了"热痰候"、"冷痰候"、"痰结实候"等各种痰病的成因以及症状,在证候分类上更是立足于寒热虚实的辨证原则,为后世研究痰病的病因病机辨证论治奠定了基础。

唐·孙思邈《千金翼方》:"病心腹虚冷游痰气上胸胁满,不下食呕逆者方。半夏(一升)生姜(一斤)橘皮(四两)",以及"治心下痰饮,胸膈支满目眩方,甘草汤主之";"治病悬饮者,若下后不可与也。凡上气汗出而咳者,此悬饮也,十枣汤主之";"治冷痰饮胸膈,中气不运,大半夏汤主之"。

语析:所言皆丰富了痰饮的治疗手段与方药。

宋·严用和《济生方》:"人之气道贵乎顺,顺则津液流通,决无痰饮之患。调摄失宜,气道闭塞,水饮停膈而成痰。"

"不若顺气为先,分导次之,气顺则津液流通,痰饮运下,自小便中出,有病喜吐痰唾,服八味丸而作效者,亦有意焉。"

语析:指出治痰当顺气,气顺则痰除。

金·刘完素《河间六书》:"酒性大热而饮冷,冷与热凝于胸中,不散而成湿,故痰作矣。"

语析:指出痰形成的原因为冷与热相凝。

元·朱丹溪《丹溪心法》:"善治痰者,不治痰而治气,气顺则一身之津液亦随气而顺矣。"

"百病多有兼痰者,……治痰法,实脾土,燥脾湿,是治其本。"

语析:指出治痰当先实脾,脾喜燥而恶湿,健脾燥湿是治痰治本之法。

明·龚信《古今医鉴》:"痰乃津液所化,或因风寒湿热之感,或七情饮食所伤,以致气逆液浊,变为痰饮,或吐咯上出,或凝滞胸膈,或留滞胃肠,或流注经络四肢,其为病也。"

语析:概括了痰病的病因及病理变化,为痰病因学的发展作出了贡献。

明·张介宾《景岳全书》:"不知痰之为病,必有所以致之者,如因风因火而生痰者,但治其风火,风火息而痰自清也。因虚因实而生痰者,但治其虚实,虚实愈而痰自平也。"

语析:指出治痰当知其因,审因论治乃中医大法也。

"盖痰即水也,其本在肾,其标在脾,在肾者,以水不归源,水泛为痰也。在脾者,以食饮不化,土不制水也。……故治痰者,必当温脾强肾,以治痰之本……"

语析:指出治痰之本在脾肾,治痰当温脾强肾。

清·李用粹《证治汇补》:"若外为风寒燥湿之侵,内为惊怒忧思之扰,饮食劳倦,酒色无节,营卫不清,气血浊败,熏蒸津液,痰乃生焉。"

语析:对外感之侵、七情之扰、饮食不节皆可生痰的病因病理作了阐述。

三、痰形成之因

痰的形成,多为外感六淫,或七情内伤,或饮食不节等导致脏腑功能失调,气化不利,水液代谢障碍,停聚而成,多与肺、脾、肾、肝、三焦等的功能失常有关。正如清代程杏轩所撰《医述》中云:"人自初生,以至临死,皆有痰。生于脾,聚于胃,以人身非痰不能滋润也。而其为物,则流动不测,故其为害,上至巅顶,下至涌泉,随气升降,周身内外皆到,五脏六腑俱有……痰涎本皆血气,若化失其正,则脏腑病、津液败,而血气即成痰涎。"兹分述如下:

1. 基本之因——湿与火

中医认为痰和痰饮本非原有病因,六淫之中,风寒暑湿燥火,无痰字,也无饮字。内因当中,正气之虚,也未言痰与饮字,痰和饮可作为第二病因看待。痰和饮形成之因与六淫中的湿与火关系密切,其中火是生痰的根本原因,当然,六气外袭人体能从火化,从而引起脏腑功能失调,为生痰准备条件,其中湿是生痰基础,火是生痰动力。故前人有:"脾主湿,温动则为痰"之告言,火为生痰之根,痰为火之象,火动则痰生,所以又有"痰即有形之火,火即无形之痰,痰得火而沸腾,火得痰而煽炽"之说。如《医述》校订版引清·汪讱庵语谓:"痰即有形之火,火即无形之痰;痰随火而升降,火引痰而横行,变生诸证,不可纪极;火借气于五脏,痰借液于五味;气有余则为火,液有余则为痰"。综上所述火为痰之根理据皆显。说明痰的生成原因虽多,但根本原因离不开湿与火。所以七情内伤,五志化火,皆可煎熬津液成痰,引起脏腑功能失调,表现各种不同的痰证、痰病。

2. 关键之因——在四脏

(1) 脾——生痰之源

脾居中州,有运化水湿、调节体内水液平衡的功能,如果脾运失常,脾不化湿,或湿邪困脾,就可导致水湿停留,凝而为痰。中医学将脾称为后天之本、气血生化之源。脾主运化,在人体水液代谢过程中,发挥着重要作用。《素问·经脉别论》云:"饮入于胃,游溢精气,上输于脾。脾气散精,上归于肺,通调水道,下输膀胱。水精四布,五经并行,合于四时五藏阴阳,揆度以为常也。"说明水谷入胃腐熟后,经脾运化,其精微化为气血津液,通过脾的"升清"作用,营养脏腑经络、四肢百骸,而将多余的水液下输膀胱,从而维持正常的生命活动。若感受外邪,或思虑过度,或药物误治,以致中焦脾胃受损,或素体虚弱、病后失调等因素,均可使脾胃虚弱、中阳不振、运化失职,水谷精微生化失常,聚而成饮变痰;或嗜酒肥甘,湿聚不化,脾失运化,亦可成饮生痰。

(2) 肝——生痰之贼

肝为五脏之首,体阴而用阳,藏泄并主,其主升主动,喜条达而恶抑郁,有刚脏之称。《素问·五运行大论篇》说:"其气为柔,其藏在肝,其性为喧,其德为和,其用为动。"《素问·五常政大论》又曰:"木德周行,阳舒阴布,五化宣平。"若肝的生理功能失常,可产生各种各样的病症。故清·魏之秀在《续名医类案·痰症》中谓:"夫肝木为龙,龙之变化莫测,其于病亦然。……肝为万病之贼"。肝主疏泄,有调畅全身气机的功能。朱丹溪说:"气顺则一身之津液亦随气而顺矣。"若肝郁则气滞,津液运行障碍,津停湿聚可成痰饮。陈无择说:"七情沮乱,脏气不行,郁而生痰"。张子和在《儒门事亲》也说:"肝主虑,久虑不决,则饮气不行"。肝气不疏,脾运失调,肝郁脾虚则水聚湿停,化而为痰。正如李时珍所说:"风木太过,来制脾土,气不运化,积滞生痰"。夫肝体阴用阳,以血为体,以气为用,气血同源,肝郁化火,可炼津为痰,可见肝生痰皆因疏泄失常,气血运行障碍而病,故称"肝为生痰之贼"。

(3) 肾——生痰之本

王节斋首揭"痰之本于肾"之说。肾为先天之本,藏精,主脏腑气化,主水,具有调节水液代谢的功能。《素问·逆调论》云:"肾者水脏,主津液","肾职司开合,为气化之本",指出肾对水液的输布调节,就是主管门户的开合。肾对体内水液所司开合之功,具体是靠肾中阳气温煦蒸化的气化作用。肾的气化作用正常,则升降开合有度。开,则代谢的水液得以排出;合,则机体需要的水液能在体内保留。一旦气化失职,开合不利,水液的输布调节失常,清津不能运化,浊阴不得排泄,水湿停滞,便酿为痰浊;命门火衰,不能温运脾阳,即所谓"火不生土",水反乘脾,聚而成痰。正如张景岳所说:"盖痰即水也,其本在肾,其标在脾,在肾者,以水不归源,水泛为痰也。在脾者,以饮食不化,不制水也。"《明医杂著》中亦曰:"痰之本,水也,源于肾。痰之动,湿也,主于脾。"可见痰之生,虽与脾相关,实乃肾亏,关系密切。如果肾阳衰弱,肾的气化作用就失调,从肺下流归肾的津液、浊液因肾之阴虚阳虚可生痰致病,所谓水泛为痰,水沸为痰也。水泛为痰者,属肾阳虚不能制水,以致水随痰涌聚而为痰,水沸为痰者,属阴虚火动,水沸腾动于肾,煎熬成痰,故谓肾为生痰之本。

(4) 肺——生痰之路

肺主一身之气,气行则血行,血水同源,血随气行,水寓其中,在水液代谢过程中,肺有通调水道的功能,下输膀胱,水精四布,将其清者布散于皮毛、肢体、五脏及腑;浊者下流归肾排出体外,在所运行的道路上影响气的通畅,皆可发生水困气滞、气困水停而发生滞留,水湿滞留则易生痰,故曰肺为生痰之路。如因外邪之袭,肺失宣降,或肺气虚弱,水液不能正常疏布,或肺阴虚而火旺,下流之浊气受其煎熬,皆可生成痰。至于"肺为贮痰之器"之说多指由肺咳出咯出之有形之痰而言,非生痰之理。清·程杏轩撰《医述》卷十杂证汇参:脾为生痰之源,肺为贮痰之器,此无稽之谈也。认为肺为手太阴,独受诸气之清,而不受有形之浊,则何可贮痰？惟胃为水谷之海,万物所归,稍失转输之职,则湿热凝结为痰,痰附胃中而不降,当曰胃为贮痰之器。我言肺为生痰之路,泛指肺主一身之气,凡气到之路,皆有生痰之机,气行则血行,气滞则血停,血水同源,血停岂有水不停哉！水湿既停,郁滞而化火,煎灼为痰也,故曰肺为生痰之路,非肺气所到一路皆生痰也。

四、痰证痰病的临床表现及分类

1. 临床表现

有形可察:从望诊可知者,如咳吐痰涎痰浊、痰块、痰粒等,皮下可见者如肿物、瘰疬、乳中结核等,舌苔白润、白腻、黄腻、灰腻。脉形而言,脉多弦滑、弦缓、沉弦。清·赵濂的《医门补要》还有浮弦痰食,浮滑痰热,滑主痰食,滑数痰火,实滑痰凝,缓滑湿痰,宿痰老痰脉代,左关散弦痰饮,促脉喘咳痰嗽之证更为具体。

有声可闻:仲景云"水走肠间,沥沥有声,谓之痰饮"。清·赵濂《医门补要》云"中年人声浊者,痰火。平时无寒热,气短不足以息火,痰火。暴哑声音,风痰伏火"。近人秦伯未宗《医门补要》说未有"气为痰阻,呼吸有声,喉间作响,好像拉锯之声,为痰喘症状也,冷哮发作,呼吸急促,喉中痰生上下如水鸡声……热哮发时喉亦有声,伴见烦躁不安"。《内科学》还有咳生频剧有力,气浊喉痒,咳痰稀薄有泡沫为风寒咳嗽;咳嗽气粗,咽痛不爽,痰色黄而稠厚者为风热咳嗽;咳声重浊不扬,痰多胸闷者为湿痰之咳等等。

无形可推:指因痰引起的病症,如胸部痞闷,胀满,恶心呕吐,心悸,眩晕,肌肤麻木,梦寐奇怪,妄言见祟,癫痫痛症等皆可因痰而致。

2. 病因分类

风痰:痰色白而夹有泡沫,伴咽痒头痛。

寒痰：痰稀色白，兼有畏寒背冷。

热痰：痰色黄或黏稠有块，烦热，若痰火内扰，可导致神昏谵语。

燥痰：痰稠而黏或成胶块，难于咯出，间带血丝，口渴咽干。

湿痰：痰稀色白，量多，容易咳出，兼胸脘满闷，身重倦卧，带下绵绵。

郁痰：亦称气痰，阻于喉间，咯之不出，咽之不下，胸胁痞满，噎呃嗳气。

食痰：挟食停痰，中脘痞满，苔腻不思饮食。

3. 按症状疾病分

痰之为病，遍身可到。在肺则咳，在胃则呕，在心则悸，在头则眩，在背则冷，在胸则痞，在胁则胀，在肠则泻，在经络则肿，在四肢则痹，变幻百端。昔人所谓怪证多属痰，暴病多属火也。痰在体中流动，停留于何处，则显示为该部的症状。归纳起来有咳、喘、呕、满、肿、酸、痛、节、结、核、胀、悸、眩、膈、注、痹、麻、木、厥以及狂躁、癫痫、不寐、瘰疬、瘿瘤、癥瘕、痞块、中风、癌症等。

4. 按脏腑经络分

痰犯肺：可见咳嗽哮喘，喉中痰鸣，胸部痞闷。

痰扰于心：可见心悸不安，怔忡不寐，或癫痫，狂躁，或中风等。

痰动于肝：可见胁痛干呕；痰生于脾可见四肢倦怠，久泻积垢，淋浊带来。

痰流于肾：可见胫膝关酸软，腰背强痛，骨节冷痹，气短痰涌，动则为甚，咳唾痰沫，如水火如凉粉。

痰饮聚胃：可见脘腹胀满，呕吐清水，或痰涎，胃肠中水生沥沥。

痰流胸胁：可见咳嗽胸胁引痛，呼吸不利。

痰阻于经络：可见骨节冷痹，肢体酸痛麻木等。

5. 按痰色痰质分

痰色可辨者，痰色黄属热，色白属寒，如夹泡沫，定夹风邪；痰质清稀，多属水泛为痰，痰质黏稠如凉粉，多属水沸为痰，其根都在肾。

痰少或干咳无痰者,多属燥热、阴虚。痰多者,常属痰湿、痰热、虚寒。痰白而稀薄者属风、属寒,痰白而稠厚者属湿。痰黄而黏稠者属热属火。痰中带血多属热甚伤其肺络或阴虚肺燥,肺络损伤。

6. 脉象舌苔表现

就脉象而言,赵氏《医门补要》有浮弦痰食,浮滑痰热,滑主痰食,滑数痰火,实滑痰凝,缓滑湿痰,宿食老痰脉伏,左关散脉痰饮,促脉喘咳痰嗽之说皆可作参考。《证治汇补》脉候中:左右关上脉滑大者,膈上有痰也。关脉洪者,痰随火动也。关脉伏者,痰因气滞也。痰证得涩脉,卒难得开,必费调理。《四诊抉微》中谈到:"滑脉所主之痰,此指随气流动而不结伏者言。若老痰、火痰,坚韧胶固,结伏于经络之间,碍其流行之道路,运行濡滞,则脉又涩而不滑也"。此外,明·龚居中又言:"凡痰火病久,脉见虚弱,用参芪补剂,脉愈细涩,甚加气促形倦,此何益竭,阳愈旺而阴愈亏,脉遂涩促,或微或代。"

五、痰证痰病治则、总治法及证治举要

(一)痰证痰病治则

《证治准绳》中谈到治痰要法:"寒者热之,热者寒之,微者逆之,甚者从之,坚者削之,客者除之,劳者温之,结者散之,留者行之,湿者燥之,燥者濡之,急者缓之,损者益之,逸者行之,惊者平之,薄之、劫之、开之、发之。"喻嘉言亦提出:"治痰之法:曰驱、曰导、曰涤、曰化、曰涌、曰理脾、曰降火、曰行气。"前人之法,不谓不详。今总结先人治痰要诀,根据临床实际,治宗如下:

1. 治痰当求本源

痰之为病,变幻不一。善治痰者,治其生痰之源,则不消痰而痰自无。夫痰之生,有外感六淫之邪,或肺脾肾升降失度,或多食肥甘厚腻,或因郁则气火不舒而蒸变;或肾虚水泛。其余诸痰,皆由湿而生,虽有风、火、燥痰之名,亦皆因气而化。故凡痰因火动者,宜治火

为先；痰因寒生者，宜温中为主。风痰宜散之，非辛温不可；湿痰宜燥之，非渗利不除。郁痰有虚实，郁兼怒者宜抑肝木，郁兼忧者宜培肝脾。饮食之痰，亦自不同，有因寒者，有因热者，有因肥甘过度者，有因酒湿伤脾者，凡此皆能生痰，而其中各有虚实之辨。又如脾虚不能化湿，肾虚不能制水，皆能生痰，此即寒痰之属也；或以脾阴干燥而液化为胶，或以金水偏枯而痰本于肺肾也。痰证属虚居多，当辨证施治，不可攻之。

2. 治痰先治气

盖人身以气为本，气滞则痰滞，气行则痰行，故善治痰者，不治痰而治气；气顺，则一身之津液亦随气而顺矣。凡用痰药，须加行气药于其中，如木香、香附、砂仁之类，胃气得香气而能行，痰涎因气行而不滞。若无行气药，多不见效。寒痰用气药固然，至于热痰，虽用芩、连，亦必以气药助之，所谓从治法也。不然，痰已胶固，又用凉药，必不运行。常见人以凉药治热痰而不效者，以其中无气药为之向导故耳。昔人谓治痰莫先顺气，此知其要也。

3. 治痰勿忘理脾肾

先哲云：脾为生痰之源，脾土虚，则清者难升，浊者难降，留中滞膈，瘀而成痰，故治痰当先补脾，脾复健运之常而痰自化矣。痰之动，湿也，主于脾。古人用二陈汤为治痰通剂，然以此治湿痰、寒痰则是矣。痰之本，水也，源于肾；肾虚不能制水，则水不归源，如水逆行，泛滥亦可生痰，如肾虚水泛为痰，治当补肾，此将治痰之理之一也。

4. 治痰脾肺一统

脾、肺二家，往往病则俱病。临床见症如咳嗽痰稠、喉干鼻燥、心饱嘈杂、食少泄泻等。盖脾为生痰之源，肺为储痰之器，两脏恒相通也。故外证既见咳嗽稠痰、喉干鼻燥之肺病，又见食少嘈杂、心（胃）饱气闷、泄泻之脾病。此时若以燥药补脾则碍肺，以润药利肺则碍脾，当拣去苦寒香燥，务以平调为主，不必专用清肺化痰诸药。盖脾有生肺之功,肺无扶脾之能,治相兼顾,脾肺一统,如异功散,加薏仁、麦冬、石斛、桔梗、扁豆之属,皆属此理,可以效法。

5. 治痰当化痰

化痰是痰症治疗的重要组成部分。凡能促使聚集体内的痰排出或消除的药物均称为化痰药。合理选用化痰药的关键首先在于确定痰的类型及所在部位,然后再根据各种化痰药性味、功用和归经而给以相应的治疗。如热痰治宜清热化痰,湿痰宜燥湿化痰等等。各种化痰药虽然其性味、作用部位不同,但通过适当配伍往往可以扩大其适应范围,如气虚的补气化痰,阴虚的滋阴化痰,总之治痰当化痰,痰去人安,兼证兼治,如咳嗽气喘并作,治当止咳平喘,但化痰不忘,此之理也。

6. 痰饮,当温药和之

张仲景在《金匮要略·痰饮咳嗽病脉证并治》中提出"病痰饮者,当以温药和之"。痰饮为阴邪,得温始开,得阳始运,而温药恰有振奋脾肾之阳气、开发腠理、通行水道之作用。脾阳充,则脾气散精;肾阳振,则水精四布,五经并行而布散全身,仲景提出用温药治痰饮。"温药"泛指甘温、苦温、辛温之品。甘温,能补、能和、能缓,以补脾肾之阳气。苦温,能燥湿、助阳化湿,以燥脾土。辛温,能行、能散,以发越阳气、开腠理、通水道。所用与饮为阴邪,非温不化,理想一致,无可非议。但在应用时切记,此"温"绝非专指补益,不可过于刚燥,过燥必伤正,要因病因证因时因人治宜,方能收到平稳效果。

(二) **痰证痰病治法**

"实则泻之",着眼于痰。痰之为病症状虽多,然治疗必须着眼于痰。考前人有"热痰则清之,湿痰则燥之,风痰则散之,郁痰则开之,食痰则消之"之说,指出可治痰用清、燥、散、开、消等五法,总而言之,治疗以祛其痰邪为主。"虚则补之",着眼于脏。痰之生成与脾、肺、肾之脏关系至密,上已说及。而皆因三脏之虚而痰生,所以肺虚有痰者,宜保肺去其痰液;脾虚有痰者宜培土以化其痰液;肾虚有痰者,宜补肾以归其藏,因而前贤提出了益肺、健脾、补肾为治疗虚证之痰的法则。更有先贤者指出:"见痰休治痰",示人不要见痰治痰,而要审证求因,审因论治,灵活机动,常用治痰之法有清、消、温、泻四法。

1. 清法

(1) 清化痰热法

适应证:肺有痰热,咳嗽痰色黄,咳之不爽,口燥咽干等,甚则伴有高热,咳喘鼻扇,舌红脉滑数。

常用方:泻白散,麻杏石甘汤。药选:桑白皮、黄芩、瓜蒌皮仁、杏仁、生石膏、地骨皮、竹沥等。

(2) 清火导痰法

适应证:用于痰火扰心,而见失眠,心悸,精神恍惚,神昏妄语,或癫或狂,舌红苔黄糙,脉弦滑数者。

常用方:半夏泻心汤,礞石滚痰丸等。药选:竹茹、竹沥、天竺黄、胆南星、天南星、葶苈子、黄连、枳壳、半夏、青礞石等。

(3) 润燥化痰法

适应证:外感燥热之邪,灼伤肺阴成痰,或久病所致肺阴虚损,阴虚火旺,炼津为痰。症见咳嗽不爽,痰黄稠黏,痰中带血,口干咽燥,或潮热,舌红而干,脉细数。

常用方:百合固金汤,清燥救肺汤。药选:沙参、麦冬、天冬、百合、玉竹、生地、枇杷叶、天花粉、梨皮、甜杏仁、桑叶、桑白皮、大地栗等。

(4) 开窍化痰法

适应证:因痰火而致清窍闭阻,心神不宁者,但有痰盛热盛之别,正虚邪实之分。痰盛闭阻心窍,则神志不清,语謇痰鸣,声如拉锯;热盛痰壅,则神昏谵语,气粗喘息,舌绛苔黄。

常用方:痰盛窍闭者用至宝丹,热盛痰壅者用安宫牛黄丸,此皆属应急处理,窍开后,当随其病情的变化而辨证论治。

（5）息风化痰法

适应证：痰热上涌，引动肝风，症见高热，昏迷抽搐，喉间痰鸣，呼吸气粗，舌苔黄腻等。

常用方：紫雪丹，小儿常选用回春丹合蛇胆陈皮末。待风息痰化再商调治。一般而言：苏醒后，出现口眼歪斜，半身不遂，可见搜逐风痰法，方选牵正散加减，以通其络。

2. 消法

（1）消食化痰法

适应证：食痰阻滞，既有肺气不利，咳吐痰涎的病证，又有脘腹胀满，便溏夹滞的病证。

常用方：平胃散合保和丸加减。药选厚朴、苍术、神曲、莱菔子、半夏等。

（2）消痰平喘法

适应证：痰浊阻滞，咳喘痰多，气喘不能平卧，呼吸有声，苔白脉滑者。

常用方：三子养亲汤，葶苈大枣泻肺汤。药选苏子、白芥子、莱菔子、葶苈子、附子、厚朴等。

（3）消痰软坚法

适应证：肝郁成痰，痰气交阻，痰瘀互结，阻滞经络，积聚不散而形成痰核、瘰疬、包块、肿痈、肿痛。痰络瘀阻之症，一般难以速效。当缓消渐散，故用消痰软坚法治疗。然此病多因痰气互结，痰瘀互结，故运用本法时应疏肝理气、活血化瘀并举为宜。

常用方：消瘰丸、阳和汤、小金丹、《全生集》二陈汤。药选：贝母、海藻、昆布、白芥子、半夏、僵蚕、山慈姑、牡蛎、夏枯草、皂角刺、郁金、守宫、地鳖虫、五点花、赤芍、桃仁、柴胡、香附等。

3. 温法

（1）温肺化痰

适应证：素体阴盛，饮邪内停，外感风寒，触动伏饮。咳嗽气喘，痰稀,形寒怕冷,舌淡白苔,脉滑者。

常用方:小青龙汤损益。如病程日久,咳嗽气短,畏风自汗,又当温补其肺,方用补肺汤为宜。药选:干姜、细辛、麻黄、桂枝、茯苓、半夏、五味子,加党参、黄芪、熟地、白芍、甘草等。

(2) 温肾化饮

适应证:肾阳虚不能制水,以致水随痰涌而成痰,其痰色青而似水,形寒肢冷,咳嗽气喘动则为甚,或水肿心悸,舌淡苔薄白脉滑等,治疗当温肾制水以除痰饮,至于肾阴不足、水沸为痰者,临床也有,但较之少见,治亦有别。

常用方:水泛为痰者,肾气丸为主。药选:附片、肉桂、巴戟天、仙茅、怀山药、山萸肉、五味子、胡桃肉等。水沸为痰,治用六味丸或知柏地黄丸加减。

(3) 温中化饮

适应证:中虚不运,停痰积饮,咳喘呕吐痰涎,色白量多而黏,胸痞闷或便溏,倦怠无力,舌苔白而厚腻。

常用方:二陈汤、六君子汤、理中汤化裁。药选苍白术、半夏、云苓、干姜、川朴、陈皮、党参、黄芪、山药、甘草。

4. 荡涤泻痰法

适应证:适用于顽痰,因痰涎壅塞,呼吸不利,或留着胸胁疼痛,或癫狂痫症,或痰厥人事不省,舌红苔黄腻,脉弦滑数者。

常用方:礞石滚痰丸或控涎丹。药用:礞石、天南星、胆南星、法半夏、枳壳、云苓、沉香、大黄、芒硝、甘遂、大戟等猛烈之品,以荡涤痰涎,由下而出。兼见留痰挟食者加莱菔子、山楂;痰瘀互结者加桃仁、郁金、地鳖虫、皂角刺、泽漆等。

(三) 痰证痰病证治举要

1. 痰在心——痰浊阻滞,心神不宁

症状:心悸失眠,气短,心气不宁,心胸痞闷胀满,痰多,食少腹胀,或有恶心,舌苔白腻或滑腻,脉弦滑。

病机分析:痰浊阻滞心气为本证的主要病机。正如《血证论》所说:"心中有痰者,痰入心中,阻其心气,是以心跳不安",故见心悸短气之症;由于痰浊阻滞,上焦之气机不得宣畅,故见心胸痞闷胀满;中焦气机不畅,则致食少腹胀;胃失和降则见呕吐;痰多,苔腻,脉弦滑,均为内有痰浊之象。

治法:理气化痰,宁心安神。

方药:导痰汤加减。

方解:方中以半夏、陈皮理气化痰;茯苓健脾渗湿;甘草和中补土;枳实、制南星行气除痰。可用酸枣仁、柏子仁、远志养心安神。痰浊蕴久化热,痰热内扰而见心悸失眠,胸闷烦躁,口干苦,舌苔黄腻,脉象滑数者,则宜清热豁痰,宁心安神,可用黄连温胆汤加减。属于气虚夹痰所致的心悸,治宜益气豁痰,养心安神。可用养血安神丸加半夏、炙远志、橘红、黄芪、党参、麦冬等治之。

2. 痰在肝——痰郁化火,痰郁互结

症状:心悸失眠,易怒善惊,胸痛脘闷;喜太息,或精神失常;或突然昏仆,呕吐痰涎;或进食发噎;或咽喉不利,似有物梗塞,吐之不出,咽之不下;或发瘿瘤瘰疬。舌红苔厚腻,或白或黄,脉弦滑。

病机分析:情志不遂,气郁化火,炼液成痰,或肝脾不和,脾不健运,痰浊内生。痰郁互结,变生诸证,痰扰神明,心神不宁,故心悸失眠,易怒善惊,而致精神失常。痰郁化火,蒙蔽清窍则突然昏仆,口吐涎沫。痰郁互阻于咽喉,则咽喉不利,似有物梗塞,吐不出、咽不下。痰气壅阻,气机通降不利,则胸脘痞闷,喜太息。郁久夹瘀,凝聚食道,导致进食发噎。痰郁结于经络,则发瘿瘤、瘰疬。苔厚腻,脉弦滑,为痰郁互结之象。

治法:解郁化痰,镇心宁神。

方药:温胆汤加味。

方解：方中半夏、陈皮、竹茹清化痰热；枳壳、枳实理气宽胸而解郁；茯神安神定志。还可加郁金、川贝、石菖蒲以解郁散结；龙骨、牡蛎、远志、琥珀、朱砂以镇心宁神。若精神失常加黄连、山栀、生铁落、礞石以清心豁痰；若咽喉不利明显者还可加桔梗、苏梗、射干、海浮石、海蛤壳以利咽散结；若进食发噎而夹瘀者加丹参、桃仁以活血化瘀；若痰瘀结为瘿瘤、瘰疬，可加夏枯草、山慈姑、昆布、海藻以软坚散结。

3. 痰在脾胃——脾虚痰聚，脾运失健

症状：腹胀纳呆恶心，泛吐痰浊，神疲乏力，面色萎黄不泽或虚浮，大便溏，舌苔腻，脉细软。

病机分析：脾为后天之本，主运化输布。脾气不足，水谷不化，聚湿成痰，故纳呆恶心，泛吐痰浊。化源不足，精微不布，故神疲乏力，面色萎黄不泽或虚浮。脾气不运，清浊相混，故腹胀便溏。脾虚痰盛故舌苔腻，脉细软。

治法：健脾益气，利湿化痰。

方药：六君子汤加味。

方解：方中以四君健脾益气以化痰湿，半夏、陈皮、生姜化痰和胃。还可加砂仁、蔻仁、石菖蒲醒脾开胃，薏苡仁、山药、扁豆健脾化湿。

4. 痰在肺——痰浊壅肺，肺失宣降

症状：胸闷，咳嗽喘促，喉中痰鸣，痰多或白或黄，或稀或稠，苔腻，脉滑。

病机分析：痰浊壅盛，肺失宣肃，气机不利，故胸闷，咳嗽喘促，喉中痰鸣。痰有寒化、热化之分，寒痰则痰白而稀，热痰则痰黄而稠。苔腻，脉滑，亦属痰浊内蕴之象。

治法：宣肺止咳，理气化痰。

方药：杏苏散加减。

方解：方中杏仁、桔梗、前胡宣肺止咳；半夏、陈皮、茯苓化痰理气;枳壳宽胸降气;若见表证而又寒热者以苏叶轻宣达表;若无表证而胸闷甚者可用苏梗肃肺降气;痰多者或用苏子降气化痰;痰白而稀者为有寒,可加白芥子增强温化之力;痰黄而稠者为有热,可加黄芩、瓜蒌皮、鱼腥草以清热化痰。

5. 痰在肾——肾阳虚弱,痰饮上泛

症状:久病痰喘气促,呼多吸少,动则更甚,痰多而稀薄,水肿畏寒,腰膝冷痛,晨泻尿频,舌淡苔薄,脉沉细迟弱。

病机分析:久病虚衰,肾阳不足,温化无权,水湿内停,上泛为痰。亦有寒痰久踞于肺,痰喘经年累月,耗伤阳气,渐致命门火衰,而水泛痰聚日趋深重,故痰多而稀薄,水肿畏寒。肾为气之根,气失摄纳故喘促日久,呼多吸少,动则喘息更甚。肾阳虚衰故腰膝冷痛,晨泻尿频。舌淡苔薄,脉沉细迟弱亦为肾阳不足之象。

治法:温肾化饮,利水化痰。

方药:金匮肾气丸加味。

方解:方中以附子、桂枝温通阳气,助肾气化为君;以干地黄滋阴补肾,配伍山茱萸、山药补肝脾而益精血为臣;以丹泽泻、茯苓利水渗湿,配以桂枝温化痰饮为佐;丹皮苦辛而寒,善入血分,合桂枝可调血分之滞。诸药合用,肾阳可复,痰饮得化。气喘明显者,可加紫石英、沉香以纳气定喘;痰多明显者,可加半夏、陈皮、苏子化痰之品,标本兼顾。

6. 痰在肠——水饮内停,肠道失司

症状:心下坚满或痛,自利,利后反快,虽利心下续坚满,或水走肠间,沥沥有声,腹满,便秘,口干舌燥,舌苔腻,色白或黄,脉沉弦或伏。

病机分析:痰饮内停于胃而不得化,可见心下坚满或痛;水走肠间,一则阻滞气机,使腑气不通;二则使水不化津,津不上传;三则病及肺,使肺不能通调水道,往下输送到膀胱,故病人沥沥有声、腹满便秘。舌苔腻,色白或黄,脉沉弦或伏,均为是饮留胃肠之象。

治法:攻下利水,逐饮降逆。

方药:甘遂半夏汤或己椒苈黄丸加减。

方解:前方攻守兼施,因势利导,用于水饮在胃;后方苦辛宣泄,前后分消,用于水饮在肠,饮郁化热之证。常用药:甘遂、半夏逐饮降逆;白芍、蜂蜜酸甘缓中,以防伤正;甘草与甘遂相反相激,祛逐留饮;大黄、葶苈,攻坚决壅,泻下逐水;防己、椒目辛宣苦泄,导水利尿。饮邪上逆,胸满者加枳实、厚朴以泄满,但不能图快一时,攻逐太过,损伤正气。

7. 痰在胆——痰热内扰,胆失疏泄

症状:胆怯易惊,惊悸不宁,失眠多梦,烦躁不安,胸胁胀闷,善太息,头晕目眩,口苦,恶心,舌红,苔黄腻,脉滑数。

病机分析:本证多因宿食停滞,积湿生痰,因痰生热,痰热上扰则心烦失眠。因宿食痰湿壅遏于中,可见胸闷;清阳被蒙,故头晕目眩;痰食阻滞,胃失和降,胆失疏泄,故见口苦、恶心。舌红,苔黄腻,脉滑数,均为痰热、宿食内停之证。

治法:清热化痰,利胆安神。

方药:黄连温胆汤加减。

方解:方中半夏、陈皮、茯苓、枳实健脾化痰,理气和胃;黄连、竹茹清心降火化痰;龙齿、珍珠母、灵磁石镇惊安神。若痰浊引动肝阳,而致头晕,目眩,口苦,泛恶者,可加天麻、钩藤;若痰热内扰,心神不宁,善惊,不寐者,加远志、天竺黄;若气机郁滞痰涎结聚,而致咽中不适,似有物梗阻,咯之不出,吞之不下者,加川朴、苏梗、桔梗。

8. 痰在经络——风痰入络,气血闭阻

症状:肌肤不仁,手足麻木,突然发生口眼歪斜,语言不利,口角流涎,舌强语謇,甚则半身不遂,或兼见恶寒发热,手足拘挛,关节酸痛等症,舌苔薄白,脉浮弦或弦细。

病机分析:由于正气不足,脉络空虚,卫外不固,风痰乘虚而入中经络,气血痹阻,运行不畅,筋脉失于荣养,故见口眼歪斜、半身不遂等症。风邪外袭,营卫不和,则见恶寒发热,手足拘挛等。舌苔薄白,脉浮弦为表邪入中之征。若脉见弦细又为气血不足之象。

治法:祛风化痰,养血通络。

方药:真方白丸子加减。

方解:方中半夏、南星、白附子祛风化痰;天麻、全蝎息风通络;当归、白芍、鸡血藤养血祛风。语言不清者,再加菖蒲、远志祛痰宣窍;痰瘀交阻,舌紫有瘀斑,脉细涩者,可酌加丹参、桃仁、红花、赤芍等活血化瘀。

9. 痰在肢体——痰瘀痹阻,筋脉失养

症状:痹证日久,关节、肌肉疼痛如刺,固定不移,或关节紫暗、肿胀,肌肤顽麻或重着,或关节僵硬,有硬结、瘀斑,面色暗黑,眼睑浮肿,或胸闷多痰,舌质紫暗或有瘀斑、瘀点,苔白腻,脉弦涩。

病机分析:痰阻四肢,气血运行障碍,可见关节肿胀、肌肤顽麻;久病夹瘀,留滞关节,可见关节、肌肉疼痛如刺,固定不移,或关节紫暗、有硬结、瘀斑;面色黑,胸闷多痰,舌质紫暗或有瘀斑、瘀点,苔白腻,脉弦涩皆为痰瘀痹阻之象。

治法:化痰行瘀,蠲痹通络。

方药:双合汤加减。

方解:此方由桃红四物汤合二陈汤化裁而来,方中以桃仁、红花、川芎、当归、赤芍活血化瘀,以茯苓、半夏、陈皮、白芥子化痰通络。若见皮下结节,可加胆南星、天竺黄以增强化痰之功;瘀血明显,加莪术、三七、土鳖虫以祛瘀通络;痰瘀交结,疼痛不已,加白花蛇、全蝎、蜈蚣、地龙以搜风通络;有化热之象,加黄柏、牡丹皮以清热。

10. 痰在肌肤——痰瘀互结,肌肤失养

症状:痤疮经常出现在面部,面部油腻发亮,但以脓疱及囊肿为主,痒疼相兼,形成瘢痕疙瘩,时轻时重,缠绵不断,屡治效不佳。舌

质暗红、苔黄腻,脉弦滑。

病机:多因嗜食肥甘厚腻,积湿生痰化热,脾胃之湿热毒气上冲于肺,致肺经血热,而肺主皮毛,皮肤发为血热暗疮;日久不愈,夹瘀阻络,故瘢痕疙瘩,时轻时重,缠绵不断。舌质暗红、苔黄腻,脉弦滑。为痰瘀互结之象。

治则:活血化瘀,消痰散结。

方剂:化痰散结丸。

方解:方中以生地滋阴凉血,清心火;丹参活血消瘀;赤芍清热凉血化瘀消肿;桃仁为血瘀血闭之专药,苦以泄滞血;红花散斑疹血滞不消,为活血祛瘀之药;昆布、海藻软坚散结,消痰利水;三棱、莪术破血行气、消积止痛,用治痰湿瘀血凝结而成的癖块;夏枯草清肝火,散结消肿;陈皮行气化痰,制半夏消痞散结,可治痰湿凝滞经络或肌肉所致的痰痈肿毒。

11. 中风——痰热腑实,风痰上扰

症状:突然半身不遂,偏身麻木,口眼歪斜,便干或便秘,或头晕,或痰多,舌謇,舌苔黄或黄腻,脉弦滑,偏瘫侧脉多弦滑而大。

病机分析:由于肝阳暴盛,加之平素饮食不节,嗜酒过度,致聚湿生痰,痰郁化热,内风夹痰上扰经络常可引起半身不遂,偏身麻木,口眼歪斜;若痰热夹滞阻于中焦,传导功能失司,升清降浊受阻,下则腑气不通而便秘,上则清阳不升而头晕,亦可见咯痰等症。风痰阻于舌本,则脉络不畅,言语謇涩。舌苔黄或黄腻,脉弦滑是属痰热。脉大为病进,偏瘫侧脉弦滑而大,由痰浊阻络,病有发展趋势。

治法:化痰通腑。

方剂:方选《验方》星蒌承气汤加减。

方解:药用胆南星、瓜蒌、生大黄、芒硝四味。方中胆南星、瓜蒌清化热痰;生大黄、芒硝通腑导滞。如药后大便通畅,则腑气通,痰热减,神志障碍及偏瘫均可有一定程度的好转。本方使用硝黄剂量应视病情及体质而定,一般控制在 10~15 g,以大便通泻,涤除痰热积滞为度,不可过量,以免伤正。腑气通后应予清化痰热、活血通络,药用胆南星、瓜蒌、皂角刺、丹参、赤芍、鸡血藤。若头晕重者,可加钩藤、菊花、珍珠母。若舌质红而烦躁不安,彻夜不眠者,属痰热内蕴而兼阴虚,可适当选加鲜生地、沙参、麦冬、玄参、茯苓、夜交藤等育阴安神之品。但不宜过多,恐有碍于涤除痰热。

12. 癫证

(1) 痰气郁结,痰浊蔽窍

症状:精神抑郁,表情淡漠,或多疑虑,语无伦次,或喃喃自语,喜怒无常,甚则忿不欲生,不思饮食,舌苔白腻,脉弦滑。

病机分析:因思虑太过,所愿不遂,肝气被郁,脾失健运而生痰浊。痰浊阻蔽神明,故出现抑郁、呆滞、语无伦次等症;痰扰心神,故见喜怒无常,忿不欲生;又因痰浊中阻,故不思饮食;苔腻、脉滑皆为气郁痰结之征。

治法:疏肝解郁,化痰开窍。

方药:逍遥散合涤痰汤加减。

方解:药用柴胡配白芍疏肝柔肝,可加香附、郁金以增理气解郁之力,其中茯苓、白术可健脾化浊。涤痰汤为二陈汤增胆南星、枳实、人参、菖蒲、竹茹而成,胆南星、竹茹辅助二陈汤化痰,菖蒲合郁金可以开窍,枳实配香附可以理气,人参可暂去。单用上方恐其效力不达,须配用十香返生丹,每服一丸,日服两次,是借芳香开窍之力,以奏涤痰散结之功。

(2) 气虚痰结,心窍被蒙

症状:情感淡漠,不动不语,甚则呆若木鸡,目瞪如愚,傻笑自语,生活被动,灵机混乱,甚至目妄见,耳妄闻,自责自罪,面色萎黄,便溏溲清,舌质淡,舌体胖,苔白腻,脉滑或脉弱。

病机分析:癫久正气亏虚,脾运力薄而痰浊益甚。痰结日深,心窍被蒙,故情感淡漠而呆若木鸡,甚至灵机混乱,出现幻觉症状;脾气日衰故见面色萎黄、便溏、溲清诸症;舌质淡,舌体胖,苔白腻,脉滑或脉弱皆为气虚痰结之象。

治法:益气健脾,涤痰宣窍。

方药:四君子汤合涤痰汤加减。

方解:方中人参、茯苓、白术、甘草四君益气健脾以扶正培本,再予半夏、胆南星、橘红、枳实、菖蒲、竹茹涤除痰涎;用远志、郁金,既可理气化痰,又能辅助菖蒲宣开心窍。若神思迷惘,表情呆钝,症情较重,是痰迷心窍较深,治宜温开,可用苏合香丸,每服一丸,日服两次,以豁痰开窍。

13. 狂证——痰火扰心,神明不安

症状:起病急,常先有性情急躁,头痛失眠,两目怒视,面红目赤,烦躁,遇较大精神刺激,突然狂乱无知,气力逾常,骂詈号叫,不避亲疏,逾垣上屋,或毁物伤人,或哭笑无常,登高而歌,弃衣而走,渴喜冷饮,便秘溲赤,不食不眠,舌质红绛,苔多黄腻,脉弦滑数。

病机分析:五志化火,鼓动阳明痰热,上扰清窍,故见性情急躁,头痛失眠;阳气独盛,扰乱心神,神明昏乱,症见狂暴无知,言语杂乱,骂人不避亲疏;四肢为诸阳之本,阳盛则四肢实,实则登高、逾垣、上屋,而气力超乎寻常;舌质红绛,苔多黄腻,脉弦滑数,皆属痰火壅盛,且有伤阴之势;以火属阳,阳主动,故起病急而狂暴不休。

治则:泻火逐痰,镇心安神。

方药:泻心汤加味、礞石滚痰丸化裁。

方解:方中大黄、黄连、黄芩苦寒而直折心肝胃三经之火,知母滋阴降火而能维护阴液,佐以生铁落饮镇心安神。礞石滚痰丸方用青

蒙石、沉香、大黄、黄芩、朴硝等逐痰降火,两方合用效好。

如属阳明热结,躁狂谵语,神志昏乱,面赤腹满,大便燥结,舌苔焦黄起刺或焦黑燥裂,舌质红绛,脉滑实而大者,宜先服大承气汤急下存阴,再投凉膈散加减以清泻实火。病情好转而痰火未尽,心烦失眠,苦笑无常者,可用温胆汤送服朱砂安神丸。若癫证因痰结气郁而化热者,症见失眠易惊,烦躁不安而神志昏乱,舌苔转为黄腻,舌质渐红,当清热化痰,清心开窍,可用温胆汤送服至宝丹。

14. 癫痫

(1) 痰热蔽窍,心神失守,动风发痫

症状:常有头晕头痛,胸闷,善欠伸等先兆症状,旋即昏倒仆地,不省人事,面色先潮红、紫红,继之青紫或苍白,口唇青暗,两目上视,牙关紧闭,颈项侧扭,手足抽搐,抽掣,或喉中痰鸣,或口吐涎沫,或发时有类似猪羊的叫声,甚则二便自遗,不久渐渐苏醒,除感疲乏无力外,起居饮食如常,舌质红,苔多白腻或黄腻,脉弦数或弦滑。

病机分析:头晕头痛,胸闷欠伸为风痰上逆,内风挟痰横窜,气血逆乱于胸中,心神失守,故昏仆、不省人事;面色先见潮红系由风阳上涌而成,继之面色紫红,青紫或苍白,口唇青暗皆由风痰、痰热蔽塞心胸,阳气受遏,或血行瘀阻,使清气不得入,浊气不得出所致;重者发痫时手足冰冷,两目上视,牙关紧闭,颈项侧扭,四肢抽掣皆由内风窜扰筋脉所致。喉中痰鸣、口吐痰涎、并发出猪羊叫嚎之声等。舌红属热,苔腻主湿盛,黄腻苔为内蕴痰热;其脉弦滑,属风痰内盛之征。本征若调治不当,或经常遇有惊恐,劳累,饮食不节等诱因触动,导致频繁发作,进而正气渐衰,湿痰内盛,可转变为阴痫。

治法:清化热痰,息风定痫。

方药:清热镇惊汤化裁。

方解:方中生石决明平肝息风,紫石英镇心定惊,龙胆草泻肝经之实火,与山栀、木通同用有通达三焦利湿之效。用生大黄泻热,反佐干姜辛开苦降和胃降逆,又助天竺黄、胆南星清热豁痰。远志、菖蒲逐痰开窍。天麻、钩藤息风止痉。柴胡为引经药,又能疏气解郁。配以朱砂、麦冬可防龙胆草等苦燥伤阴,兼可安神。此外,尚可用汤药送服定痫丸。服药后如大量咯痰,或大便排出黏痰样物者,均属顽痰泄化现象,为病情好转的表现。

(2) 脾肾不足,痰湿蒙蔽,神志失守

症状:发痫时面色晦暗萎黄,手足清冷,双眼半开半阖而神志昏愦,偃卧拘急,或颤动。抽搐时发,口吐涎沫,一般口不啼叫,或声音微小。也有仅表现为呆木无知,不闻不见,不动不语,但一日数十次频发。舌淡苔白厚腻,脉沉细或沉迟。醒后全身疲惫瘫软,数日后逐渐恢复。

病机分析:本证在儿科常由慢惊之后痰迷心窍而成。成人则因阳痫病久,频繁发作使正气日衰,痰结不化,逐渐演变而来。阴痫病机主要是脾肾先后天受损,一则气血生化乏源,再则命火不足,气化力薄,水寒上泛,故发痫时面色晦暗萎黄,手足清冷;湿痰上壅,蒙蔽神明,故双眼半开半阖,神志昏聩;如血不养筋,筋膜燥涩,虚风暗煽,则偃卧拘急或颤动抽搐时发;口吐涎沫乃内伏痰湿壅盛,随气逆而涌出;口不啼叫或叫声微小,是虽有积痰阻窍,而正不胜邪所致;呆木无知,是神明失灵之象;舌腻脉沉,均属阳虚湿痰内盛之征。

治法:温阳除痰,顺气定痫。

方药:五生丸合二陈汤化裁

五生丸中南星、半夏、白附子辛温除痰,半夏兼以降逆散结,南星兼祛风解痉,白附子祛风痰,逐寒湿;川乌大辛大热,散沉寒积滞,黑豆补肾利湿。合二陈汤顺气化痰,共奏温阳、除痰、定痫之功效。

15. 关于痰邪致癌

作为第二病因之痰,在人体内无处不到,滞则生病,所到之处,若与瘀结,郁积生热,毒邪凑之,则痰瘀与毒,容易滞留积聚,轻则良性肿块,重则致癌。详见"中医药治癌之路40年——五法一统,辨证选方"一文,在此不赘述。

六、痰病痰证治案举例

1. 痰饮(胃脘痛)

任某,女,49岁。

初诊:2017年1月5日。

自诉胃脘隐痛近2月,曾查胃镜示:慢性浅表性胃炎。刻诊:痰白量多,易咯出,晨起尤重。胃脘部隐痛,得食则减,喜温喜按,食后又饱胀感,自诉经前少腹胀痛,经后无四肢冰凉,纳寐可,二便调。舌质淡,苔薄白略有水气,脉沉细弦。

印象:痰饮(胃脘痛)。

治拟:健脾益气,温痰化饮。

方药:党参12 g　焦白术12 g　茯苓15 g　炒扁豆12 g
　　　　桂枝12 g　陈皮12 g　干姜炭3 g　砂仁6 g^打
　　　　黄芪20 g　熟附片10 g　红枣3枚

4剂,日1剂,水煎服。

二诊:2017年1月9日。自诉胃痛缓解,痰少,另时有腰酸痛,舌淡苔薄白,脉沉弦细。上方加杜仲12 g,川断12 g。继服10剂,则诸症皆消。

按语:痰饮之为患,盖肺、脾、肾三脏功能失调,三焦气化失宣所致。总属阳虚阴盛,气不化津,输化失调,水湿留滞而成。故治疗上遵从《金匮要略·痰饮咳嗽病脉证并治》中所提出的:"病痰饮者,当以温药和之。"该案患者脾胃虚弱,气不化津,水湿运行障碍,饮停于胃,胃中无火,水谷不化,可见胃脘隐痛,食后腹胀;水饮上干于肺可见咳嗽咯痰,痰白量多;舌淡苔白,脉沉细弦,为中阳不足,痰饮内停之证。方以参苓白术散为基本方健脾化湿,辅以附子、桂枝助阳化气,配以砂仁、陈皮补而不滞,亦取治痰当治气之意,诸药合用共起温阳化饮之功。至于二诊见腰酸者,盖少腹属于肾,腰为肾之腑,脾肾又先后天相互滋生,素有少腹胀痛,遂以杜仲、川断强腰补肾。

2. 惊悸

杨某,女,53岁。

初诊:2016年12月9日。

形体偏胖,自诉心里惊慌、面赤1年有余,或一日一作,时有腰部酸痛,喘气不畅,无胸闷,夜易惊,睡眠差,便秘,小便调。舌质红,苔薄黄,脉沉弦细。

印象:惊悸。

治拟:清热豁痰,安神定志。

方药:礞石10g 天南星5g 胆南星5g 半夏12g
陈皮12g 枳壳12g 茯苓15g 双钩30g
茯神15g 川怀牛膝各12g 大贝10g 郁金12g
麦冬15g 杜仲12g 泽漆15g 甘草5g

3剂,日1剂,水煎服。

二诊:2016年12月12日。自诉惊慌稍减,生气时面赤,活动后有气喘,二便调。上方加党参15g,山萸肉15g,枸杞子15g,知母12g,黄柏12g。继服7剂诸症得消。

按语:惊悸之证,其病机不外气虚阴阳亏虚,心神失养,抑或邪扰心神,心神不宁。其病位在心,可与肝、脾、肾等脏相关。治疗上当分清虚实。虚者当补气、养血、益气、养阴;实者祛痰、化瘀、清火、化饮。盖案患者,年过七七,肾气渐亏,形体偏胖,为痰湿之体,因素食肥甘厚味,伤及脾胃,运化失职,痰浊内生,日久化热,上扰心神可见惊悸,夜间不安;湿热下注肠道,蕴而化火,炼津耗液而见便秘;肾气渐亏,肾失摄纳,可见气喘、腰酸。舌质红,苔薄黄,脉沉弦细。为痰热内蕴,脾肾亏虚之象。方中以礞石、二旱、半夏、陈皮、枳壳、大贝、郁金、泽漆以清热豁痰治其标,杜仲、麦冬、牛膝、茯苓神健脾益肾以治其本。二诊惊慌得减,但气喘面赤仍可见,为痰热化火,煎伤阴液之象,故辅以党参、山萸、枸杞子养其阴,知母、黄柏以去其热。诸药合用,标本兼治,痰消热除,脾健肾壮,疾病得安。

3．肺痨

胡某,男,82岁。

初诊:2016年12月15日。

反复咳嗽业已2年,冬季咳甚,痰稠厚色白,咯之或爽或不爽,偶见血丝。9月前当地医院诊断为继发性肺结核;肺纵隔处肿瘤。曾行抗结核治疗近半年。刻下:患者咳嗽,痰白略有血丝,咯之不爽,无潮热盗汗,纳寐可,二便调。舌质红苔薄中间微黄,脉弦细右手弦显。

印象:肺痨。

治拟:培土生金,抑肝清热防其变,佐益肾之味。

方药:党参12 g　太子参12 g　茯苓15 g　焦白术12 g
　　　炒扁豆12 g　山药20 g　炒薏仁20 g　桔梗10 g
　　　浙贝10 g　半枝莲20 g　铁树叶20 g　蛇舌草20 g
　　　蜂房5 g　重楼10 g　三棱12 g　莪术12 g
　　　海藻10 g　昆布10 g　夏枯草10 g　仙鹤草30 g
　　　南瓜子10 g　冬瓜子10 g　山萸肉10 g　巴戟天12 g
　　　白及15 g　栀子12 g　半夏12 g　天冬15 g
　　　麦芽15 g　赤芍12 g　白芍12 g　枸杞子10 g

7剂,日1剂,水煎服。

二诊：2016年12月22日，自诉咳嗽缓解，咳血由红变淡，寐差，舌暗红，苔薄黄，脉沉弦细弱。仍从培土生金，活血软坚，清肺排毒合法治之，上方加泽漆15g，黄芪15g，天葵子10g。继服14剂，诸症十去其八。

按语：肺痨之病，源痨虫侵袭于外，正气虚衰于内而发。其病位主在肺，可与肝、脾、肾相关。痨虫侵袭，首犯于肺，因肺主呼吸，受气于天，为娇脏，若肺体虚弱，极易感邪。肺肾相生，肾为肺之子，肺虚肾失滋养，或肾虚相火灼金，上耗母气，可致肺肾两虚；脾为肺之母，脾气散精，上归于肺，若脾虚不能化生水谷，肺失所养，可见肺脾两虚；肝肺相克，木火易刑金，灼伤肺阴，可见咳嗽咯血之证。治痨勿忘理脾肾，当肺脾一统。治疗上以党参、太子参、茯苓、白术、麦冬等以培土生金，山茱萸、巴戟天补肾益精以防变，夏枯草、枸杞子、栀子以抑肝火，半枝莲、蛇舌草、铁树叶、蜂房、重楼、三棱等清热解毒、活血软坚、化痰散结以治其标。

4. 哮喘

程某，女，75岁。

初诊：2016年12月16日。

既往有哮喘病史40年，每逢季节交替而发病，发作时，气喘明显，张口抬肩，西药止咳平喘可缓解。

刻下：患者时有气喘，无喉中痰鸣，咳嗽，咯少量白黏痰，无胸闷心悸，纳寐尚可，舌紫暗，苔薄白，脉沉弦尺弱。

印象：哮喘。

治拟：补肺益肾，纳气平喘。

方药：黄芪20g　　川怀牛膝各12g　　山萸肉12g
　　　　巴戟天15g　　五味子10g　　　制半夏12g
　　　　陈皮10g　　　干地龙12g　　　桑白皮15g

款冬花 12 g　　浙贝 10 g

5 剂,日 1 剂,水煎服,自服 10 剂。

二诊:2017 年 12 月 26 日,自诉喘去大半,效不更方,继服 14 剂,证去其八。

按语:哮喘之为病,源痰伏于肺,遇感而触,痰随气升,气因痰阻,痰气相搏而发病。其病理因素主在于痰,与肺之布散,脾之输化,肾之蒸化有关。治疗上遵从丹溪"未发扶助正气为主,既发以攻邪气为急"之说。严老在治痰中提出"治痰当求本源;治痰先治气"。该案患者高龄,肾气亏虚,肾不纳气,气不归原,津凝为痰。故以黄芪、川怀牛膝、山萸肉、巴戟天、五味子等补肾纳气以治其本,以桑白皮、款冬花、浙贝、干地龙等化痰平喘以治其标,配以陈皮理气化痰,取治痰当治气之意。

5. 癫痫

赵某,女,9 岁。

初诊:2016 年 4 月 28 日。

有癫痫病史业已 4 年余,发作时行动不能自控,但神志尚清,无人搀扶则自倒扑,数秒后方停,口不吐沫,不发时纳食尚可,寐差,易醒,眼睛半睁,大便两日一行,舌紫嫩苔薄白,脉弦细。

印象:癫痫。

治拟:健脾祛痰,益智宁神。

方药:太子参 6 g　　茯苓 10 g　　茯神 10 g　　白术 6 g
　　　礞石 10 g　　天南星 6 g　　胆南星 6 g　　法半夏 6 g
　　　枳壳 6 g　　全虫 3 g　　浙贝 6 g　　丹参 6 g
　　　天竺黄 6 g　　远志 6 g　　石菖蒲 4 g　　钩藤 20 g
　　　陈皮 6 g　　焦山楂 6 g　　六神曲 6 g　　甘草 6 g

7 剂,日 1 剂,水煎服。

二诊:2016年5月5日,自诉近期癫痫未发,纳可,但口干,寐差,舌质红,苔薄黄,脉弦。上方天竺黄改8 g,加天花粉6 g,广木香5 g,炒枣仁6 g。另明矾1 g^{化水}、炒郁金6 g^{另包},炒化入煎。继服7剂。

三诊:2016年5月12日,家长诉近期仍无发作,纳寐可,二便调,舌红苔黄,脉沉弦细。上方加党参6 g、黄芪6 g、山萸肉6 g、巴戟天6 g。继服14剂。随诊2月未发。

按语:癫痫之为病,病理因素总以痰为主,每因风火触动,痰瘀内阻,蒙蔽清窍而发病,以心脑神机失用为本,风、火、痰、瘀致病为标。五脏中主要则之于心肝,顽痰闭阻心窍,肝经风火内动是其病机特点,久发耗伤精气,可致心脾肾亏虚。该案患者稚儿,先天不足,脾肾亏虚,痰浊内生,蒙蔽心窍而发病;痰蕴化火,痰火内扰,可见寐差易醒;久病夹瘀,舌紫为其表现。故治疗上以太子参、茯苓、山茱萸、巴戟天等补肾健脾治其本,配以礞石、二星、浙贝、天竺黄等清热化痰,全虫搜风涤痰,半夏、陈皮、枳壳燥湿理气化痰,远志、石菖蒲开窍醒神化痰,钩藤、郁金、明矾清肝火以化痰以治其标,佐以丹参痰瘀并治。诸药合用,痰可消,神得安。

6. 肺癌、淋巴结转移

干某,男,65岁。

初诊:2017年2月4日。

患者于2016年查诊为肺癌,经化疗四周期,现出现颈部淋巴结转移。刻下:患者右颈部淋巴结处有灼热感,肿大如鸡蛋,质地硬,触之疼痛,纳差,咳嗽咯白痰,舌质暗,苔白,脉弦细数。

印象:肺癌伴右颈部淋巴结转移。

治拟:健脾益肺,清热解毒,活血化瘀,止咳化痰。

方药:白术12 g　　茯苓12 g　　太子参12 g　　紫菀12 g
　　　款冬花15 g　陈皮12 g　　前胡12 g　　　百部12 g

法半夏12 g　二贝各3 g　桔梗12 g　薏仁12 g
砂仁6 g^{打,后下}　铁树叶12 g　蛇舌草12 g　焦三仙各12 g
炙内金12 g　甘草6 g
3剂,日1剂,水煎服。

二诊：2017年2月6日,自诉咳嗽明显好转,但右颈部淋巴结较前无变化,仍有触痛,质地硬,灼热感减轻,纳谷一般,二便如常,舌体小,紫黯,苔白,脉沉弦涩细。改方为培土生金甘乐饮化裁。

方药：黄芪15 g　黄精12 g　白术12 g　山药20 g
茯苓15 g　凤尾草30 g　天葵子15 g　芙蓉叶30 g
天龙2条　铁树叶30 g　海藻30 g　昆布15 g
白僵蚕10 g　半夏10 g　皂角刺30 g　了哥王10 g
泽漆20 g　天冬15 g　补骨脂10 g　薏苡仁30 g
猫爪草15 g　石上柏30 g　焦三仙各15 g　甘草6 g
7剂,日1剂,水煎服。

三诊：2017年2月13日,自诉药后无明显不适,无灼热感,淋巴结大小较前无变化,质地硬,纳寐可,二便调。舌体小,苔薄白,脉沉弦涩。上方改白僵蚕15 g、猫爪草30 g、昆布30 g、炙龟板20 g。继服7剂。患者自觉无明显不适,原方继服。连续2月后随访颈部淋巴结无疼痛,大小无变化。

按语：癌症本虚标实,基本病理变化为正气内虚、气滞、血瘀、痰结、湿聚、热毒久积而成。严老认为痰与瘀聚,与毒凝结,走窜项间、腋下、鼠蹊等处,可成"痰核"、"失荣"、"瘰疬"等难消之症。对于一些体表或皮下不痒不痛,经久不消的肿物,均按痰瘀施治,采用消痰软坚、化瘀通络之法治疗；而对湿毒则以祛湿解毒治之,往往可使肿块缩小或变软,血水同源,水湿消退,使血液流畅,从而达到改善机体的正常功能,对控制癌瘤浸淫和扩散的效果。该案患者高龄,脾胃虚弱,布运失常,津不上承于肺,肺失所养,肺脾两虚;脾虚运化失常,湿浊内生,日久凝津化痰,久病夹瘀,痰瘀互结而成癌。故自拟培土生金甘乐饮。方中黄芪、白术、黄精、山药、茯苓、麦冬等培土生金以补虚,以海藻、昆布、僵蚕、半夏、皂角刺、猫爪草、泽漆、炙龟板以化痰散结,以凤尾草、蛇舌草、石上柏、芙蓉叶等解毒消肿,以铁树叶活血化瘀,以薏仁、了哥王利水除湿,治癌五法一统。

7. 咳喘证

王某,女,43岁。

初诊:2016年10月13日。

咳喘病史3年。刻诊:此次受凉后出现咳嗽,咯痰色略灰,质似凉粉,伴气喘,口干,腰酸,纳可,入睡困难,小便次数多,大便调;舌质暗红,苔薄黄,脉沉弦细迟脉弱。

印象:咳喘。

治拟:补肾纳气,止咳化痰。

方药:山萸肉12 g　巴戟天12 g　仙灵脾12 g　仙茅12 g
　　　黄芪15 g　　太子参12 g　山药15 g　　白术12 g
　　　半夏12 g　　茯苓15 g　　酸枣仁12 g打　款冬花12 g
　　　紫菀12 g　　荆芥10 g　　大贝12 g

7剂,日1剂,水煎服。

二诊:2016年10月20日,自诉仍时有咳嗽,痰色略黄,无气喘腰酸,纳寐尚可,舌质暗红,苔薄黄,脉沉弦细,上方去荆芥、仙灵脾及仙茅,加黄芩15 g。继服10剂,诸症十去其八。

按语:《素问·咳论》:"肾咳之状,咳则腰背相引而痛,甚则咳涎。"即阳虚金不生水,水泛为痰,阴虚则真阴枯竭,肾火刑金。症状引腰背痛,甚则唾涎者。王节斋提出"痰之本于肾"之说。肾主水,职司开合,为气化之本。若开合不利,水液的输布失常,清津不能运化,浊阴不得排泄,水湿停滞,便酿为痰浊;或命门火衰,不能温运脾阳,即所谓"火不生土",水反乘脾,聚而均可成痰。该案患者中老年女性,经后期相对肝肾不足,复感外邪,肺气失宣,肾不纳气,故生咳喘。方以山萸肉、巴戟天、二至药等补肾纳气,黄芪、太子参、茯苓、白术等健脾益肾以治其本;款冬花、紫菀、大贝、半夏化痰以治其标;配以荆芥疏散表邪,标本兼顾,肾咳得消。

8. 郁证

林某,男,45岁。

初诊:2017年1月2日。

2016年12月份因家中遇事着急后至今,遇事则心烦、浮躁、口干,手脚凉,纳谷尚可,寐安,小便调,大便日4次,质稀,舌红苔薄黄,脉沉弦。

印象:郁证。

治拟:疏肝理气,清热化痰。

方药:竹沥12 g　　香附12 g　　青皮10 g　　天竺黄15 g
　　　　天南星10 g　胆南星10 g　茯神15 g　　川连6 g
　　　　白薇10 g　　泽泻20 g　　天门冬15 g　麦门冬15 g
　　　　知母10 g　　黄柏10 g　　皂角刺15 g　生甘草6 g
7剂,日1剂,水煎服。

二诊:2017年1月9日,自诉症去三分之一,舌脉同上。上方加夏枯草12 g,菊花12 g。继服10剂,诸症皆消。

按语:郁证之为病,源为情志所伤,发病与肝相关,可及心脾。该案患者遇事,情志失调,肝失疏泄,肝郁化火,母病及子,导致心火偏亢;肝气郁结,横逆脾土,脾失健运,痰浊内生,痰火胶结,蒙蔽心窍,可见心烦、浮躁;气郁不达四肢,可见手脚凉。故治疗上从痰火论治。痰基本之因为湿与火,方中以竹沥、青贝、天竺黄、二星、皂刺等清热化痰,以黄连、白薇、知母、黄柏去其火,二冬、茯神健脾助运以安神,香附疏肝理气调气机,遂症去大半。二诊加用夏枯草、菊花清肝泻火,火去痰消,邪去自安。

9. 咳嗽(右肺结节术后)

李某,女,63岁。

初诊:2016年11月11日。

患者2015年10月右侧肺部结节行手术治疗,术后病理提示为良性病变。刻下:患者食管后有火辣感,咽喉作干已月余,自觉后背作空感,纳可,夜寐一般,二便调,舌有紫气,苔薄,尖有朱点,脉沉弦细。

印象:①右肺结节术后;②咳嗽。

方药:黄芪20 g　太子参12 g　茯苓15 g　焦白术12 g
陈皮12 g　山药15 g　铁树叶15 g　桃杏仁^各12 g
泽漆15 g　皂刺15 g　丹参12 g　灵芝12 g
青贝10 g　法半夏12 g　三棱10 g　莪术12 g
紫菀12 g　款冬花12 g　凤尾草15 g　天冬15 g
石上柏15 g　山豆根12 g　薏苡仁30 g
天龙1条^{入煎}　甘草5 g

7剂,日1剂,水煎服。自服14剂。

二诊:2016年11月25日,自诉食管后火辣感消失,咽喉不适缓解,寐可,二便调,舌质红苔薄,脉沉弦。上方加蜂房3g,继服近1月后,间断服药,至今无不适。

按语:治癌之路,扶正固本,活血化瘀,化痰散结,清热解毒,利水消肿五法一统。对于良性肿瘤亦可通用。该案患者,年至七九,脾肾渐衰,脾失健运,化湿生痰;肺主一身之气,主行水,朝百脉而治节,气停则水滞,亦可留而生痰;日久夹瘀,痰瘀互结,阻塞肺络,积而成患。

正如严老所提出"脾为生痰之源,肺为生痰之路"。临证以黄芪、太子参、茯苓、白术、灵芝、山药等培土生金以去痰之源,以丹参、三棱、莪术、铁树叶、桃仁活血化瘀,皂刺、泽漆、青贝、半夏、杏仁、山豆根等化痰散结以通肺之路。扶正固本,活血化瘀,化痰散结,三法合用。

10. 肾咳

陆某,女,50岁。

初诊:2016年12月2日。

患者反复咳嗽业已6年余,冬季易发。刻下:患者咳嗽咯痰色白清稀,自云痰咸,咳时胸口作闷,连咳久则恶心欲吐,纳寐可,咳甚则尿出,大便调,舌淡红苔薄白,脉沉细弦。

印象:肾咳。

治拟:补肾止咳化痰。

方药:山萸肉15 g　巴戟天15 g　枸杞子12 g　黄芪20 g
　　　党参20 g　　干地龙10 g　细辛5 g　　半夏10 g
　　　五味子10 g　干姜炭3 g　　款冬花12 g　杏仁10 g
　　　茯苓12 g　　甘草6 g

7剂,日1剂,水煎服。自服14剂。

蛤蚧1对(去头足,焙干打粉,7日分服,每日1次,连续7日),连服7剂,咳嗽减少,但仍时有胸口作闷。

二诊:上方加瓜蒌12 g、浙贝12 g,继服半月,症状衰其大半。

按语:肾阳上温,则肺金不寒。如肾阳不振,命火衰,气化不利,则水湿内停,为痰为饮,上逆犯肺,而致咳嗽,咯吐泡沫稀痰,甚则气逆不能平卧。此证多因年老体弱,或久患咳喘,损及肾阳而致。该案患者年逾七七,咳嗽近6年,久咳损及肾阳,阳虚肾水上泛及肺,可见咳嗽咯白痰,痰中带咸。选药以山萸肉、巴戟天、蛤蚧温补肾阳,黄芪、党参、茯苓健脾益肾以滋先天;干姜、干地龙、细辛、五味子散寒化饮,敛肺止咳;款冬花、杏仁止咳化痰;二诊配以瓜蒌、浙贝理气化痰;诸药合用,补肾纳气以归源,敛肺止咳得平喘。

七、临床常用治疗痰证痰病的中药择选

1. 温化寒痰药

半夏:《神农本草经》
性味:辛,温。有毒。
归经:归脾、胃、肺经。
功效:燥湿化痰,降逆止呕,消痞散结;外用消肿止痛。

细辛:《神农本草经》
性味:辛,温。有小毒。
归经:归肺、胃、心经。
功效:解表散寒,祛风止痛,通窍,温肺化饮。

白芥子:《新修本草》
性味:辛,温。
归经:归肺、胃经。
功效:温肺化痰,利气,散结消肿。

皂角:《神农本草经》
性味:辛、咸,温。有小毒。
归经:归肺、大肠经。
功效:祛顽痰,通窍开闭,祛风杀虫。

皂角刺:《本草衍义补遗》
性味:辛,温。

归经:肺经、肝经。
功效:消肿排脓,祛风杀虫。

白前:《名医别录》
性味:辛、苦,微温。
归经:归肺经。
功效:降气化痰。

猫爪草:《中药材手册》
性味:甘、辛,微温。
归经:归肝、肺经。
功效:化痰散结,解毒消肿。

2. 清化热痰药

川贝母:《神农本草经》
性味:苦、甘,微寒。
归经:归肺、心经。
功效:清热化痰,润肺止咳,散结消肿。

浙贝母:《轩岐救正论》
性味:苦,寒。
归经:归肺、心经。
功效:清热化痰,散结消痈。

瓜蒌:《神农本草经》
性味:甘、微苦,寒。
归经:归肺、胃、大肠经。

功效:清热化痰,宽胸散结,润肠通便。

竹茹:《本草经集注》
性味:甘,微寒。
归经:归肺、胃经。
功效:清热化痰,除烦止呕。

竹沥:《名医别录》
性味:甘,寒。
归经:归心、肺、肝经。
功效:清热豁痰,定惊利窍。

天竺黄:《蜀本草》
性味:甘,寒。
归经:归心、肝经。
功效:清热化痰,清心定惊。

前胡:《雷公炮炙论》
性味:苦,辛,微寒。
归经:归肺经。
功效:降气化痰,疏散风热。

桔梗:《神农本草经》
性味:苦,辛,平。
归经:归肺经。
功效:宣肺祛痰,利咽排脓。

胖大海:《本草纲目拾遗》
性味:甘,寒。
归经:归肺、大肠经。
功效:清肺化痰,利咽开音,润肠通便。

海蛤壳:《神农本草经》
性味:咸,寒。
归经:归肺、胃经。
功效:清肺化痰,软坚散结。

海浮石:《本草拾遗》
性味:咸,寒。
归经:归肺、肾经。
功效:清肺化痰,软坚散结,利尿通淋。

胖大海:《本草纲目拾遗》
性味:甘,寒。
归经:归肺、大肠经。
功效:清肺化痰,利咽开音,润肠通便。

瓦楞子:《本草备要》
性味:咸,平。
归经:归肺、胃、肝经。
功效:消痰软坚,化瘀散结,制酸止痛。

海藻:《神农本草经》
性味:咸,寒。
归经:归肝、肾经。
功效:消痰软坚,利水消肿。

昆布:《名医别录》
性味:咸,寒。
归经:归肝、肾经。
功效:消痰软坚,利水消肿。

黄药子:《滇南本草》
性味:苦,寒。有毒。
归经:归肺、肝经。
功效:化痰散结消瘿,清热解毒。

马兜铃:《药性论》
性味:苦,微辛,寒。
归经:归肺、大肠经。
功效:清肺化痰,止咳平喘,清肠消痔。

枇杷叶:《名医别录》
性味:苦,微寒。
归经:归肺、胃经。
功效:清肺止咳,降逆止呕。

桑白皮:《神农本草经》
性味:甘,寒。
归经:归肺经。
功效:泻肺平喘,利水消肿。

礞石:《嘉祐本草》
性味:咸,平。
归经:归肺、肝经。
功效:坠痰下气,平肝镇惊。

肺形草:《草药手册》
性味:甘,寒。
归经:归肺经。
功效:清肺止咳,解毒消肿。

无花果:《本草纲目》
性味:味甘、微辛,性平,有小毒。
归经:归肺、大肠经。
功效:健胃清肠,消肿解毒。

3. 理气化痰药

陈皮:《神农本草经》
性味:辛、苦,温。
归经:归脾、肺经。
功效:理气健脾,燥湿化痰。

旋复花:《神农本草经》
性味:苦、辛、咸,微温。
归经:归肺、胃经。
功效:降气行水化痰,降逆止呕。

白前:《名医别录》
性味:辛、苦,微温。
归经:归肺经。
功效:降气化痰。

紫苏子:《本草经集注》
性味:辛,温。
归经:归肺,大肠经。
功效:降气化痰,止咳平喘,润肠通便。

莱菔子:《日华子本草》
性味:辛、甘,平。
归经:归肺、脾、胃经。
功效:消食除胀,降气化痰。

前胡:《雷公炮炙论》
性味:苦、辛,微寒。

归经:归肺经。

功效:降气化痰,疏散风热。

枳实:《神农本草经》

性味:苦、辛、酸,温。

归经:归脾、胃、大肠经。

功效:破气除痞,化痰消积。

4. 祛风化痰药

僵蚕:《神农本草经》

性味:咸、辛,平。

归经:归肝、肺、胃经。

功效:祛风定惊,化痰散结。

禹白附:《中药志》

性味:辛、甘,温。有毒。

归经:归胃、肝经。

功效:祛风痰,止痉,止痛,解毒散结。

关白附:《名医别录》

性味:味辛、甘,性大温。

归经:归胃、肝经。

功效:祛风痰,定惊痫,解毒散结,止痛。

天南星:《神农本草经》

性味:苦、辛,温。有毒。

归经:归肺、肝、脾经。

功效:燥湿化痰,祛风解痉;外用散结消肿。

胆南星:《全国中草药汇编》

性味:苦寒、微辛,凉。

归经:归肺、肝、脾经。

功效:清热化痰,息风定惊。

5. 润肺化痰药

南沙参:《神农本草经》

性味:甘,微寒。

归经:归肺、胃经。

功效:养阴清肺,清胃生津,补气,化痰。

北沙参:《本草汇言》

性味:甘、微苦,微寒。

归经:归肺、胃经。

功效:养阴清肺,益胃生津。

百合:《神农本草经》

性味:甘,微寒。

归经:归肺、心、胃经。

功效:养阴润肺,清心安神。

天门冬:《神农本草经》

性味:甘、苦,寒。

归经:归肺、肾、胃经。

功效:养阴润燥,清肺生津。

黄精:《名医别录》

性味:甘,平。

归经:归脾、肺、肾经。

功效:补气养阴,健脾,润肺,益肾。

明党参:《饮片新参》

性味:味甘;微苦;性微寒。

归经:归肺、胃、肝经。

功效：润肺化痰，养阴和胃，
　　　解毒。

百部：《名医别录》
性味：甘、苦，微温。
归经：归肺经。
功效：润肺止咳，杀虫灭虱。

紫菀：《神农本草经》
性味：苦、辛、甘，微温。
归经：归肺经。
功效：润肺化痰止咳。

款冬花：《神农本草经》
性味：辛、微苦，温。
归经：归肺经。
功效：润肺下气，止咳化痰。

6. 止咳平喘兼化痰药

杏仁：《神农本草经》
性味：苦，微温。有小毒。
归经：归肺、大肠经。
功效：止咳平喘，润肠通便。

桃仁：《神农本草经》
性味：苦、甘，平。有小毒。
归经：归心、肝、大肠经。
功效：活血化瘀，润肠通便，止
　　　咳平喘。

地骨皮：《神农本草经》
性味：甘，寒。
归经：归肺、肝、肾经。
功效：凉血除蒸，清肺降火。

葶苈子：《神农本草经》
性味：苦、辛，大寒。
归经：归肺、膀胱经。
功效：泻肺平喘，利水消肿。

白果：《日用本草》
性味：甘、苦、涩，平。有毒。
归经：归肺经。
功效：敛肺化痰定喘，止带缩尿。

7. 化痰软坚散结药

泽漆：《神农本草经》
性味：辛、苦，微寒。有小毒。
归经：归大肠、小肠、肺经。
功效：利水消肿，化痰止咳，解
　　　毒散结

僵蚕：《神农本草经》
性味：咸、辛，平。
归经：归肝、肺、胃经。
功效：祛风定惊，化痰散结。

海藻：《神农本草经》
性味：咸，寒。
归经：归肝、肾经。
功效：消痰软坚，利水消肿。

昆布：《名医别录》
性味：咸，寒。
归经：归肝、肾经。
功效：消痰软坚，利水消肿。

黄药子：《滇南本草》
性味：苦，寒。有毒。

归经:归肺、肝经。

功效:化痰散结消瘿,清热解毒。

海蛤壳:《神农本草经》

性味:咸,寒。

归经:归肺、胃经。

功效:清肺化痰,软坚散结。

海浮石:《本草拾遗》

性味:咸,寒。

归经:归肺、肾经。

功效:清肺化痰,软坚散结,利尿通淋。

瓦楞子:《本草备要》

性味:咸,平。

归经:归肺、胃、肝经。

功效:消痰软坚,化瘀散结,制酸止痛。

猫爪草:《中药材手册》

性味:甘、辛,微温。

归经:归肝、肺经。

功效:化痰散结,解毒消肿。

硇砂:《唐本草》

性味:咸;苦辛;温;有毒。

归经:归肝、脾、胃、肺经。

功效:消积软坚,破瘀散结,化腐生肌,祛痰,利尿。

了哥王:《岭南草药志》

性味:苦,寒。有毒。

归经:归肺、胃经。

功效:清热解毒,散结逐水。

8. 祛逐顽痰药

皂荚:《神农本草经》

性味:辛、咸,温。有小毒。

归经:归肺、大肠经。

功效:祛顽痰,通窍开闭,祛风杀虫。

礞石:《嘉祐本草》

性味:咸,平。

归经:归肺、肝经。

功效:坠痰下气,平肝镇惊。

白芥子:《新修本草》

性味:辛,温。

归经:归肺、胃经。

功效:温肺化痰,利气,散结消肿,清皮里膜外之痰。

甘遂:《神农本草经》

性味:苦,寒;有毒。

归经:归肺、胃、大肠经。

功效:泄水逐饮,消肿散结。治风痰癫痫。

葶苈子:《神农本草经》

性味:苦、辛,大寒。

归经:归肺、膀胱经。

功效:泻肺平喘,利水消肿。

9. 化痰兼补益药

甘草:《神农本草经》

性味:甘,平。

归经:归心、肺、脾、胃经。

功效:补脾益气,祛痰止咳,缓

急止痛,清热解毒,调和诸药。

绞股蓝:《救荒本草》

性味:甘、苦,寒。

归经:归脾、肺经。

功效:益气健脾,化痰止咳,清热解毒。

冬虫夏草:《本草从新》

性味:甘,温。

归经:归肾、肺经。

功效:补肾益肺,止血化痰。

蛤蚧:《雷公炮炙论》

性味:咸,平。

归经:归肺、肾经。

功效:补肺益肾,纳气平喘,助阳益精。

八、结语

痰和瘀一样,中医病因学上无"痰"字,故统称为第二病因,是临床多种疾病的病理产物,也是多种疾病的病因和临床症状的表现,涉及许多临床常见病,多发病,难治病和疑难病。痰和瘀一样,理深至奥,渗透临床各个学科。古今说词也多,如"痰生百病"、"百病兼痰"、"百病多痰"等。这些皆出于历代临床医家之口,想来必实践所得,哪怕是一家之言,当属可贵,值得传承弘扬,挖掘提高。对于其中关于痰(瘀)的至微至理,尚需进一步临床观察和研究,以便更好、更广地服务于人类。

经过五十多年的临床观察和学习,我的心得是:对"痰"字,不论是广义的痰还是狭义的痰,临床皆不可小视,更不可忽略,正确地把握住"痰",能解决诸多的临床治疗问题,尤其是临床上许多难治病和疑难病,如癌症、中风、癫痫、狂证等能收到当有的治疗效果,给病家以福音。

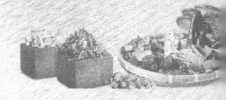

第二章 血瘀论

一、概述

血瘀学说起源于《内经》,奠基于仲景,成长于隋唐,之后逐渐发展,日趋完善。人体原本无瘀血,血是构成人体和维持生命活动的基本物质之一,和气一样,随身而行,具有营养和滋润作用,行于脉中,内至脏腑,外达皮毛筋骨,如环无端,运行不息,以维持正常的生理活动,《素问·五脏生成篇》谓:"肝受血而能视,足受血而能履,掌受血而能握,指受血而能摄。"若一旦遇有莫测,如跌打损伤,各种出血,形成离经之血,情志内伤,导致气滞、气虚,形成的气滞血瘀,气虚血瘀,以及外感六淫,如受寒,血遇寒则凝,受热,或"毒热内瘀",或"血受烧炼,其血必凝",或"因伏火郁蒸血液,血被煎熬而成瘀"。凡皆破坏了血的正常运行,则产生血液滞留脉中或溢出脉外,所谓离经之血,则瘀血成也,给血液的正常运行带来灾难,对人来说,即病也,于是瘀血就成了病因,和痰一样由病理产物变成了病因,中医也称之为第二病因。瘀血可引起多种疾病,而瘀血又是其他病因所导致的病理产物,当瘀血形成之后,它又成为导致瘀血病症的原因,所以对血瘀二字,临床不可小视,更不可忽视。

二、古典医籍论血瘀语析

成书于春秋战国时期的《黄帝内经》虽未明确提出"血瘀"或"瘀血"一词,但有"恶血""留血""衃血"等名称皆与瘀血有关。

《素问·至真要大论》:"血脉凝泣"。

语析:血脉凝滞,流动不畅之意,此血瘀之因也。

《素问·举痛论》:"脉不通"。

语析:脉络不通畅,滞则不畅,塞则不通,营血行于脉中,语均寓有"瘀血"之含义。

《灵枢·邪气脏腑病形》:"有所堕坠,恶血留内"。
语析:跌扑堕坠,导致瘀血留于体内,言外伤致瘀无疑。

《素问·刺腰痛》:"得之举重伤腰,衡络绝,恶血归之"。
语析:这种病大多因为用力举重伤及腰部,使带脉阻滞不通,瘀血滞留在里,说明跌仆、外伤造成体内出血,即可形成血瘀。

《灵枢·营卫生会》:"老者之气血衰,其肌肉枯,气血涩"。
语析:老年人的气血衰少,肌肉枯瘦,气道滞涩则血流不畅。说明老年人脏器虚,生化气血功能减退,血少不充脉道,而出现血涩,即血瘀之征。

《灵枢·痈疽》:"寒邪客于经络之中则血泣,血泣则脉不通"。
语析:血受寒则凝结成块,导致脉络不通畅,说明寒邪致瘀的病因病机。

《素问·生气通天论》:"大怒则形气绝,而血菀于上"。
语析:在大怒时气上逆,血随气升而瘀积于上,说明因情志失调而致气滞血瘀的病因病理。

《灵枢·百病始生》:"内伤于忧怒,则气上逆,气上逆则六俞不通,温气不行,凝血蕴里而不散"。
语析:内伤忧思、郁怒,则气机上逆,气机上逆致气血运行不畅,阳气温煦的作用受到影响,血液得不到阳气的温煦而形成血液凝滞,凝血蕴里不得消散,而成血瘀的病因病机。

《素问·五脏生成论》:"是故多食咸,则脉凝泣而变色"。
语析:所以过食咸味,则使血脉凝涩不畅而颜面色泽发生变化。说明饮食不节亦可导致血瘀。

《灵枢·本脏》:"血和则经脉流行"。

《灵枢·经脉》:"脉不通,则血不流"。

语析:血脉通调和畅,则气血畅行。经脉不通,则气血不畅,气血互根,气不畅则血流不畅,可滞留而成瘀。

《素问·调经论》:"血气者,喜温而恶寒,寒则泣不能流,温则消而去之"。

语析:人体血和气的特性是喜温而恶寒,寒则血气运行迟涩甚至瘀滞,温则瘀滞之血气就会消散,运行复归于流畅。

《灵枢·禁服》:"脉血结于中,中有著血,血寒,故宜灸之"。

语析:脉络中有瘀血凝结,表明寒气深入于血,血因寒滞,所以适宜用灸法散寒以治疗。此亦《内经》应用针灸对血瘀症的治疗之法也。

《灵枢·热病》:"心疝暴痛,取足太阴、厥阴,尽刺去其血络"。

语析:心疝病出现腹中突然剧痛,应针刺足太阴经、足厥阴经,使用放血疗法,祛除其经脉上的血络,以泻其邪。

《金匮要略·惊悸吐衄下血胸满瘀血病脉证治第十六》:"病人胸满,唇痿,舌青,口燥,但欲漱水不欲咽,无寒热,脉微大来迟,腹不满,其人言我满,为有血瘀"。

语析:瘀血留滞,血不外荣,故唇痿;血瘀而色应于舌,故舌青;瘀血阻碍气血化津,不能上润,故口燥,但欲漱水不欲咽;脉大者主热,迟者主寒,今无寒热之证,乃因瘀血壅滞于下,气机堵塞于上,故脉微大,胸满;瘀血内结于腹部深处,血行不畅,脉涩不利,故脉来见迟;瘀血结于腹部,阻滞络脉,气机不畅,病人却觉胀满,实则腹无胀满之物,此瘀血之征也。

又云:"病者如热状,烦满,口干舌燥而渴,其脉反无热,此为阴伏,是血瘀也,当下之"。

语析：患者像感热邪，心胸烦躁，口干舌燥，渴欲饮水，脉象却无热象，这是阴邪内伏的缘故，是血瘀的征象，应当用下法，瘀血去则渴止。

张仲景在活血化瘀方面还创制了一批疗效确切的方剂，如大黄䗪虫丸、鳖甲煎丸等。《伤寒杂病论》详细阐述了"蓄血证"，认为其病机为热邪与血瘀相结，临床表现为发热、身黄、少腹急结、大便色黑等，治疗用桃核承气汤、抵当汤。总之，张仲景全面系统地总结了治疗血瘀病证的规律，拓宽了活血化瘀的临床应用，创制了一批疗效可靠的活血化瘀方剂，大大促进了血瘀学说的发展。

东汉末年成书的《神农本草经》是我国最早的一部中药专著，共载具有"消血瘀"、"逐恶血"、"通血脉"、"除血痹"之功的药物70多种，如丹参、红花、川芎、大黄等；其性能、功效记载十分详细，如红花"主产后血晕口噤，腹内恶血不尽绞痛"，大黄"主下血瘀、血闭、寒热、破癥瘕积聚"。为血瘀学说又奠定了药物学基础，皆宝贵财富也，当传承弘扬。

巢元方《妇人杂病诸候》："有风冷乘之，邪搏于血，……寒则血结"。

语析：风冷客于经络，搏于血脉之中……寒凉则致血脉凝滞。

又云："风冷客于经络，搏于血气，血得冷则壅滞，故令月水来，不宣利也"。

语析：寒冷邪气入侵人体经络，血遇寒则凝滞，所以令妇女月经不规律的到来，指出了因寒致瘀是妇人月经不调的发病机理之一。

《伤寒内有血瘀篇》："伤寒病，若热搏于久瘀，则发热如狂"。

语析：伤寒病，热搏日久就能致瘀，使人发狂，指出热邪致瘀，又一病理机转。

《小儿杂病诸候》："血之在身，随气而行，常无停积。若因堕落损伤,即血行失度……皆成血瘀"。

语析:气行则血行,气滞则血瘀,跌扑损伤可使人体血液不能正常运行。指出了若跌扑损伤致血行失度,则会形成血瘀。

唐·孙思邈《求子第一篇》:"月水去留,前后交互,血瘀留滞"。

语析:月经不调一般都是由于寒邪造成的,寒性收束,导致气血闭阻,病邪留滞,血瘀所致。

《治病略例》:"又有产乳落胎,堕下血瘀"。

语析:产妇小产堕胎则会留下瘀血。

考《千金方》还创立了大黄汤、蒲黄汤、破血下癥汤等数十首活血化瘀的方剂,成为治疗温病血瘀、热入血分之主方。可以说在隋唐时期,血瘀学说虽无重大突破,但却创立了不少活血化瘀有效方剂,从而推动了血瘀学说的发展。

杨仁斋《直指方》:"盖气为血帅也,气行则血行,气滞则血滞,气温则血温,气寒则血寒,气有一息不运,则血有一息不行。"

语析:该句指出了气血的相互依存关系,提出血瘀治疗必兼理气的原则。和陈无择提出的大怒伤肝,脾郁气滞,血行不畅,脉络痹阻可致两胁疼痛;发汗不透彻,余邪未尽,离经之血留内而致瘀,说相一致,皆有道理,可资参考。

《丹溪治法心要·郁》:"气血冲和,万病不生,一有怫郁,诸病生焉"

语析:人体能量充足,气血旺盛,流通顺畅,则万病不生,一旦气血运行不畅,气滞血瘀,则会导致各种各样的疾病,故当重视解郁散结,务使气血通畅,则诸病难生也。

在金元四大家中李杲对血瘀理论及活血化瘀独具匠心,理法方药自成体系,其自创的300余首方剂中,以活血化瘀为主或兼有活血化瘀功效者多达80余首,对血瘀学说的发展做出了重大贡献,功不可没。

王肯堂:"夫人饮食起居,一失其宜,皆能使血瘀滞不行,故百病由污血者多。""发热如伤寒,而其人从高坠下,跌扑损伤,或盛怒呼叫,或强力负重,无病而何,小便自利,口不甚渴,按胸腹肋脐间有痛处,或手可近,蓄血也。"

语析:指出了致瘀的各种原因,同时把痛有定处作为血瘀证候,是临床诊断的一个眼目。

张石顽:"血蓄上焦,犀角地黄汤","血蓄中焦,桃核承气汤","血蓄下焦,抵当汤"。

语析:张氏主张蓄血证当分上中下三焦选方,同时对虚人血瘀,主张以补通兼顾,如桃核承气汤加人参。方有独到,论想周全,乃临床家之举也。

傅山:"补气以生血,新血生而血瘀自散","气血上升,而瘀浊自降"。

语析:认为治疗产后血瘀以养血为主,活血为辅,如治正产胞衣不下之送胞汤、正产败血攻心晕狂之安心汤、产后少腹疼痛之散结定痛汤以及著名的生化汤等,均以归、芎补血养血为主入,辅以桃仁、乳香等活血化瘀,瘀入血去,则新血生。

叶天士:"久病入络"、"久病血瘀"、"……入血就恐耗血动血,直须凉血散血。"

语析:其这一理论拓宽了活血化瘀的临床应用,丰富和发展了血瘀学说理论。他提出"通络"之说,对痹证、痛证、郁证、积聚、癥瘕、噎膈、便秘及月经、胎产等多种病证,广泛应用活血化瘀通络的药物,扩大了活血化瘀法治疗的病种。而对血瘀严重及有干血内结者,他还常用蜣螂、䗪虫、水蛭等虫类逐瘀药,对后世活血化瘀用药颇有启发。对血瘀学说有独特见解。他认为外感热病热入血分阶段易致血热血瘀,治当凉血活血,多用犀角地黄汤、清瘟败毒饮加减应用。

吴鞠通《温病条辨》总结《内经》、《伤寒论》,旁参《叶案》,运用活血化瘀法与清热、清营、开窍、通络、生津、育阴等法紧密配合,贯穿于温病辨证论治的始终,揭示了热性病变中所出现的瘀血症状,并不单于营血阶段,可见于卫气营血各个病变过程,贯穿于三焦辨证的各个阶段。吴氏这一学术思想为应用活血化瘀治疗外感热病提供了依据。

唐容川《血证论·吐血》:"其离经而未吐出者,是为血瘀。"

语析:经脉是运行气血的通道,当血不在经脉中循行而未游离出经脉,皆可视为血瘀。

《血证论·吐血》"旧血不去,则新血断然不生……血瘀之去,乃新血日生。"

语析:指出了祛瘀生新的病理转机。

近代张锡纯:"瘀为劳之根由,劳必兼瘀";"瘀为痛之原因,不通则痛"。

语析:对血瘀理论多有创见,在其《医学衷中参西录》174首方中,具有活血化瘀作用的方剂有27首,对活血化瘀法颇有发挥。以及在临床上,注重气和血的关系,活血化瘀不忘补气;认为劳心伤气,劳必兼瘀,此处此劳,当指过劳也,过则害也,劳而伤也。并指出"痛则不通",瘀为原因,实则不通之因盖多,此则一说也。

三、血瘀的病因病机

血瘀的病理表现一般为血量的减少,血液的运行失常和血的功能减退三个方面,也就是祖国医学所称的血虚、出血和瘀血。而这三个病理现象又往往是互相影响、互相转化,互为因果的。而其中又以瘀血对人体影响大为主,牵涉面广,它涉及内、外、妇、儿等各科,贯穿于循环、呼吸、消化等各个系统,下面就血瘀证的病因病机,概述之:

1. 气滞致瘀

血的运行依靠气的推动,所谓"气行血则行,气滞则血滞"。《巢氏诸病源候论》也说"血之在身,随气而行,常无停积。若因堕落损伤,即血行失度……皆成血瘀"。说明人体受某种原因的影响致气行不畅,则可导致血行不畅,从而出现瘀血症状。影响气滞之因有为情志不遂,有为痰湿瘀阻络道,有为寒凝瘀滞,在治疗时必须注意情志、寒、痰湿这三个不利因素,进而言之,血瘀日久反过来可以影响血之新生和气之不足,所以在治疗上当思理气不伤气,活血不耗血之弊以防病理转化。

2. 寒凝致瘀

寒性收引凝滞,当寒侵入人体后,轻则伤及皮肉,如:冻伤,重则入于血脉,导致经脉挛缩,血流不畅,发生留瘀现象,出现瘀血症状。这个时候应当散寒化瘀,其次当防寒化火,与瘀相结,而成瘀热,久之寒瘀夹痰,阻滞络道,更加影响血之运行,势必出现较为严重的瘀血症状,如瘰疬、皮下肿块、腹腔肿瘤等。

3. 血热致瘀

血热致瘀古人早有论述,清·王清任《医林改错》一书说"血受寒则凝结成块,血受热则煎熬成块"。王氏认为瘀块可因热而成。又如《伤寒论》《金匮》等,皆有"瘀热"之谈,祖国医学谓之"瘀热"之热字,不等于现代医学所说的炎症,而炎症则是寓于血热之中。血热则血妄行,离经而溢于外,或表现为局部红肿疼痛,或表现为内脏出血。考祖国医学虽没有指出血热致瘀的基本规律,但这些症状在临床诊断上确有相当重要的意义,是审证求因,审因论治的基础。如局部红肿,热性病患者身上的出血点、瘀点瘀斑,急腹症的腹痛、发热、腹腔肿块的形成,手术后的组织增生、吸收、坏死、疼痛等。它的病因主要是热,因热致瘀。这个热是什么?热由何来?祖国医学没有断而言之,只有用内因外因概而言之,实则近似现代医学所谓生物因子、物理因子、化学因子等原因,祖国医学用"瘀热"二字高度概括,即是临床清热化瘀法旨所在,运用时两者不可废一。

4. 外伤致瘀

人体受外力作用，如跌、仆、闪、挫、刀、枪、创伤，虫犬咬伤，使之血络受损，血溢于外，离经之血不得归经。轻则形成血肿，重则气随血脱，发生休克，两者都需采取紧急措施，进行治疗，治疗时活血消肿，当参以散寒之味，即古人所谓"有一份伤即有一份寒"之意，同时也是防止寒与瘀结的一个重要措施。止血固脱时，也当注意活血，以免产生留瘀之弊。再则瘀热相结，肉腐成脓，亦不可不防，所以外伤出血首当止血，做好三防：一防休克，二防留瘀，三防化脓。其中以留瘀者最为多见，因此止血活血是正确处理好外伤出血的一个重要方法，否则将会因外伤而产生新的病理变化。

5. 气血亏虚致瘀

气血关系至密，上已述及。气虚血虚可以并见血瘀，这是临床上常见的病症。反之血瘀，又可导致气虚血虚，这种情况大都见于久病患者，或出血之后，调治失当，治疗时必须补血活血、补气活血、止血活血，用之确当，才能收到气足血畅，血足血行，气血调和之功。

6. 痰湿致瘀

湿性黏滞不畅，痰由湿来，是病理的又一转化过程，也可以说是第二病因。痰湿凝滞，势必瘀阻络道，形成痰瘀相结，而出现瘀血症状，诸如：瘰疬、皮下肿块等。当然痰湿致瘀还可能受寒、热以及气滞等原因的影响，治疗必须兼顾之，但应着眼于痰瘀二字。

7. 情志致瘀

血液的正常运行，有赖于气的推动，若气行不畅，无法行血，则血停而瘀生矣。《寿世保元》："……盖气者，血之帅也，气行则血行，气止则血止，气温则血滑，气寒则血凝，气有一息之不运，则血有一息之不行"。《血证论》亦谓："气结则血凝"。情志郁结则易导致气机不畅形成气滞，而气滞、血瘀互为因果，气滞导致血瘀，血瘀又加重气滞。

8. 津亏致瘀

阴虚则内热,热壅则血易瘀;津血同源,津亏则血由脉管溢出,补充津液的不足,从而导致脉中血少而血流缓慢,血液瘀滞不行而致血瘀,血瘀津亏则阴更虚,互为因果,当防。

9. 久病致瘀

中医理论,"久病夹虚"、"久病必瘀",贯穿于中医整个病理学中。任何一个疾病,日久必显"虚象瘀象",这为临床所证实。从西医的角度来看,致瘀的主要的病理实质是血循环障碍,尤其以微循环障碍为主要病理。具体为郁血、缺血、出血、血栓和水肿等病理改变。机制在于因血循环障碍导致神经营养功能障碍及代谢障碍,引起一系列继发性病理发展,如局部组织的变性、渗出、萎缩及增生等。病如肿瘤、骨质增生、前列腺增生、股骨头坏死等皆夹有瘀血,这和中医的久病夹瘀,久病必虚的学说思想,理相一致,不谋而合,科学的论述就是科学。

四、血瘀证(病)临床表现

1. 有色可察

望诊得知者如舌质紫气、发暗、瘀点、瘀斑,唇部发绀,皮肤粗糙、脱屑,皮肉青紫、紫点紫斑,局部红肿,毛发无光泽,筋脉曲张、其色紫黑等。

2. 有形可触(切)

触而得知者如皮肤痣点、结疖、肿块,肌肤瘢痕,瘰疬,腹腔肿块,目下如卧蚕起之状,脉象迟、涩、缓、结、代、细、弱等。

3. 无形可推

无形可推者如疼痛部位固定、局部麻木、长期低热、胸脘痞闷、腹胀满出血、慢性久病者,如肿瘤、糖尿病、慢性肾炎、痹症等。

4. 功能障碍

如瘫痪,半身不遂,组织坏死,精神失常等。

5. 脏腑经络部位的症状表现

瘀血随其在脏、在腑等的部位不同,表现的症状有异。瘀血在心,胸满闷塞而疼,或胸部有压迫感,或心区绞痛、口唇发绀,甚则昏迷不省人事,发厥而死;瘀血在肝,则胁肋胀痛,肝脾肿大,甚则呕血,腹部肿大;瘀血在肺,则咳血咯血,血色如咖啡样,或痰中带血,如丝如缕,或咳呕脓血,甚则咳逆喘促;瘀血在肾,则腰部、脐下及少腹胀满钝痛、刺痛;瘀血在胃肠,则吐血,大便色黑,脘腹部板滞疼痛,或口渴、或"血渴";瘀血在腠理,则营卫不和、寒热似疟,或长期低热;瘀血在经络筋骨之间,则周身酸楚疼痛,甚则骨蒸劳热;瘀血在脏腑之间,则成癥瘕;瘀血在肌肤,则皮起麦屑,干痒甲错;瘀血在子宫,可见崩漏不止,恶露不下或淋漓不绝夹有血块,闭经或经行腹痛等。总而言之凡瘀血之症,临床见有一二,即可诊断为血瘀症,不必悉具。

6. 借助微观——诊断瘀血

用现代医学微观检测,发现隐血,如尿隐血、大便隐血,以及诸多血液流变学等的变化,这是中医望、闻、问、切所发现不了的,但它切实存在,这一检测结果和中医谓"久病夹瘀"、"凡离经之血皆瘀血"理相一致,且多存在慢性病、久病人身上,这一微观检查为中医诊断血瘀说的理论又增一笔,开阔了视野。

五、血瘀证(病)治法概要

活血化瘀是祖国医学用于治疗各种器质性和功能性"瘀血症"的一种治疗法则。常选用能促血行、通经络、消瘀块、解疼痛、疗麻木等方药。运用理气活血,活血化瘀,温经通络,补气活血,活血补血,活血止血,活血散结等方法,使其瘀血症状逐渐消失,而达病体康复。其具体运用分如下八个方面:

1. 祛瘀先理气——气行则血行

气是人体功能活动的动力,血是物质基础。祖国医学认为"气行则血行,气滞则血瘀"。病理上两者往往互为因果,因此应用活血化瘀法治疗瘀血证时,先当考虑理气,同时更应以气滞血瘀所在脏腑经络的部位表现不同,而进行辨证施治。血瘀日久反过来可以影响血之新生和气之不足,所以在用药上当思理气不伤气、活血不耗血之弊,以防病理转化。理气活血法,常见的气郁血瘀病症有胁痛、胃脘痛、腹胀、痛经、疝气等,常用处方如:逍遥散、枳术丸、柴胡舒肝饮等。常用的活血理气药有:川芎、姜黄、郁金、延胡索、青皮、香附、川楝子、白芍、木香、枳壳等,随需择用。

2. 祛瘀必活血——血活则瘀散

瘀血既成,欲得化,必须活血,随其瘀血病症的形成程度不同,而有活血化瘀、破血散结两个方面。适应的病症有胃脘痛、积聚、痛经、胸痹、牛皮癣、子宫外孕、癌症。常用处方如:大黄䗪虫丸、抵当汤、失笑散、血府逐瘀汤、身痛逐瘀汤等类。常用的活血化瘀药有丹参、三七、生山楂、红花、益母草、苏木、当归、象牙、五灵脂、乳香、没药、血竭等,破血散结药有大黄、三棱、莪术、桃仁、水蛭、虻虫、土鳖虫、穿山甲等。临症时随证选用。

3. 祛瘀当养血——血足血流畅

祛瘀当养血是指的血虚血瘀或因瘀致虚,两种情况,在运用活血化瘀药的同时适当加上养血药,方能收到瘀散血足,血足血畅,气血流畅,邪去虚复之功。常见的病症如冠心病、糖尿病、肿瘤、眩晕、阳痿、失眠、男子不育、女子不孕、月经不调等,常用的处方有桃红四物汤、当归补血汤、圣愈汤、归脾汤、补中益气汤、丹参滴丸等。常用的药物有黄芪、当归、党参、白术、川芎、丹参、熟地、阿胶等,皆可辨证择伍,用于临床。

4. 祛瘀要温经——温则瘀散

《内经》云"寒独留则血凝泣,凝则脉不通",说明寒邪外袭,则瘀滞不行,络脉痹阻。又云:气血者,喜温而恶寒,寒则泣不能流,温则消而去之。所以治疗应以温经散其寒,以活血通其络,方能达到温而瘀除。温经活血当防寒郁化火,与瘀相结,而成瘀热,久之寒瘀夹痰,阻滞络道,更加影响血之畅行,势必出现较为严重的血瘀症状。常见的病症有:痹症、胸痹、痛经、瘰疬、皮下肿块等。常用的处方如:补阳还五汤、冠心苏合丸、温经汤、消瘰丸等。常用的药物有:桂枝、羌活、僵蚕、川芎、麝香、姜黄、薤白头、桃仁、红花等。

5. 止血应活血——血止不留瘀

活血止血是矛盾的统一,凡出血之症皆有留瘀之机,止血之法皆有留瘀之弊。止血应活血,血止不留瘀这是治"已病"和防"未病"的一种医治方法。一般常用的止血法有凉血止血、补气摄血、收敛止血,还有压迫止血等,具体运用当随证取舍。止血应活血,血止不留瘀。临床上常见的病症如咳血、咯血、吐血、便血、尿血、衄血、崩漏等。常用的处方如槐花汤、小蓟饮子、十灰散、补络补管汤、云南白药等,常用药如:五灵脂、生地炭、大小蓟、白及、炒蒲黄、生军炭、黄芪、党参、白术、煅龙骨、煅牡蛎等。

6. 凉血散血——营清则血宁

凉血活血法用于血热血瘀证,凡邪热深入营血,因煎熬而致瘀,营血遏壅,热邪迫血离经妄行,症见皮肤发斑,其色紫黯,甚则衄血、身热神昏、舌质红绛或紫黯,无苔,脉细数,宜用清营凉血,活血化瘀。常见病症如:咳血、吐血、衄血、便血、尿血等。常用处方如:犀角地黄汤、丹参散等。常用药如:丹参、赤芍、丹皮、山栀、犀角、鲜生地、紫珠草等。

7. 活血并化痰——痰化瘀散

痰瘀凝滞,怪症多端。非祛瘀所能收功,必佐化痰软坚之法,亦非化痰所能专攻,必加祛瘀之味以奏痰化瘀散之效。瘀血与痰相结,临床常见的病症如皮下结块、口面歪斜、四肢麻痹、瘰疬、乳中结核、半身不遂、癫狂、闭经、癌症等。常用的处方如:桂枝茯苓丸、大黄䗪虫丸、小金丸、普济肿瘤饮等,常用药有:益母草、南星、半夏、茯苓、陈皮、白附子、昆布、海藻、牡蛎、鳖甲、泽兰、石见穿、水蛭、虻虫、三棱、莪术、穿山甲等。

8. 活络活血——又一法门

"化瘀不治络,等于瞎糊摸"。临床上活血化瘀治其络,搜风活血化痰治其络,温经活血治其络,皆源于叶天士所创。叶天士认为初病在经,久病入络,经主气,络主血,"大凡经主气,络主血,久病血瘀",提出"久病入络"的理论,倡导"通络"之说。其《临证指南医案》一书中,对痹证、郁证、积证、癥瘕、疟母、噎嗝、便秘及月经胎产等多种病证,广泛应用了化瘀通络的药物,蜣螂、䗪虫、水蛭等虫类逐瘀药。对所谓治经不效,改治其络,应用活血活络,搜风活络,温经活络。在血瘀学说上开一法门,特别在治疗出血血瘀和因病久病者,功莫大焉,常见的病症如:温病气血两燔、慢性痹证、中风后遗症、慢性肾炎、糖尿病以及肿瘤等。常用药:赤芍、丹皮、丹参、地鳖虫、水蛭、干地龙等。对当今临床上诸如弥漫性出血、流行性脑炎、败血症、弥散性血管凝血等应用清热凉血,活血散血法治之,也颇具指导意义。

以上治疗血瘀八法,虽各有独立的一面,但每每是互相联系的,往往一法之中寓有八法,八法之中只体现一法,运用时全在辨证施治,随症加减,灵活应用,方能收到良好效果。

9. 祛瘀加引经——药易达病所

祛瘀应加引经药,引经即引路之意,引药直达病所。临床上随其脏腑经络的病变部位不同,选其性相应的药物,增加疗效。常用的引经药有头面部——川芎、升麻、防风、细辛、麝香、白芷。心胸部——枳壳、桔梗、青皮、瓜蒌。胸胁部——柴胡、赤白芍、川楝子。腹部——川朴、木香、香附。少腹部——小茴香、台乌药、肉桂。四肢部——上肢：羌活、桑枝、桂枝、防风。下肢——牛膝、防己、木瓜、苡仁。腰部——川断、杜仲、牛膝。周身用——桂枝、羌活。

六、血瘀证（病）治案举例

1. 遗尿

张某，男，42岁。

初诊：2004年2月16日。

患者因膀胱结石于2003年10月行手术治疗，术后一切良好，但渐有小便淋漓之症，3个月后成遗尿之疾，几无虚夜，从肾虚肾气不固治疗，投肾气丸、金锁固精丸等，配合中药补肾益气，固涩缩尿之味20剂之多，亦未见效。结合病史，从手术伤络，络伤瘀阻，厥少之气不畅，膀胱气化失司论治。

方药：当归12 g　赤芍12 g　生地12 g　天花粉12 g
　　　　桃仁泥10 g　川芎10 g　地鳖虫10 g　枳壳10 g
　　　　桔梗10 g　远志10 g　柴胡6 g　升麻6 g
　　　　桂枝6 g　甘草5 g

3剂，每日1剂，水煎两次分服。

药后未再遗尿。此方继进5剂，未见反复。先后服药15剂，以巩固疗效。

按语：遗尿多见于儿童，成人则少见。考肾司二便，膀胱主约束，遗尿之疾前人多谓其与肾、膀胱相关。考足厥阴肝经绕阴器，足少阴肾经抵少腹，肾与膀胱相表里，互相为用，下元之病，亦与肝脉肾脉相关。术后络脉瘀阻，肝肾二经气血失畅，绕阴络脉失养，以致膀胱失约而遗尿。经用活血化瘀，则瘀散络通，俾肾得其血而功能复常，肝得其血而疏泄正常，肝肾同源，相得益彰，膀胱之络，得其血养，则气化正常，故不用益肾固涩而尿遗自止。

2. 血衄

1982年孟春，患者杨某，曾患肝炎，经治得愈，半年来，舌中常出血如条状，非晨起不得见，去某医院就诊，医者好奇，遂收其住院，晨起观之，果真如此。用维生素类及止血药等治疗一周，罔效，行血液检查未见异常，乃找中医治疗。初诊时，见其舌尖红边紫暗，苔薄黄，脉细涩，伴头昏乏力，大便干结。四诊合参，拟诊"血衄"。舌衄即舌衄，初意属心经积热，投泻心汤无效。清·唐容川谓："口乃胃之门户，舌在口中，胃火熏之，亦能出血。"故改用清胃散，服五剂，诸症如前，思而再三，改弦易辙，从瘀论治。

方药：桃仁10 g打　红花10 g　　当归10 g　　川芎5 g
　　　地龙10 g　　炒赤芍10 g　桔梗6 g　　柴胡3 g
　　　炒枳壳6 g　 甘草1.5 g　　生军10 g

7剂，日一剂，煎服。

外加炒蒲黄粉撒其舌面，如此治疗一周，血止，其他症状亦次第消失，病告痊愈。

按语：因患者曾患肝病，病久络脉受损，血不归经。舌乃心之苗，心火亢盛，迫血妄行，晨为阳气升发之际，阳得阳助，故晨间易见出血，据此特征，宗古人治经不效，改治其络之训，用活血化瘀、行气通络，瘀血去则生新血，血易归经。加生军者更寓意祛瘀降火，绝其出血之因，蒲黄粉止其已生之血，诸药相合，瘀散火降，故收桴鼓之效。

3. 癥瘕

王某，男，59岁。

初诊：2011年3月31日。

有肝硬化史7年，2011年2月10日查示：①肝右叶异常强化，胆道扩张——恶性病变不排除。②肝硬化、肝脏钙化灶或肝内胆管结石。③厚腹膜淋巴结肿大。④腹腔积液，局部网膜密度增高。⑤右肾结石或钙化灶。⑥左侧胸腔积液。血液检查：谷丙转氨酶89U/L，谷草转氨酶77U/L。刻下腹水月余,住院治疗20天未见效。望之腹大如鼓,腹皮崩极发亮(胀厉害),脐尚未平,敲之腹部浊音,两足胫水肿,按之凹陷不起。15岁左右曾感染血吸虫病史,有饮酒史,爪甲白枯无华,手伸出抖动,面色青暗,目下如卧蚕显现,小便短少,一直服用利尿剂,舌嫩红苔黄腻剥落,脉沉弦细,尺脉不扬,偶见滑疾,不思纳谷,进食很少,口作干,作灼,大便尚调,一日一行。综观全案,脾肾早亏,肝家积毒,夹瘀阻络,久而成癥积(肝硬化),土虚木贼,水泛成灾,肾失蒸化,脾失运化,湿性下趋,故腹部以下皆见水肿。治拟:健脾助运,益肾以增蒸化功能,活血化瘀,通络散结,柔肝软坚,佐排毒之味,然病程已久,久病必虚,其补不忘。

印象:①鼓胀;②水肿;③癥积。

方药:莪术20 g　三棱20 g　黑白丑各5 g　地鳖虫10 g
炙水蛭10 g　白蔻10 g　茯苓皮20 g　大腹皮20 g
茯苓20 g　防己10 g　全蝎8 g　蜈蚣1条
商陆10 g　巴戟天10 g　土茯苓15 g　木香10 g
槟榔15 g　莱菔子15 g　大黄10 g
后下葫芦巴子15 g　薏苡仁15 g　煅石燕20 g
蝼蛄3 g　鸡内金20 g　生麦芽30 g　焦楂曲各15 g
桃仁10 g　山药20 g　桂枝10 g　焦白术10 g
黄芪15 g　黄精15 g　丹参15 g

4剂,水煎,早晚分服。

药进四剂,腹水减少,饮食渐佳,守原方又进七剂,腹水消大半,后服20余剂,而腹水消退,转手扶正为主,攻邪为辅。调理一年半,而如常人一般,现仍在用中药调治中。

4. 腹胀

王某,男,53岁。

初诊: 2012年5月16日。

患者反复腹胀已三年,夜甚。少食、多食、不食亦然。超声检查肝脾不肿大,血检肝功能正常,胃肠钡透未发现异常。问其治疗情况,服某医理气之药若干剂,初服有效,继服无效,改用西药,仍然无效。又另请医治疗,先后服药八十余剂,观其方药属温肾理脾之味多,问其效果,时好时歹,遂改用泻下消导之方,用大黄、芒硝、槟榔之味,药后病人反映:"泻得好,舒服"。于是效方续进,连服六剂,则复如故。病人此时对我说:"我这个病就是怪,初服有效,继服无效,到底何故,请您再想想法子。"余按及腹部软而无块,无压痛,轻按觉舒,于是辗转思维,忆及《金匮》师云:"腹不满,病家言我满,此瘀血也",再结合病史,与祖国医学之"病久入络,病久夹瘀"理论相应,于是改用活血化瘀治疗,因腹胀无形可触,多是微小之络脉瘀阻所引起,根据古人"治瘀不治络,等于瞎胡摸"之说,取血府逐瘀汤加减治疗。

方药:柴胡 10 g 川芎 5 g 当归 10 g 桃仁 10 g
红花 10 g 枳壳 10 g 炒赤芍 10 g 桂枝 6 g
木香 3 g 生山楂 10 g

5 剂,水煎,早晚分服。

药后获效稳定,上方出入十五剂胀消,饮食如常,精神转佳,病告痊愈。

5. 肝癌术后

钱某,男,53 岁。

初诊:2017 年 1 月 8 日。

2016 年 8 月 18 日因"右侧肩背不适 2 周"于市第一人民医院就诊,确诊为"肝癌",行"肝癌切除+胆囊切除术",病理示:①中—低分化肝细胞肝癌;②慢性胆囊炎,胆管结石,未见癌组织转移,术后 2016 年 9 月 10 日于淮阴区医院住院治疗,查甲胎蛋白 31.25 ng/ml,好转后出院。2017 年 1 月 1 日于淮阴区医院门诊查甲胎蛋白 52.93 ng/ml;生化:球蛋白 31.8 g/L,谷氨酰基转肽酶 60 U/L,总胆汁酸 16.7 μmol/L,

乙肝表面抗原:阳性。今来我院就诊,刻诊:纳谷、二便尚调,舌红苔薄黄,脉弦数。"见肝之病,当先实脾",故治拟:健脾疏肝、清热解毒、活血化瘀法治之。

方药:党参 12 g　　　茯苓 15 g　　　白术 12 g
　　　薏苡仁 20 g　　砂仁 6 g 打,后下　山药 30 g
　　　蛇舌草 30 g　　半枝莲 30 g　　半边莲 30 g
　　　七叶一枝花 12 g　铁树叶 30 g　　地鳖虫 10 g
　　　泽漆 20 g　　　生麦芽 30 g

5 剂,水煎,早晚分服。

二诊:2017 年 1 月 13 日,药后精神转佳,纳谷较前好,二便调,舌紫苔薄黄,脉沉弦细,尺弱。

方药:党参 12 g　　　茯苓 15 g　　　白术 12 g　　　薏苡仁 15 g
　　　砂仁 6 g 打,后下　山药 20 g　　蛇舌草 15 g　　七叶一枝花 12 g
　　　半边莲 12 g　　半枝莲 12 g　　铁树叶 30 g　　地鳖虫 10 g
　　　泽漆 15 g　　　生麦芽 15 g　　三棱 12 g　　　莪术 12 g
　　　夏枯草 15 g　　野葡萄藤 15 g　石燕 30 g　　　广郁金 15 g
　　　垂盆草 20 g　　蛇莓 30 g

7 剂,水煎,早晚分服。

药后患者精神佳,纳食可,原方继续加减服用,至今病情稳定。

6. 血渴

刘某,男,64 岁。

初诊:2011 年 5 月 6 日。

口干,夜为甚,白日则稍缓,血糖不高,冬天臀部如坐冰块,右腿酸痛,视力差,纳谷可,夜寐可,二便调,舌红苔薄黄,脉沉细尺弱。肾阳不足瘀血阻络,津不上承,病名"血渴",治疗以"益肾活血"为法。

方药:黄芪 15 g　　　升麻 12 g　　　红花 12 g　　　紫丹参 15 g
　　　生地 12 g　　　山萸肉 15 g　　三角花 15 g　　地乌龟 12 g

二仙各 12 g　　白芍 15 g　　天花粉 15 g　　桂枝 10 g
川芎 10 g

5 剂,水煎,早晚分服。

二诊:2011 年 5 月 12 日,药后见好,效不更方,继进 5 剂。

三诊:2011 年 5 月 18 日,口干好转,但时作便溏,舌暗红苔薄黄,脉沉弦细。上方加入:天麻 15 g,桃仁打 12 g,王不留行 15 g,乌梅 10 g,甘草 6 g,继进 12 剂。

四诊:2011 年 5 月 30 日:口中发黏,舌紫暗苔薄,脉沉弦。

方药:黄芪 15 g　　焦白术 12 g　　陈皮 12 g　　升麻 12 g
　　　生地 12 g　　玄参 12 g　　　乌梅 12 g　　紫丹参 15 g
　　　王不留行 15 g　地乌龟 12 g　山萸肉 15 g　三角花 12 g
　　　山药 20 g　　甘草 5 g　　　葛根 15 g

7 剂,水煎,早晚分服。

药后诸症减缓,后再巩固服药 14 剂,口干等症若失。

7. 眩晕

张某,女,58 岁。

初诊:2017 年 2 月 5 日。

患者 20 天前突然失去知觉后摔倒撞伤头部,后视物旋转,遂至市第二人民医院住院,予活血化瘀、营养脑神经等药物后头晕症状有所改善,但仍有轻微头晕不适,伴全身乏力、自觉体虚,易出汗,纳谷尚好,二便如常。查头部 CT:脑血流图未见异常。刻诊:头部仍有眩晕。头部撞伤后遗症,舌紫暗苔薄白,脉沉弦细,外伤所致,治拟:益肾充脑、活血通络为法。

方药:山萸肉 12 g　三角花 12 g　枸杞子 12 g　怀牛膝 15 g
　　　泽泻 20 g　　升麻 15 g　　丹参 15 g　　三七 6 g
　　　羌活 12 g　　川芎 30 g　　磁石 40 g打　地鳖虫 12 g
　　　甘草 5 g

5剂,水煎,早晚分服。

二诊:2017年2月10日,药后头昏头晕基本松解,小有微胀,舌紫暗苔薄,脉沉弦细稍有力,宜加黄芪以冀血足也,遂于上方加当归12 g、黄芪30 g,再服五剂,药后痊愈,随访未再复发。

8. 咳血

张某,男,42岁。

初诊:2016年12月5日。

痰中带血成丝成缕已月余,X光透视,心肺正常,诊得脉弦兼数,舌红苔薄黄,此属肺热郁蒸,损及肺络,清肃失司之证,治拟肃肺止咳,凉血止血为法。

方药:桑白皮15 g　焦山栀12 g　白及15 g　仙鹤草15 g
　　　　黄芩12 g　　海浮石10 g　生甘草3 g

3剂,水煎,早晚分服。

药后咳血渐少,原方加地骨皮15 g,再两剂血止咳减。但增胸闷,以为气之不畅,加陈皮10 g、香附10 g,服三剂效果不显,再三思考,查其原因,殊不知此乃血止留瘀之弊,随加红花、桃仁之味,连服三剂并加服生军炭粉,每次5 g,一日三次,连服三天,诸证全除。

9. 痹症

杨某,男,50岁。

初诊:2016年1月10日。

患者于一年前遗滑后受风寒太过,而致足跟连腿觉冷而疼痛。继则腰部上肢亦然,遇风寒加重,经服抗风湿类和激素类西药及中药补气补血祛风胜湿药之后,似效非效,近月来日加重,于同年6月24日来门诊部就诊。时值炎夏,患者仍穿四件衣服,并且外加手套,而肢体仍不敢暴露触凉,一旦触之,即觉寒从皮入,毛骨悚然,同时两腿无力,借仗助行,诊得两脉沉细尺部尤弱,舌质紫暗,苔薄白。此属足少阴肾经受寒,络脉瘀阻之证。亦即《病机十九条》所云:"诸寒收引皆属于肾"之病证也,拟温理少阴,化瘀通络为治。

方药:附片 30 g^{先煎}　干姜 10 g　　巴戟天 10 g　仙茅 10 g
　　　仙灵脾 10 g　　杜仲 15 g　　丹参 12 g　　红花 10 g
　　　当归 10 g

2 剂,水煎,早晚分服。

服两剂,未见动静,续进两剂诸证得减,丢杖复诊,原方加黄芪、牛膝之味又服三剂,去掉手套,面带笑容,要求再开方回单位服用。先后服药 15 剂。病已告痊愈,追访未见复发。

10. 虚劳

李某,男,87 岁。

初诊:2017 年 1 月 5 日。

既往有脑梗史 20 年,高血压 3 级 20 年,冠心病 10 余年,肺癌放疗后 3 年,胸片示:肺部多发性结节,右肺损失,右侧胸腔少量积液;B 超示:胆囊结石,肝右叶囊肿。刻诊:微咳,痰黄,稍黏,微喘,纳谷可,大便偏溏,日两三次,舌质暗红,裂沟纵横,根部微黄腻,脉沉弦涩尺弱。纵观全案:病位在肺、心、肝、脑。谅由肺肾双亏,肺不主气,肾不纳气,痰、瘀、毒停积肺络,不随气散,发为结节,更甚者痰、瘀、毒互结成块,发为肺癌,肾不纳气,气根动摇,故有时动则气喘;心主血,肝藏血,心气心血不足,夹瘀阻络,则为胸痹;病久肝肾阴亏,阴虚阳亢则血压升高,考肾开窍于脑,肾亏脑失濡养,脑络瘀阻故脑梗发生。综上所述:病因一虚三夹,虚者,心、脾、肾亏虚,免疫功能下降。经云"邪之所凑,其气必虚",西医谓之"免疫功能下降",三夹者,痰、瘀、毒,治当由此立论。培土生津治痰饮化裁。

方药:西洋参 3 g　　太子参 15 g　　茯苓 12 g　　生白术 12 g
　　　南沙参 12 g　　黄芪 15 g　　　山药 20 g　　薏苡仁 30 g
　　　瓜蒌壳 10 g　　薤白头 10 g　　丹参 12 g　　三七 6 g
　　　地鳖虫 12 g　　王不留行 15 g　泽泻 15 g　　炙水蛭 6 g

白芥子12 g	皂角刺15 g	蛇舌草30 g	蜂房5 g
重楼20 g	川贝10 g	藤梨根15 g	葶苈子15 g
麦冬15 g	天冬15 g	山萸肉12 g	枸杞子12 g
诃子肉15 g	煅石燕30 g	铁树叶30 g	了哥王10 g

7剂,水煎,早晚分服。

二诊:2017年1月12日,药后大便成形,日两次,但仍作咳,处方:上方加款冬花15 g,再进7剂。

三诊:2017年1月19日,药后活动稍多,但走多易喘,此肾亏,肾不纳气之征,舌暗红苔黄,上方加蛤蚧(7只,一只分两日服,日服一次,去头、足,用麻油酥粉)再进14剂,药后诸症尚好。

七、临床常用活血化瘀中药择选

(一) 直接具有活血化瘀功效的中药

川芎:《神农本草经》
　性味:辛,温。
　归经:归肝、胆、心包经。
　功效:活血行气,祛风止痛。

延胡索:《雷公炮炙论》
　性味:辛、苦,温。
　归经:归心、肝、脾经。
　功效:活血,行气,止痛。

郁金:《药性论》
　性味:辛、苦,寒。
　归经:归肝、胆、心经。
　功效:活血止痛,行气解郁,清心凉血,利胆退黄。

姜黄:《新修本草》
　性味:辛、苦,温。

　归经:归肝、脾经。
　功效:活血行气,通经止痛。

乳香:《名医别录》
　性味:辛、苦,温。
　归经:归心、肝、脾经。
　功效:活血行气止痛,消肿生肌。

没药:《开宝本草》
　性味:辛、苦,平。
　归经:归心、肝、脾经。
　功效:活血止痛,消肿生肌。

五灵脂:《开宝本草》
　性味:苦、咸、甘,温。
　归经:归肝经。

功效:活血止痛,化瘀止血。

夏天无:《浙江民间常用草药》
性味:苦,微辛,温。
归经:归肝经。
功效:活血通络,行气止痛,祛风除湿。

丹参:《神农本草经》
性味:苦,微寒。
归经:归心、心包、肝经。
功效:活血调经,祛瘀止痛,凉血消痈,除烦安神。

红花:《新修本草》
性味:辛,温。
归经:归心、肝经。
功效:活血通经,祛瘀止痛。

桃仁:《神农本草经》
性味:苦、甘,平。有小毒。
归经:归心、肝、大肠经。
功效:活血祛瘀,润肠通便,止咳平喘。

益母草:《神农本草经》
性味:辛,苦,微寒。
归经:归心、肝、膀胱经。
功效:活血调经,利水消肿,清热解毒。

泽兰:《神农本草经》
性味:苦、辛,微温。
归经:归肝、脾经。

功效:活血调经,利水消肿。

牛膝:《神农本草经》
性味:苦、甘、酸,平。
归经:归肝、肾经。
功效:活血调经,补肝肾,强筋骨,利水通淋,引火(血)下行。

鸡血藤:《本草纲目拾遗》
性味:苦、微甘,温。
归经:归肝、肾经。
功效:行血补血,调经,舒筋活络。

王不留行:《神农本草经》
性味:苦,平。
归经:归肝、胃经。
功效:活血通经,下乳消痈,利尿通淋。

月季花:《本草纲目》
性味:甘、淡、微苦,平。
归经:归肝经。
功效:活血调经,疏肝解郁,消肿解毒。

土鳖虫:《神农本草经》
性味:咸,寒,有小毒。
归经:归肝经。
功效:破血逐瘀,续筋接骨。

马钱子:《本草纲目》
性味:苦,寒。有大毒。

归经:归肝、脾经。
功效:通络止痛,散结消肿。

苏木:《新修本草》
性味:甘、咸、辛,平。
归经:归心、肝经。
功效:活血疗伤,祛瘀通经。

骨碎补:《药性论》
性味:苦,温。
归经:归肝、肾经。
功效:活血续伤,补肾强骨。

血竭:《雷公炮制论》
性味:甘、咸,平。
归经:归肝经。
功效:活血定痛,化瘀止血,敛疮生肌。

儿茶:《饮膳正要》
性味:苦、涩,凉。
归经:归心、肺经。
功效:活血疗伤,止血生肌,收湿敛疮,清肺化痰。

刘寄奴:《新修本草》
性味:苦,温。
归经:归心、肝、脾经。
功效:破血通经,散瘀止痛,疗伤止血,消食化积。

莪术:《药性论》
性味:辛、苦,温。
归经:归肝、脾经。
功效:破血行气,消积止痛。

三棱:《本草拾遗》
性味:辛、苦,平。
归经:归肝、脾经。
功效:破血行气,消积止痛。

水蛭:《神农本草经》
性味:咸、苦,平。
归经:有小毒。归肝经。
功效:破血通经,逐瘀消癥。

斑蝥:《神农本草经》
性味:辛,热,有大毒。
归经:归肝、肾、胃经。
功效:破血逐瘀,散结消癥,攻毒蚀疮。

穿山甲:《名医别录》
性味:咸,微寒。
归经:归肝、胃经。
功效:活血消癥,通经,下乳,消肿排脓。

石见穿:《本草纲目》
性味:苦、辛,平。
归经:归肝经。
功效:活血化瘀、清热解毒、消肿止痛。

天龙:《饮片新参》
性味:咸,寒,有小毒。
归经:归肾,肝经。
功效:散结软坚,息风镇惊,祛

风止痛。

降香:《证类本草》
性味:辛,温。
归经:归肝、脾经。
功效:化瘀止血,理气止痛。

紫草:《神农本草经》
性味:甘、咸,寒。
归经:归心、肝经
功效:活血,清热凉血,解毒透疹。

大黄:《神农本草经》
性味:苦,寒。
归经:归脾、胃、大肠、肝、心包经。
功效:逐瘀通经,泻下攻积,清热泻火,凉血解毒。

当归:《神农本草经》
性味:甘、辛,温。
归经:归肝、心、脾经。
功效:补血调经,活血止痛,润肠通便。

花蕊石:《神农本草经》
性味:甘,平。
归经:归肝、心包经。
功效:化瘀,止血,利尿。

血余炭:《神农本草经》
性味:苦,平。
归经:归肝、胃经。
功效:化瘀利尿,收敛止血。

八角莲:《全国中草药汇编》
性味:苦、辛;有毒。
归经:归肺、肝经。
功效:活血散瘀,清热解毒。

急性子:《救荒本草》
性味:苦,温。有小毒。
归经:归肝、脾经。
功效:行瘀降气、软骨鲠。

蜂房:《神农本草经》
性味:甘,平。
归经:归胃经。
功效:活血止痛,消肿解毒。

蜈蚣:《神农本草经》
性味:辛,温;有毒。
归经:归肝经。
功效:通络止痛,息风止痉,攻毒散结。

三七:《本草纲目》
性味:甘、微苦,温。
归经:归肝、胃经。
功效:化瘀止血,活血定痛。

茜草:《证类本草》
性味:甘,平。
归经:归肝、心包经。
功效:化瘀,止血,利尿。

马鞭草:《本草拾遗》
性味:苦,凉。

归经:归肝、脾经。

功效:活血散瘀,截疟,解毒,利水消肿。

斑蝥:《神农本草经》

性味:辛,热;有大毒。

归经:归肝、肾、胃经。

功效:破血逐瘀,散结消癥,攻毒蚀疮。

葵树子:《本草拾遗》

性味:甘、涩,平。

归经:归肺、肝、肾、胃经。

功效:消瘀止血,败毒抗癌。

常春藤:本草拾遗

性味:味辛;苦;性平。

归经:归肝、脾、肺经。

功效:活血消肿,祛风利湿,平肝解毒。

断肠草:《全国中草药汇编》

性味:苦、辛,温。有大毒。

归经:归肝、胃、脾经。

功效:散瘀止痛,攻毒拔毒,杀虫止痒。

雪上一枝蒿:《科学的民间药草》

性味:苦、辛,温。有大毒。

归经:归肝经。

功效:活血止痛,祛风湿。

肿节风:《中华本草》

性味:性平,味苦、辛。

归经:归心、肝经。

功效:活血消斑,清热凉血,祛风通络。

刺五加:《全国中草药汇编》

性味:甘、微苦,温。

归经:归脾、肺、心、肾经。

功效:活血通络,补气健脾,益肾强腰,养心安神。

水红花子:《本草纲目》

性味:咸,微寒。

归经:归肝,胃,脾经。

功效:软坚,清热。

铁树叶:《本草拾遗》

性味:甘、酸,性微温。

归经:归肝、胃经。

功效:化瘀消肿,和胃散结。

楤木:《中华本草》

性味:辛、苦,平。

归经:归肝、胃、肾经。

功效:活血解毒,祛风除湿,利水和中。

(二) 活血化瘀配伍中药

1. 活血理气药

青皮:《本草图经》
性味:苦、辛,温。
归经:归肝、胆胃经。
功效:疏肝破气,消积化滞。

香附:《名医别录》
性味:辛、微苦、微甘,平。
归经:归肝、脾、三焦经。
功效:疏肝解郁,调经止痛,理气调中。

川楝子:《神农本草经》
性味:苦,寒。有小毒。
归经:归肝、胃、小肠、膀胱经。
功效:行气止痛,杀虫。

白芍:《神农本草经》
性味:苦、酸,微寒。
归经:归肝、脾经。
功效:养血敛阴,柔肝止痛,平抑肝阳。

木香:《神农本草经》
性味:辛、苦,温。
归经:归脾、胃、大肠、胆、三焦经。
功效:行气止痛,健脾消食。

枳壳:《雷公炮炙论》
性味:苦、辛、酸,温。
归经:归脾、胃、大肠经。
功效:理气宽胸,化痰消积。

2. 养血活血药

党参:《增订本草备要》
性味:甘,平。
归经:归肺、脾经。
功效:补中益气,生津养血。

黄芪:《神农本草经》
性味:甘,微温。
归经:归脾、肺经。
功效:补气升阳,益气固表,托毒生肌,利水消肿。

白术:《神农本草经》
性味:甘、苦,温。
归经:归脾、胃经。
功效:补气健脾,燥湿利水,止汗,安胎。

川芎:《神农本草经》
性味:辛,温。
归经:归肝、胆、心包经。
功效:活血行气,祛风止痛。

丹参:《神农本草经》
性味:苦,微寒。
归经:归心、心包、肝经。
功效:活血调经,祛瘀止痛,凉血消痈,除烦安神。

当归:《神农本草经》
　性味:甘、辛,温。
　归经:归肝、心、脾经。
　功效:补血调经,活血止痛,润肠通便。
熟地:《本草拾遗》
　性味:甘,微温。
　归经:归肝、肾经。
　功效:补血养阴,填精益髓。
阿胶:《神农本草经》
　性味:甘,平。
　归经:归肺、肝、肾经。
　功效:补血滋阴,润肺止血。

3. 温经活血药

桂枝:《名医别录》
　性味:辛、甘,温。
　归经:归心、肺、膀胱经。
　功效:发汗解肌,温通经脉,助阳化气。
羌活:《神农本草经》
　性味:辛、苦,温。
　归经:归膀胱、肾经。
　功效:解表散寒,祛风胜湿,止痛。
僵蚕:《神农本草经》
　性味:咸,辛,平。
　归经:归肝、肺、胃经。
　功效:息风止痉,祛风止痛,化痰散结。

川芎:《神农本草经》
　性味:辛,温。
　归经:归肝、胆、心包经。
　功效:活血行气,祛风止痛。
麝香:《神农本草经》
　性味:辛,温。
　归经:归心、脾经。
　功效:开窍醒脾,活血通经,消肿止痛。
姜黄:《新修本草》
　性味:辛、苦,温。
　归经:归肝、脾经。
　功效:活血行气,通经止痛。
薤白:《神农本草经》
　性味:辛、苦,温。
　归经:归肺、胃、大肠经。
　功效:通阳散结,行气导滞。
桃仁:《神农本草经》
　性味:苦、甘,平。有小毒。
　归经:归心、肝、大肠经。
　功效:活血祛瘀,润肠通便,止咳平喘。
红花:《新修本草》
　性味:辛,温。
　归经:归心、肝经。
　功效:活血通经,祛瘀止痛。

4. 活血止血药

五灵脂:《开宝本草》
性味:苦、咸、甘,温。
归经:归肝经。
功效:活血止痛,化瘀止血。

大蓟:《名医别录》
性味:甘、苦,凉。
归经:归心、肝经。
功效:凉血止血,散瘀解毒消肿。

小蓟:《名医别录》
性味:甘、苦,凉。
归经:归心、肝经。
功效:凉血止血,散瘀解毒消肿。

蒲黄:《神农本草经》
性味:甘,平。
归经:归肝、心包经。
功效:止血,化瘀,利尿。

黄芪:《神农本草经》
性味:甘,微温。
归经:归脾、肺经。
功效:补气升阳,益气固表,托毒生肌,利水消肿。

党参:《增订本草备要》
性味:甘,平。
归经:归肺、脾经。
功效:补中益气,生津养血。

白术:《神农本草经》
性味:甘、苦,温。
归经:归脾、胃经。
功效:补气健脾,燥湿利水,止汗,安胎。

煅龙骨:《神农本草经》
性味:甘,涩,平。
归经:归心、肝经。
功效:镇惊安神,平肝潜阳,收涩固敛。

煅牡蛎:《神农本草经》
性味:咸,微寒。
归经:归肝、胆、肾经。
功效:重镇安神,平肝潜阳,软坚散结,收敛固涩。

5. 活血凉血药

丹参:《神农本草经》
性味:苦,微寒。
归经:归心、心包、肝经。
功效:活血调经,祛瘀止痛,凉血消痈,除烦安神。

赤芍:《开宝本草》
性味:苦,微寒。
归经:归肝经。
功效:清热凉血,散瘀止痛。

丹皮:《神农本草经》
性味:苦,辛,微寒。
归经:归心、肝、肾经。

功效:活血祛瘀,清热凉血。

栀子:《神农本草经》
　性味:苦,寒。
　归经:归心、肺、三焦经。
　功效:泻火除烦,清热利湿,凉血解毒。

犀角:《雷公炮炙论》
　性味:酸、咸,寒。
　归经:归心、肝经。
　功效:清热,凉血,解毒。

生地:《神农本草经》
　性味:甘、苦,寒。
　归经:归心、肝、肾经。
　功效:清热凉血,养阴生津。

紫珠草:《本草拾遗》
　性味:苦,涩,凉。
　归经:归肝、肺、胃经。
　功效:凉血收敛止血,清热解毒。

6. 活血散血药

土鳖虫:《神农本草经》
　性味:咸,寒,有小毒。
　归经:归肝经。
　功效:破血逐瘀,续筋接骨。

水蛭:《神农本草经》
　性味:咸、苦,平。
　归经:有小毒。归肝经。
　功效:破血通经,逐瘀消癥。

地龙:《神农本草经》
　性味:咸,寒。
　归经:归肝、脾、膀胱经。
　功效:清热息风,通络,平喘,利尿。

7. 活血化瘀、活血散结药

益母草:《神农本草经》
　性味:辛、苦,微寒。
　归经:归心、肝、膀胱经。
　功效:活血调经,利水消肿,清热解毒。

郁金:《药性论》
　性味:辛、苦,寒。
　归经:归肝、胆、心经。
　功效:活血止痛,行气解郁,清心凉血,利胆退黄。

天南星:《神农本草经》
　性味:苦、辛,温。有毒。
　归经:归肺、肝、脾经。
　功效:燥湿化痰,祛风解痉;外用散结消肿。

半夏:《神农本草经》
　性味:辛,温。有毒。
　归经:归脾、胃、肺经。
　功效:燥湿化痰,降逆止呕,消痞散结;外用消肿止痛。

茯苓:《神农本草经》
　性味:甘,淡,平。

归经:归心、脾、肾经。
功效:利水,渗湿,健脾,宁心。

陈皮:《神农本草经》
性味:辛,苦,温。
归经:归脾、肺经。
功效:理气健脾,燥湿化痰。

白附子:《中药志》
性味:辛、甘,温。有毒。
归经:归胃、肝经。
功效:燥湿化痰,祛风止痉,止痛,解毒散结。

海藻:《神农本草经》
性味:咸,寒。
归经:归肝、肾经。
功效:消痰软坚,利水消肿。

昆布:《名医别录》
性味:咸,寒。
归经:归肝、肾经。
功效:消痰软坚,利水消肿。

牡蛎:《神农本草经》
性味:咸,微寒。
归经:归肝、胆、肾经。
功效:重镇安神,平肝潜阳,软坚散结,收敛固涩。

鳖甲:《神农本草经》
性味:甘、咸,寒。
归经:归肝、肾经。
功效:滋阴潜阳,退热除蒸,软坚散结。

泽兰:《神农本草经》
性味:苦、辛,微温。
归经:归肝、脾经。
功效:活血调经,利水消肿。

石见穿:《本草纲目》
性味:苦、辛,平。
归经:归肝经。
功效:活血化瘀、清热解毒、消肿止痛。

虻虫:《神农本草经》
性味:苦,微寒。有小毒。
归经:归肝经。
功效:破血逐瘀,散积消癥。

三棱:《本草拾遗》
性味:辛、苦,平。
归经:归肝、脾经。
功效:破血行气,消积止痛。

莪术:《药性论》
性味:辛、苦,温。
归经:归肝、脾经。
功效:破血行气,消积止痛。

穿山甲:《名医别录》
性味:咸,微寒。
归经:归肝、胃经。
功效:活血消癥,通经,下乳,消肿排脓。

8. 常用的引经活血药

①头面部：

川芎：《神农本草经》
性味：辛,温。
归经：归肝、胆、心包经。
功效：活血行气,祛风止痛。

升麻：《神农本草经》
性味：辛,微甘,微寒。
归经：归肺、脾、胃、大肠经。
功效：解表透疹,清热解毒,升举阳气。

防风：《神农本草经》
性味：辛,甘,微温。
归经：归膀胱、肝、脾经。
功效：祛风解表,胜湿止痛,止痉,止泻。

细辛：《神农本草经》
性味：辛,温。有小毒。
归经：归肺、肾、心经。
功效：解表散寒,祛风止痛,通窍,温肺化饮。

麝香：《神农本草经》
性味：辛,温。
归经：归心、脾经。
功效：开窍醒脾,活血通经,消肿止痛。

白芷：《神农本草经》
性味：辛,温。
归经：归肺、胃、大肠经。
功效：解表散寒,祛风止痛,通鼻窍,燥湿止带,消肿排脓。

②心胸部：

枳壳：《雷公炮炙论》
性味：苦、辛、酸,温。
归经：归脾、胃、大肠经。
功效：理气宽胸,化痰消积。

桔梗：《神农本草经》
性味：苦、辛,平。
归经：归肺经。
功效：宣肺祛痰,利咽排脓。

青皮：《本草图经》
性味：苦、辛,温。
归经：归肝、胆胃经。
功效：疏肝破气,消积化滞。

瓜蒌：《神农本草经》
性味：甘、微苦,寒。
归经：归肺、胃、大肠经。
功效：清热化痰,宽胸散结,润肠通便。

③胸胁部：

柴胡：《神农本草经》
性味：苦、辛,微寒。
归经：归肝、胆经。
功效：解表退热,疏肝解郁,升举阳气。

赤芍:《开宝本草》
　性味:苦,微寒。
　归经:归肝经。
　功效:清热凉血,散瘀止痛。
白芍:《神农本草经》
　性味:苦、酸,微寒。
　归经:归肝、脾经。
　功效:养血敛阴,柔肝止痛,平抑肝阳。
川楝子:《神农本草经》
　性味:苦,寒。有小毒。
　归经:归肝、胃、小肠、膀胱经。
　功效:行气止痛,杀虫。

④腹部:
厚朴:《神农本草经》
　性味:苦,辛,温。
　归经:归脾、胃、肺、大肠经。
　功效:燥湿消痰,下气除满。
木香:《神农本草经》
　性味:辛、苦,温。
　归经:归脾、胃、大肠、胆、三焦经。
　功效:行气止痛,健脾消食。
香附:《名医别录》
　性味:辛、微苦、微甘,平。
　归经:归肝、脾、三焦经。
　功效:疏肝解郁,调经止痛,理气调中。

⑤少腹部:
小茴香:《新修本草》
　性味:辛,温。
　归经:归肝、肾、脾、胃经。
　功效:散寒止痛,理气和胃。
乌药:《本草拾遗》
　性味:辛,温。
　归经:归肺、脾、肾、膀胱经。
　功效:行气止痛,温肾散寒。
肉桂:《神农本草经》
　性味:辛、甘,大热。
　归经:归肾、脾、心、肝经。
　功效:补火助阳,散寒止痛,温经通脉,引火归原。

⑥上肢部:
羌活:《神农本草经》
　性味:辛、苦,温。
　归经:归膀胱、肾经。
　功效:解表散寒,祛风胜湿,止痛。
桑枝:《本草图经》
　性味:微苦,平。
　归经:归肝经。
　功效:祛风湿,利关节。
桂枝:《名医别录》
　性味:辛、甘,温。
　归经:归心、肺、膀胱经。
　功效:发汗解肌,温通经脉,助

阳化气。
防风:《神农本草经》
　性味:辛,甘,微温。
　归经:归膀胱、肝、脾经。
　功效:祛风解表,胜湿止痛,止痉,止泻。
⑦**下肢部**:
独活:《神农本草经》
　性味:辛,苦,微温。
　归经:归肾、膀胱经。
　功效:祛风湿,止痛,解表。
防己:《神农本草经》
　性味:苦、辛,寒。
　归经:归膀胱、肺经。
　功效:祛风湿,止痛,利水消肿。
木瓜:《名医别录》
　性味:酸,温。
　归经:归肝、脾经。
　功效:舒筋活络,和胃化湿。
薏苡仁:《神农本草经》
　性味:甘、淡,凉。
　归经:归脾、胃、肺经。
　功效:利水渗湿,健脾,除痹,清热排脓。
⑧**腰部**:
杜仲:《神农本草经》
　性味:甘,温。
　归经:归肝、肾经。
　功效:补肝肾、强筋骨、安胎。
续断:《神农本草经》
　性味:苦、辛,微温。
　归经:归肝、肾经。
　功效:补益肝肾,强筋健骨,止血安胎,疗伤续折。
牛膝:《神农本草经》
　性味:苦、甘、酸,平。
　归经:归肝、肾经。
　功效:活血调经,补肝肾,强筋骨,利水通淋,引火(血)下行。
鸡血藤:《本草纲目拾遗》
　性味:苦、微甘,温。
　归经:归肝、肾经。
　功效:行血补血,调经,舒筋活络。
⑨**周身**:
桂枝:《名医别录》
　性味:辛、甘,温。
　归经:归心、肺、膀胱经。
　功效:发汗解肌,温通经脉,助阳化气。
羌活:《神农本草经》
　性味:辛、苦,温。
　归经:归膀胱、肾经。
　功效:解表散寒,祛风胜湿,止痛。

（三）关于活血化瘀择药配伍的中草药

1. 补气活血择伍药

人参：《神农本草经》
性味：甘、微苦，微温。
归经：归肺、脾、心经。
功效：大补元气，补脾益肺，生津止渴，安神益智。

西洋参：《增订本草备要》
性味：甘、微苦，凉。
归经：归肺、心、肾、脾经。
功效：补气养阴，清火生津。

党参：《增订本草备要》
性味：甘，平。
归经：归肺、脾经。
功效：补中益气，生津养血。

太子参：《中国药用植物志》
性味：甘、微苦，平。
归经：归脾、肺经。
功效：补气生津。

黄芪：《神农本草经》
性味：甘，微温。
归经：归脾、肺经。
功效：补气升阳，益气固表，托毒生肌，利水消肿。

白术：《神农本草经》
性味：甘、苦，温。
归经：归脾、胃经。
功效：补气健脾，燥湿利水，止汗，安胎。

山药：《神农本草经》
性味：甘，平。
归经：归脾、肺肾。
功效：益气养阴，补脾肺肾，固精止带。

白扁豆：《名医别录》
性味：甘，微温。
归经：归脾、胃经。
功效：补脾和中，化湿。

甘草：《神农本草经》
性味：甘，平。
归经：归心、肺、脾、胃经。
功效：益气补中，祛痰止咳，解毒，缓急止痛，缓和药性。

大枣：《神农本草经》
性味：甘，温。
归经：归脾、胃、心经。
功效：补中益气，养血安神，缓和药性。

刺五加：《全国中草药汇编》
性味：甘、微苦，温。
归经：归脾、肺、心、肾。
功效：补气健脾，益肾强腰，养心安神，活血通络。

绞股蓝:《救荒本草》
性味:甘、苦,寒。
归经:归脾、肺经。
功效:健脾益气,祛痰止咳,清热解毒。

红景天:《四部医典》
性味:甘,寒。
归经:归脾、肺经。
功效:益气,平喘,活血通脉。

饴糖:《名医别录》
性味:甘,温。
归经:归脾、胃、肺经。
功效:补益中气,缓急止痛,润肺止咳。

蜂蜜:《神农本草经》
性味:甘,平。
归经:归肺、脾、大肠经。
功效:补中,润燥,止痛,解毒。

2. 补血活血择伍药

当归:《神农本草经》
性味:甘、辛,温。
归经:归肝、心、脾经。
功效:补血调经,活血止痛,润肠通便。

熟地:《本草拾遗》
性味:甘,微温。
归经:归肝、肾经。
功效:补血养阴,填精益髓。

白芍:《神农本草经》
性味:苦、酸,微寒。
归经:归肝、脾经。
功效:养血敛阴,柔肝止痛,平抑肝阳。

阿胶:《神农本草经》
性味:甘,平。
归经:归肺、肝、肾经。
功效:补血滋阴,润肺止血。

何首乌:《日华子本草》
性味:苦、甘、涩,微温。
归经:归肝、肾经。
功效:制用补益精血,生用解毒截疟、润肠通便。

3. 补阴活血择伍药

北沙参:《本草汇言》
性味:甘、微苦,微寒。
归经:归肺、胃经。
功效:养阴清肺,益胃生津。

南沙参:《神农本草经》
性味:甘,微寒。
归经:归肺、胃经。
功效:养阴清肺,益胃生津,补气化痰。

百合:《神农本草经》
性味:甘,微寒。
归经:归肺、心、胃经。
功效:养阴润肺,清心安神。

麦冬:《神农本草经》
　　性味:甘、微苦,微寒。
　　归经:归胃、肺、心经。
　　功效:养阴润肺,益胃生津,清
　　　　心除烦。
天冬:《神农本草经》
　　性味:甘、苦,寒。
　　归经:归肺、肾、胃经。
　　功效:养阴润燥,清肺生津。
石斛:《神农本草经》
　　性味:甘,微寒。
　　归经:归肾、胃经。
　　功效:益胃生津,滋阴清热。
玉竹:《神农本草经》
　　性味:甘,微寒。
　　归经:归肺、胃经。
　　功效:养阴润燥,生津止渴。
黄精:《名医别录》
　　性味:甘,平。
　　归经:归脾、肺、肾经。
　　功效:补气养阴,健脾润肺,
　　　　益肾。
枸杞子:《神农本草经》
　　性味:甘,平。
　　归经:归肝、肾经。
　　功效:滋补肝肾,益精明目。
墨旱莲:《新修本草》
　　性味:甘、酸,寒。

归经:归肝、肾经。
功效:滋补肝肾,凉血止血。
女贞子:《神农本草经》
　　性味:甘、苦,凉。
　　归经:归肝、肾经。
　　功效:滋补肝肾,乌须明目。
桑葚:《新修本草》
　　性味:甘、酸,寒。
　　归经:归肝、肾经。
　　功效:滋阴补血,生津润燥。
龟甲:《神农本草经》
　　性味:甘,寒。
　　归经:归肾、心、肝经。
　　功效:滋阴潜阳,益肾健骨,养
　　　　血补心。
鳖甲:《神农本草经》
　　性味:甘、咸,寒。
　　归经:归肝、肾经。
　　功效:滋阴潜阳,退热除蒸,软
　　　　坚散结。
4. 补阳活血择伍药
鹿茸:《神农本草经》
　　性味:甘、咸,温。
　　归经:归肾、肝经。
　　功效:补肾阳,益精血,强筋
　　　　骨,调冲任,托疮毒。
紫河车:《本草拾遗》
　　性味:甘、咸,温。

归经:归肺、肝、肾经。
功效:补肾益精,养血益气。

淫羊藿:《神农本草经》
性味:辛、甘,温。
归经:归肾、肝经。
功效:补肾壮阳,祛风除湿。

巴戟天:《神农本草经》
性味:辛、甘,微温。
归经:归肾、肝经。
功效:补肾助阳,祛风除湿。

仙茅:《海药本草》
性味:辛,热,有毒。
归经:归肾、肝经。
功效:温肾壮阳、驱寒除湿。

杜仲:《神农本草经》
性味:甘,温。
归经:归肝、肾经。
功效:补肝肾,强筋骨,安胎。

续断:《神农本草经》
性味:辛、苦,微温。
归经:归肝、肾经。
功效:补益肝肾,强筋健骨,止血安胎,疗伤续折。

肉苁蓉:《神农本草经》
性味:甘、咸,温。
归经:归肾、大肠经。
功效:补肾助阳,润肠通便。

锁阳:《本草衍义补遗》
性味:甘,温。
归经:归肝、肾、大肠经。
功效:补肾助阳,润肠通便。

补骨脂:《药性论》
性味:辛、苦,温。
归经:归肾、脾经。
功效:补肾壮阳,固精缩尿,温脾止泻,纳气平喘。

益智仁:《本草拾遗》
性味:辛,温。
归经:归肾、脾经。
功效:暖肾固精缩尿,温脾开胃摄唾。

菟丝子:《神农本草经》
性味:辛、甘,平。
归经:归肾、肝、脾经。
功效:补肾益精,养肝明目,止泻安胎。

沙苑子:《本草衍义》
性味:甘,温。
归经:归肝、肾经。
功效:补肾固精,养肝明目。

冬虫夏草:《本草从新》
性味:甘,温。
归经:归肾、肺经。
功效:补肾益肺,止血化痰。

阳起石:《神农本草经》
性味:咸,温。

归经：归肾经。

功效：温肾壮阳。

韭菜子：《名医别录》

性味：辛、甘，温。

归经：归肾、肝经。

功效：温补肝肾，壮阳固精。

紫石英：《神农本草经》

性味：甘，温。

归经：归心、肺、肾经。

功效：温肾助阳，镇心安神，温肺平喘。

海马：《本草拾遗》

性味：甘，温。

归经：归肝、肾经。

功效：补肾壮阳，调气活血。

八、结语

　　血的运行无处不到，所以人身各处，举凡脏腑经络、五官七窍、四肢百骸、胸脘腹部。因生活起居，劳作活动，情绪突变，外邪相干等皆可引起血瘀，形成瘀血病症，随其瘀血所在部位不同，而出现诸多瘀血症状，如血瘀四肢肌腠则四肢肿胀、疼痛，皮肤颜色青紫或有红斑结节；血瘀心胸则心痛、或心前区刺痛，甚则心绞痛；若瘀与热结，化火扰心，则谵语如狂。瘀阻肺络则咳嗽，咯血，喘促不安，唇舌青紫；瘀阻经络则肢体麻木、疼痛，活动不利，肢体不灵，甚则瘫痪；血瘀肝胆，则胁胀、胁痛、腹胀，目视不明；瘀血在胃，则少腹硬满疼痛；瘀血在膀胱，则小便不利，尿血、尿痛；瘀血阻于下焦厥少之络则少腹冷痛，女子月经不调，男子精冷。凡此等等，当随症变而辨。非单化瘀二字可解，若瘀血因寒者，当配温药，温经活血；因火而致瘀热互结，当配清热凉血，泻火解毒之味；因痰湿瘀阻，当配化痰除湿之味；因虚致瘀，或久虚致瘀者，当配补益；若痰瘀互结，则活血化瘀，化痰通络，化痰散结并用；若属癥瘕积聚，当配软坚散结，以上配伍，目的以增强活血化瘀之力，冀早日康复。笔者经 50 余年的临床实践和观察，对血瘀问题和痰的问题，临床如能辨证准切，用药到位，对中医来说，能解决临床上一大块问题，尤其是疑难病和难治病更为凸显，尤为主要。

五 病说

—— 慢性肾炎
—— 糖尿病
—— 中风治未病
—— 外感热病
—— 治癌

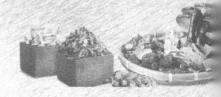

第三章 慢性肾炎

——治宗脾肾是其关键　活血化瘀贯穿始末

一、概述

慢性肾小球肾炎简称慢性肾炎,临床以水肿、蛋白尿、血尿、高血压为主要表现,属中医"水肿"、"尿血"、"肾风"等范畴。本病的发生多与肺、脾、肾三脏及三焦对水液代谢功能障碍相关。在临证中慢性肾炎患者平素多无明显水肿症状,仅以腰酸、乏力、眩晕等不足之症为临床表现,或尿常规见血尿、蛋白尿或少量管型尿等。临证表现始终以脾肾之虚为主,根据临床观察,夹瘀阻络是其必然,它贯穿于慢性肾炎的全过程,故治宗脾肾是其关键,活血化瘀贯穿始末,此乃慢性肾炎治疗的始终大法也。

二、古典医籍论肾炎语析

《素问·至真要大论》:"诸湿肿满,皆属于脾"。

语析:临床凡湿、肿、满一类的症状,其病位在脾,因脾主运化,布散水津,若外感水湿,困遏脾阳,或饮食劳倦损伤脾气,皆可导致脾失健运之职,而引起水湿内停,病发水肿。

《素问·水热穴论》:"肾何以能聚水而生病,肾者,胃之关也。关门不利,故聚水而从其类也,上下溢于皮肤,故为胕肿。"

语析:胃主摄纳,运化水谷,为水液之源,肾主水液代谢,司二便,为津液气化排泄之门户。在津液的排泄过程中,肾的蒸腾气化起着主宰作用。"关",即水液出入之关口,如肾阳衰弱,失其温煦,气化失司,小便不利,水液代谢失调,溢于肌肤而成水肿。

《素问·水热穴论》:"勇而劳甚,则肾汗出,肾汗出逢于风,内不得入于脏腑,外不得越于皮肤,客于玄府,行于皮里,传为胕肿,本之于肾,名曰风水"。

语析:语指风水缘由肾虚汗出复感外邪所致,其因有标本之分。风邪外袭,邪客玄府,肺失宣降,通调水道功能失司,水溢肌肤,发为水肿,其标在肺,其本在肾。

《灵枢·论疾诊尺》:"视人之目窠上微拥,如新卧起状,其颈脉动,时咳,按其手足上,而不起者,风水肤胀也"。

语析:风邪犯肺,肺的通调水道功能失司,加上肾气亏虚致水液代谢异常,可引起全身水肿。风水水肿以先见眼睑及颜面水肿,然后蔓延至四肢、胸腹为特征。同时风邪犯肺,肺气上逆,还可时有咳嗽之症。

《金匮要略·水气病》:"诸有水者,腰以下肿,当利小便;腰以上肿,当发汗乃愈。"

语析:风水表证,治以化湿解表,使风水表邪从肌腠发散而解。水湿、湿浊壅盛而致的水肿,治以利水渗湿,使邪从小便而出。

严氏《济生方·水肿门》:"然肿满最慎于下,当辨其阴阳。阴水为病,脉来沉迟,色多青白,不烦不渴,小便涩而清,大腑多泄,此阴水也,则宜温暖之剂,……阳水为病,脉来沉数,色多黄赤,或烦或渴,小便赤涩,大腑多闭,此阳水也,则宜用清平之药。"

语析:阴水和阳水,在病因病机、临床表现、辨证施治方面,既有区别,又有联系,并能相互转化。阳水发病病势急、病程短,水肿部位以头面部明显,水肿皮肤颜色光亮,按之易复,病变部位为肺肾同病,治疗当祛风清热,宣肺利水消肿;阴水是由于疲劳过度,或素体亏虚,导致脾肾阳虚,水湿输布失常,泛溢肌肤成水肿,治疗当温补脾肾,化湿利水。

《景岳全书·肿胀》:"凡水肿等证,乃肺脾肾三脏相干之病,盖水为至阴,故其本在肾;水化于气,故其标在肺;水唯畏土,故其制在脾。今肺虚则气不化精而化水,脾虚则土不制水而反克,肾虚则水无所主而妄行。"

语析:水肿的病理机制,多与肺脾肾三脏相关。人体水液的运行,有赖于脏腑的气化,诸如肺气的通调,脾气的传输,肾气的蒸化等。肺虚则气不化精而化水,脾虚则土不制水而反克,肾虚则水无所主而妄行,故云水肿病证以肾为本,以肺为标,以脾为制也。

《景岳全书》:"虚邪之至,害少归阴,五脏所伤,穷必及肾。"

语析:肾为先天之本,元气之根,多种外感内伤疾病,久病不愈,迁延反复,皆耗气伤精,损阴伤阳,最后均可损伤肾脏而致病,故曰:"五脏所伤,穷必及肾"。

《医宗必读·水肿胀满论》:"肾水主五液,凡五气所化之液,悉属于肾"。

语析:津液虽由五脏所生,水谷所化,但又由肾所主。《难经·四十九难》曰:"肾主液,入肝为泣,入心为汗,入脾为涎,入肺为涕,自入为唾。"五液之成源自水谷,其周身输布气化主要依靠肾气的蒸化推动。如肾阳一亏,则水不得化,聚而为痰为饮,故肾气的蒸腾气化作用在人体的水液代谢过程中至关重要。

《血证论》:"病血者未尝不病水,病水者未尝不病血"。

语析:水、血不可分割,常相互为患,所谓"血水同源"是也。

三、中医对慢性肾炎病因病机的认识

1. 慢性肾炎的病因病机当从中医的水肿说起。肺为水上之源,主一身之气,风邪外袭,肺气不宣,不能通调水道。下输膀胱,以致风

水相搏，流溢肌肤，而发水肿；脾主运化水湿，若脾为湿困，运化失司，不能升清降浊，水湿不得下行，泛于肌肤，而发为水肿；饮食不节，劳累伤脾，脾气虚弱，不能运化水液，水液横行，亦可发为水肿；其重要之脏还有肾，肾亏蒸化失司，久而脾肾俱虚，蒸运失职，水液停聚，泛滥肌肤，而成水灾，发为水肿。由此可见，诸因皆可伤及肺、脾、肾三脏而发为水肿，肺、脾、肾三脏是水肿的主要病机所在，也是慢性肾炎的病机所在。

2. 慢性肾炎以水肿、蛋白尿、血尿等为主要临床表现，中医认为其病理机制多与肺、脾、肾三脏相关。人体水液的运行，有赖于脏腑的气化，诸如肺气的通调，脾气的运输，肾气的蒸化等。肺虚则气不化精而化水，脾虚则土不制水而反克，肾虚则水无所主而妄行。肺虚则外邪易袭，易发风水，上已论及，肺虚失去通调水道的功能，则水邪泛滥成灾，发为水肿。若肺受邪而传于肾，则促使肾气更虚，加重水邪的发展，其灾益甚；脾气亏虚失于运化，或湿邪过盛碍脾运化，可导致脾传输水湿无力，体内水湿聚积而形成水肿，《内经·病机十九条》云："诸湿肿满皆属于脾"，可见脾对人体水液平衡的调节起着重要作用。脾虚湿困，水湿内停为水肿发生之本。肾脏在调节人体水液的输布与排泄方面发挥着至关重要的作用，肾为先天之本，藏真阴而寓元阳，肾阳不足，命门火衰，不能化气行水，膀胱气化失常，开阖不利，水液内停，则可形成水肿。《素问·水热穴论》："肾者胃之关也，关门不利，故聚水而从其类也，上下溢于皮肤，故为胕肿"。而脾虚不能制水，可致水湿壅盛，损及肾阳，肾阳虚衰，不能温养脾土，二者互为因果，皆可致水肿泛溢肌肤，蛋白尿等精微外泄。所以说肺脾肾三脏与水肿（肾炎）的发病，以肺为标、以肾为本、以脾为制的机理实是水肿病机的关键所在。此外，水肿的病机与心、肝两脏也相关。"肝藏血""心主血""血水同源"，血流不畅，水因血滞则肿。肝主疏泄、主藏血，肝气郁结，血流不畅，血因水停则瘀，皆可发为水肿，当属应知。

在慢性肾炎的整个疾病过程中，瘀血见症应当重视。水肿水停于内,血水同源,水停则留瘀,瘀血则阻塞气机,壅滞肾络,肾络受损则血离经而留瘀。瘀积不散,新血不生,血不归经,又可导致血尿反复发作,使病情日趋复杂。故对肾炎的治疗活血化瘀不可或缺,应贯穿于治疗的始末。

三焦主诸气,总司全身气化,为气机升降出入的通路。心之行血,肝之疏泄,肺之输布,脾之运化,肾之蒸腾气化,正常水液代谢,血液运行无不依赖少阳三焦调节机能,三焦枢机不利,则气化功能受阻,肺、脾、肾三脏功能失司,脏腑升降功能失常,水液代谢障碍,皆可导致输布、排泄不利,清浊不分,水液潴留而为病。故除了肺、脾、肾三脏功能及血瘀因素以外,治疗慢性肾炎还应注意斡旋三焦,增强三焦决渎之职,膀胱气化的功能,使枢机通利,以利水肿的消退,肾功的恢复。

此外,西医的微观检查,为慢性肾炎的病因病机开了又一法门。

辨证论治是祖国医学的特色,然而在慢性肾炎过程中,有的患者或因病轻,或调养得当,或病发缓慢,无临床症状,无证可辨。如隐匿性肾炎常因临床无症可察而造成漏诊。患者的蛋白尿、血尿、血生化以及肾脏病理改变的持续存在或潜在发展是肉眼看不到的,但又是客观存在的,非微观检查而不得,微观检测使一些无法经中医"四诊"取得的临床信息而显露出来,作为临床辨证的依据,此举弥补了宏观辨证的不足,为中医病因病理学的发展打开又一法门。为中医"久病必虚""久病夹瘀"的机理提供了支撑,尤其是对慢性肾炎的治疗。

四、慢性肾炎的主要症状

1. 头昏

头昏是临床病人常见的自觉症状之一,可见于多种疾病之中,甚至可发展为眩晕。其病因,虚有气虚、血虚、阳虚、阴虚之分;实有风、寒、暑、湿、肝阳上亢之别;论脏腑有属肝、属肾、属脾(胃)、在脑等不同。与慢性肾炎相关的头昏有三端，首先莫过于脾虚生痰，痰阻经络，清阳不升，清窍失养，以致头昏，治当补脾益气之味；其次是肝肾阴亏，虚阳上扰；再则是肝阳上亢，肝风内动，上扰清窍，而致头昏。凡此皆当注意测量血压，防止高血压并病，如是应采取适当措施，控制血压，或用中药平肝潜阳，或滋阴潜阳，或化痰通络。如夹有瘀血，又当活血潜降，不能因高血压的形成而加重慢性肾炎的发展。根据"髓海不足则脑转耳鸣"的理论，慢性肾炎，肾气亏虚，精关不固，肾精不足，脑失其养，也易出现头昏、头晕、耳鸣，如是又当佐益肾生精，聚髓充脑之味以治其本。凡此皆是防其微变之变的良方。

2. 小便不利

慢性肾炎之变，以小便之变尤为常见，如尿多尿少，尿色改变，夜尿频频，尿夹泡沫，尿检见血尿、蛋白尿、管形尿等，皆为尿之变，和中医的"中气不足，溲便为之变"，"肾司二便"，"热在下焦则尿血"，"诸转反戾，水液混浊，皆属于热"等理论相应。从中医的宏观理论看，肾炎早期出现的小便不利如尿黄、尿少、水肿，其因多由外邪引发，属实证的多。实当泻，当以祛邪为主。风邪外袭，肺气失宣，不能通调水道，下输膀胱，风遇水阻，风水相搏，溢于肌肤，则为水肿，小便短少，兼热则尿黄，当以宣肺为主，佐健脾利水之味。利水不宜太过，防伤正气，如一味宣肺利水，水肿退快，反伤脾胃，属治疗不当，对疾病的转归不利。应当标本兼治，宣肺利水、健脾渗湿合治。此时虽常见有血尿、蛋白尿、管形尿、水肿或高血压等，但治疗得当，多能较快消失。但若病情发展很快，可迅速出现贫血和低蛋白血尿，肾脏更加亏虚，出现"变症"，这是一个非常不好的预兆，应积极杜绝之。根据临床观察，慢性肾炎病人昼夜尿量规律的改变，特别当出现夜尿增多时，多为肾阳亏虚，摄纳无权，下元不固的征兆。《诸病源候论·小便病诸候》说："肾气下通于阴，府既虚寒，不能温其脏，故小便清而多，甚至夜尿偏甚者，则为内阴气生也。"慢性肾炎尿液清长，一夜尿次多，可视为是肾虚的主证之一,这是病机的转变征兆,不能忽视,当急急温补肾气,以防病之恶化。至于小便混浊,夹有泡沫,混浊多属兼夹湿热,当从脾家兼有实论治,可佐清利之味,兼有泡沫,则和夜尿增多、小便清长一样对待,是虚之征,培补肾气,防其变证可也。若小便点滴而下,甚则尿闭,则已进入"变症"阶段,属于"关格"范畴。肾阳衰弱,湿浊内蕴,或阳损及阴,表现脾肾阳虚或阴阳俱虚,累及它脏,属危重急征兆,临床上以肾功能减退,代谢产物潴留,水、电解质及酸碱平衡失调,内分泌紊乱为其主要的临床表现。中医认为病入膏肓,预后转归不容乐观,当立抢救措施,冲出困境。

3. 呕吐

呕吐,又名吐逆,说明脾气当升不升,不能输布精液,胃气当降不降,不降反升,产生呕吐,是脾胃功能反常的征兆。慢性肾炎发展到"变症"时,出现呕吐,和小便不通平行而来,说明肺脾肾三脏气化功能已经失职。《素问·经脉别论》说:"饮入于胃,游溢精气,上输于脾,脾气散精,上归于肺,通调水道,下输膀胱,水精四布,五经并行",这是正常的生化功能。当肺、脾、肾三脏皆损,饮食不能化为精微,而为浊邪,浊邪壅塞三焦,三焦不行,正气不得升降,故上而吐逆,曰格,下而小便不行,曰关。病至"关格",虽与肺、脾、肾三脏关系相关,但当浊邪产生之后,又可变成病因,侵犯心、肝,或使肺、脾、肾三脏的功能更加受损。同时痰浊也可蒙蔽心窍,或痰蕴化热,痰热内陷心包,甚至发展到心阳欲脱,阴阳离绝;或邪侵下焦肝肾,阴阳绝离而死亡。所以慢性肾炎一旦出现呕吐之征,应十分重视,不可大意。如和小便不通并见,则为"关格"之征,治当三法合一,即扶正祛邪、通腑泻浊、活血化瘀合法图治。不能口服者,改鼻饲或辨证灌肠,配以西药调整能量、电解质及酸碱平衡的失调,使之相对平衡。如出现昏迷、抽搐、气急、出血等症,虽属病之重急危象,仍应急急救之。

4. 水肿

水肿为慢性肾炎最常见的症状,其发生与脾肾虚损密切相关。

脾为后天之本,司运化;肾为先天之本,主水液,脾肾功能正常,水液代谢则保持平衡。如脾肾亏虚,脾虚不能运化水湿,则水液潴留,泛溢肌肤而为水肿;肾虚不能蒸腾气化水液,水液化为痰饮,发为水肿。肺为水上之源,主宣发肃降,通调水道,肺失宣发,水道不通,亦可为水肿。治疗水肿应在淡渗利水的基础上结合健脾、温肾、宣肺和疏利三焦之气诸法,协同以达利水消肿目的。选用淡渗利水药如猪苓、茯苓、防己、车前子等,健脾者可选苍术、白术、薏仁、党参等,温肾者常用附子、肉桂、仙茅、仙灵脾、巴戟天等,宣肺者多以越婢汤加减,活血者可配益母草、泽兰、丹参、水蛭等。

5. 蛋白尿

尿蛋白系人之精微物质从尿中所漏,属精气的一部分。脾主运化,统摄精微;肾司开合,主封蛰藏精。精气游溢于脾,依赖脾之升清以输布,肾之蛰藏以固摄。所以蛋白尿的发生,或因脾虚气陷,失于统摄,精微下渗;或因肾气亏虚,精气失于敛藏而漏泄。临床对于蛋白尿的治疗,健脾益肾,固敛精微是其关键。健脾者常选黄芪、党参、白术、苍术、薏仁、茯苓、山药、莲子、白扁豆等,补肾填精者常选用仙茅、仙灵脾、巴戟天、菟丝子等品,收摄固精之法常用于疾病治疗后期少量蛋白尿期,常用芡实、金樱子、桑螵蛸、沙苑子、覆盆子等。

6. 血尿

血尿亦是慢性肾炎的常见症状。其病因多因外邪热伤络,血溢脉外所致。宜清热凉血,选药如银花、连翘、生地、小蓟、白茅根、侧柏叶、地榆等;或因久病阴虚内热,合瘀血内停为患,血尿虽不重,但顽固难消,且易反复发作,治宜滋阴活血。常选药如生地、女贞子、旱莲草、茜草、蒲黄、当归、赤芍、马鞭草、牡丹皮、仙鹤草等。

五、"五病说"关于慢性肾炎的治疗

(一) 治宗脾肾是其关键

从祖国医学整体观念出发,慢性肾炎的发展机理非独在肾,而与肺、脾、肾三脏皆有关系。尤以脾肾为最。二者之中,以肾不化气行水为其基本因素,故温肾助阳之中,配以健脾之品很为重要,反之健脾之中当佐温肾之味,方能收到较好效果。考肾居下焦,阳不足则气化不行,开合不利,水湿泛滥,肌肤悉肿;阴不足则水不济火,火炎烁金,致肺气虚衰,既不能输精布众,又不能助肾摄封,故尿蛋白流失不固,长期不消或反复成灾。夫脾居中焦,职司运化,主升清降浊,传输精微,灌注周身。《四圣心源》云:"脾升则肝肾亦升",脾气不升,必致肾气下沉。由此可知,肾气虚衰虽是导致蛋白等精微物质流失的主要原因,但与脾的关系也十分密切。所以只有脾肾同治,方能获得良好效果。自拟"健脾筑堤方"和"温肾开渠方"治疗慢性肾炎,临床总有效率达57.4%,足可佐证。

(二) 活血化瘀治宗始末

根据临床观察,慢性肾炎,由于肾之封藏失职,精气外泄,水肿及蛋白尿可反复不消或消而复故,导致体内精气亏虚。由于精气亏虚,阳不摄阴,失去对血中水液的制约,而出现血瘀体征,如舌质紫黯,瘀点瘀斑,肾府固定疼痛等。据血液流变学的观察,凡慢性肾炎患者,都存在着不同程度的高凝状态,所以欲消肿,欲消蛋白尿,必须化瘀。运用"温肾活血方"和"健脾活血方"治疗慢性肾炎肾劳期104例,完全缓解39例,基本缓解31例,部分缓解23例,无效11例,总有效率89.4%。常用药如坤草、红花、丹参、刘寄奴等,这些药皆有促进血液循环作用,有助于肾功能的恢复,水肿的消退,蛋白尿的转阴。临床上就是出现慢性肾衰竭,或尿毒症而频繁呕吐、昏迷等危重症状时,在运用西药对症处理,纠正酸中毒外,化瘀之味仍不可少。可合降逆泄浊之味,从鼻饲、肛管等多途径给药,急急救之,常可转危为安,取得效果,药如大黄、附子、丹参、蒲公英等。用大黄意在通腑降逆,化瘀泻浊,逼上浊之邪下泄,用附子意在温肾阳,振心阳,通血脉,以增强血循环,扶正祛邪;丹参活血强心,合大黄附子以增强活血化瘀,改善血循环,从而促进肾功能的恢复,相得益彰。

(三)慢性肾炎证治分型

1. 脾虚水泛,瘀血内阻型

症见水肿,每因劳累或外感引发而加重,面色少华或苍白,头昏乏力、纳减便溏、小便短少,舌质蛋白苔白滑,脉沉细缓。尿检可见尿蛋白、管型或红、白细胞。

【方选】健脾活血方(自拟)加减

【方药】黄芪 15～30 g　党参15 g　白术12 g　山药15 g
　　　　茯苓15 g　　　 干姜6 g　 桂枝10 g　泽泻10 g
　　　　玉米须15 g　　 冬瓜皮15 g　地鳖虫10 g　丹参15 g
　　　　红花10 g　　　 赤芍15 g　甘草6 g

【用法】日1剂,水煎,2次分服。

【加减】

①气虚明显者倍用黄芪。

②气阴两虚而症见口干咽燥者,去桂枝,酌加玄参12 g、生地15 g、玉竹12 g,以达益气养阴之效。

③若见脾运不健,纳呆便溏,腹胀者,宜暂去碍脾滋补之品党参,而酌加陈皮、砂仁等调理脾胃之药。

④若兼脾虚生湿,湿邪困脾,而症见脘腹作胀,食欲不振,口中粘腻或甜,小便浑浊,舌苔白腻或厚腻,脉濡,四肢微肿者,选加藿香12 g、佩兰12 g、薏仁15 g、苍术10 g、厚朴10 g、半夏10 g、茯苓12 g、泽泻12 g、陈皮12 g等化湿、渗湿、燥湿之品,以祛其邪。

⑤若湿郁化热,而口苦苔黄腻者,可去桂枝,加黄连。

⑥湿热下注,小便黄赤者,宜加黄柏12 g、白花蛇舌草30 g、六一散30 g^包等,俾湿化而复脾运。但必须注意湿化之后应立即转手治本。

⑦若因外感引发者,应先治其标,或用辛凉,或选辛温,或标本同治,临床上银花12 g、连翘12 g、板蓝根15 g、大力子12 g、麻黄10 g、荆芥10 g等皆可酌情选用。

⑧兼肾阳不足,肢冷便溏,腰酸怯寒,神疲乏力者,宜加熟附片5～10 g、葫芦巴15 g、二仙^各12 g、破故纸12 g以收脾肾双补之功。

⑨尿红细胞(++),选加仙鹤草30 g、叶下珠20 g、紫珠草20 g。

⑩慢性肾炎蛋白尿长期出现、反复不清,宜重用党参15～30 g、黄芪15～30 g、山药30 g、白术12 g等升阳固泄,配附子12 g、山萸肉15 g、巴戟天12 g、龟板10 g、熟地12 g、芡实15～30 g温肾填精、固肾节流,对蛋白尿转阴,提高肾功能皆有其积极意义。

2. 肾虚水泛,瘀血内阻型

证见面浮身肿,腰酸腰痛,畏寒肢冷,少尿或夜尿反多。腰以下肿甚,按之凹陷不起,四肢厥冷或单见晨起眼睑水肿,面色灰滞,舌质淡胖苔薄白或少苔,脉沉迟尺弱。尿检可见有蛋白、管型或红、白细胞。

【方选】温肾活血方加减

【方药】黑附子12 g　　肉桂6 g　　　巴戟天12 g　葫芦巴12 g
　　　　淫羊藿12 g　白术10 g　　　山萸肉15 g　黄芪20 g
　　　　党参12 g　　丹参12 g　　　刘寄奴12 g　赤芍10 g
　　　　地鳖虫12 g　仙鹤草15～30 g　甘草6 g

【加减】

①见肾阳不足,心失温煦,心阳虚衰鼓动无力而心悸气短者,桂枝易肉桂,重用党参15～30 g。

②气血运行不畅而兼血瘀者选加王不留行15～20 g、桃仁10 g、

红花10 g、川芎10 g等以行气活血。

③阴阳两虚者,宜选加枸杞子12 g、阿胶10 g^{冲}、鹿角胶10 g^{冲}、生地12 g等和主药相伍,滋阴温阳予以兼顾。

④肾虚为主,尿蛋白长期不消,或反增多,尿红细胞(++)以上,肾功能正常者,宜加重黄芪用量,再加山药30 g、白术12 g、芡实15～30 g、莲子15 g、金樱子15 g以增强补肾固精之功,选加藤梨根、紫珠草、叶下珠、王不留行活血止血。

⑤若见肾阴不足,水不涵木,或肝阳上亢,而症见头昏头晕,耳鸣少寐,舌红苔薄、脉细弦者,宜选加生地12 g、夏枯草12 g、甘杞子12 g、怀牛膝12 g、首乌12 g、玉米须10 g、石决明30 g等以滋水涵木,平肝潜阳;亦可选服杞菊地黄丸;若肝肾气阴两虚,症见眩晕耳鸣,急躁易怒,腰膝酸痛,活动加重,口干心烦热,或大便秘结,舌红有裂纹,脉细数者,治疗当养阴固肾合而治之。用二至丸口服,加生地12 g、玄参12 g、杜仲12 g。

⑥若兼见肺肾阴虚,舌红少苔,手足心热,口干咽痛者,则方中温药宜减,而酌加生地12 g、川石斛12 g、玄参12 g、桔梗10 g、银花12 g、沙参12 g,滋补肾阴,兼顾肺阴。且与方中参术芪草相伍,肺肾气阴兼顾,使金水相生,有利病愈。

⑦此外,气虚每易卫外失固,所以慢性肾炎外感引发者较多,在常规治疗的前提下,可于方中稍加补气解表,清热解毒之味,如黄芪15～30 g、白术12 g、防风10 g、金银花12 g、板蓝根15 g、二丁各15 g等。

六、慢性肾炎"变症"的治疗

慢性肾衰竭是慢性肾炎的"变症",乃慢性肾炎迁延日久不愈所致,属于中医"水肿""癃闭""关格"等范畴,本病由各种肾病日久,损及各脏腑功能,而以脾肾虚损为主,病情逐渐发展到后期致正气虚衰,肾失开阖,浊毒瘀血互结,潴留体内,壅滞肾络,发为本病,"五病说"立为"变症"型。

1. "变症"的病机

慢性肾炎"变症"病机复杂,涉及脏腑众多,主要在脾肾,但也往往波及肝、心、肺、胃等脏腑。在慢性肾炎的疾病发展过程中,脾阳虚损,往往影响着肾阳的衰微,肾阳不足,命门火衰亦同样影响脾阳,脾阳无肾阳的温煦,可使脾阳更亏。而脾肾阳亏,气不化水,阳不化浊,使水湿之邪更甚,进一步更加伤及阳气,最后,往往阴损及阳,真阴败竭,阴阳离决。因此,就病机来说,脾阳亏损、肾阳衰微是慢性肾炎"变症"的关键,浊邪壅盛,三焦不行,累及心、肺、肝、脑等脏腑是"变症"之标。病变部位始终在脾肾,以肾为主,肺、脾、肾三脏皆有关系。

2. "变症"的症状

症状可见头面或四肢水肿,按之凹陷不起,头昏头晕,面色㿠白或萎黄,甚则黧黑晦暗,腰膝酸软或疼痛,畏寒肢冷,精神萎靡,纳呆,恶心,甚则呕吐,尿短赤,甚则无尿,或多尿、无尿交替出现,舌质红紫绛或紫暗或夹有瘀点瘀斑,舌苔垢腻黄或苔薄白或舌光无苔,脉沉弦涩或滑疾或脉微欲绝等不同舌象和脉象。实验室检查:

(1) 肾病综合征:①大量蛋白尿(>3.5 g/24h);②低蛋白血症(血浆白蛋白>30 g/L);③高脂血症(血清总胆固醇>250 mg/dl)。

(2) 急性肾衰竭:①进行性肾功能下降,很快出现氮质血症,或无尿(<100 ml/24h)②尿常规检查:等张尿(比重$1.010\sim1.016$),蛋白质($+\sim++$),尿沉渣常有颗粒管型、上皮细胞碎片、红白细胞。

(3) 出现尿毒症:恶心、呕吐,精神萎靡,出现水钠潴留甚或心力衰竭,血钾>6.5 mmol/L,血尿素氮>80 mg/dl,血肌酐$>6\sim8$ mg/dl,此皆提示病情危重。

慢性肾炎发展到后期"变症"的阶段,因肾气亏虚引起肾的气化功能失调,肾失开阖,不能及时疏导、传输、运化水液及毒物,属中医"关格"范畴,因此可形成湿浊、湿热、瘀血、尿毒等浊邪。故临床除了有脾肾亏虚等"正虚"的表现以外,由于浊邪侵犯上、中、下三焦的脏腑不同,还可有不同的临床表现。若浊邪侵犯上焦心,水湿阻遏心阳,水气凌心,心气不足,运血无力,则可出现心悸、气短、胸闷、气促等;浊邪侵犯中焦脾胃,致其升降失常可出现恶心、呕吐,脾失健运,气血生化乏源,可出现贫血、乏力;浊邪侵犯下焦肝,可出现抽搐;侵犯下焦肾,肾虚膀胱气化不利则尿少、水肿,甚则小便点滴全无而成癃闭之症,甚则阳越气绝,阴阳绝离,出现昏迷、二便失禁等。如浊毒蒙蔽心窍扰乱神明,浊毒化热,内陷心包,则可致心阳欲脱,阴阳离绝。

3. "变症"的治则

慢性肾炎早期多属脾肾阳虚为主,虽兼浊邪,但邪一般不盛。中后期虽显虚实相杂,但脾肾更亏,浊邪壅盛,继而邪实突出。慢性肾炎发展到后期阶段,多属中医"关格"病证,由于浊邪侵犯上、中、下焦的脏腑不同,所表现的症状不同,治疗原则也不同。临床根据病情的演变,脾肾阳虚阶段以补为先,在浊邪壅盛三焦阶段,浊是阴邪,易伤阳,浊不去,阳不复,故当急以祛邪。祛浊有降浊、化浊等法。降浊之法,当使浊毒从大便排出,也谓急下,可口服(含鼻饲给药)配以灌肠。化浊法多逐邪较慢,可用于前期症见湿浊症时的各个阶段。具体应用或补泻兼施,或补泻并用,或泻后议补,或长期补泻同用,因证而施。

4. "变症"的治法

慢性肾炎早期多属脾肾阳虚为主,虽属浊邪,其邪一般不盛。发展到后期阶段,多属中医"关格"病证,由于浊邪侵犯上、中、下三焦的脏腑不同,所表现的症状不同,故治则治法当随症而变。若浊邪侵犯上焦心,症见昏迷、谵语,则治拟宣利气机,开窍醒脑,上吐下秘,温中补益,攻下降浊,补泻同用,孰轻孰重,因证而施;浊邪侵犯下焦肝,症见抽搐等,治当平肝潜阳,镇肝息风;侵犯下焦肾,则阳越气绝,阴阳绝离,急当温命门之阳,参附当上,中西药并举;取长补短,各显其长,急急救治。病到后期多以邪盛为主,攻邪为上,中医祛邪有降浊、化浊之法,使毒从大便排出,可口服(含鼻饲给药)配以灌肠,双楫并举,辨证施药。

5."变症"的选方用药

(1)"变症"的口服方药

【方选】益肾健脾活血排毒汤化裁(自拟)。

【方药】黄芪30~50 g　党参15 g　　山药30 g　　茯苓20 g
　　　　山萸肉15 g　　葫芦巴15 g　枸杞子12 g　生地12 g
　　　　巴戟天12 g　　炙水蛭10 g　丹参15 g　　苏叶15 g
　　　　生军10 g　　　藤梨根20 g　紫珠草15 g　叶下珠15 g
　　　　王不留行15~20 g　　　　　土茯苓20~30 g
　　　　仙鹤草30 g　紫花地丁30 g　黄花地丁30 g　铁片草20 g
　　　　小蓟15 g　　六一散30 g^包

【用法】日1剂,水煎,2次分服。重急危证者鼻饲给药。

【方解】慢性肾炎脾肾之虚乃病之根本,故治宗脾肾是其关键,脾肾二脏是互相依存的,脾虚则水谷精微输布失职,而肾虚则蒸化失常。两者皆可导致水湿泛滥,精微下泄而成灾,好比河堤不固有水灾之弊,然河道阻塞也有成灾之虞。治宗脾肾,应用黄芪、党参、山药、茯苓等健脾助运,升阳固泄;用山萸肉、巴戟天、枸杞子、生地益肾壮阳,固肾节流,鼓舞肾气,气化则水化。巧用党参、黄芪、山萸肉、生地、杞子等助阳养阴,阴阳并补,以求增一份元阳,长一份真阴,这样才符合慢性肾炎"变症"的机理。"血水同源",慢性肾炎利水消肿,当活其血,活血即所以利水,故用水蛭、丹参、花蕊石、王不留行、胡芦巴合用,活血化瘀,利水消肿。针对尿中隐血用仙鹤草、叶下珠、紫珠草等凉血止血、散瘀解毒;用生军、土茯苓、二丁、小蓟、铁鞭草、六一散等清热解毒、利湿排毒,令邪有出路。诸药和合,熔健脾补肾、活血化瘀、清热排毒于一炉,对慢性肾炎"变症"的治疗方为合拍。

【加减】

①血压高者加川牛膝15 g、地榆12 g、槐花20 g。

②贫血者选加女贞子12 g、墨旱莲12 g、制首乌12 g,冬虫夏草(适量食疗)。

③四末不温加熟附片 10～30 g。

④腰酸痛者选加杜仲12 g、威灵仙 15～20 g、川断12 g、龙须草12 g、地鳖虫10 g。

⑤小便短赤或癃闭者,选加瞿麦15 g,冬葵子15 g,商陆10 g(中病即止),滑石30 g,服通关丸(《兰室秘藏》卷下,组成:黄柏30 g,知母30 g,肉桂1.5 g,打粉作丸,每次10 g,空腹开水送服,昏迷者鼻饲给药)。

(2)"变症"的灌肠方药

【基本方】生大黄 30～50 g,紫丹参 30～40 g,熟附片 5～30 g,煎水 100～150 ml,侧卧高位保留灌肠(深度 20～25 cm,因人而宜),药液温度保持37℃左右,和体温相近为好,急重者药液可在 15～20 分钟滴完为宜。1剂/日,轻者日 1 次,重者日 2 次,3～5 天为一疗程,据病情变化可重复 2～3 个疗程。

【方解】方中生大黄清热、荡涤肠胃、泄浊解毒、推陈致新,活血化瘀,据相关研究显示其可抑制肠道吸收氨基酸,减少尿素的合成,还能抑制肾单位代偿性肥大和高代谢状态;丹参活血化瘀,除烦安神,能改善高凝状态,使肾功能改善,减少肾脏细胞凋亡,从而可达到清热解毒及祛湿的功用,进而有效地治疗慢性肾衰竭。合附片扶阳益阴,温肾健脾,而延缓肾衰竭。临床上慢性肾炎"变症"期,未进入危急期,可长期配合内服药,纳入中医治疗常直到肾功改善或恢复正常。

灌肠用药 辨证选用

①湿浊热毒重盛者:舌红面赤,苔垢腻厚黄,脉弦滑有力,心烦,

尿短红赤者,用泻火降浊法。

方药:生大黄50 g^{后下},丹参40 g,熟附片5 g,二丁50 g,蚕砂30 g,枳实20 g,芒硝15 g^{冲},车前子30 g,萹蓄30 g,水牛角50 g。

②胃中秽浊邪毒型:口臭逼人,异味外出(不论大便干、秘与否皆用)。

方药:生大黄40 g,丹参30 g,生石膏100 g,枳壳实各20 g,丹皮20 g,生地30 g,黄连20 g,铁片草40 g。

③气虚者:气虚懒言,面色不华,舌淡脉细少力。用益气降浊法。

方药:生大黄30 g,紫丹参30 g,熟附片15 g,党参50 g,黄芪50 g,牡蛎50 g。

④虚脱者脉微细,大汗出,张口气促,尿失禁,急用固脱降浊法。

方药:生大黄50 g,紫丹参30 g,熟附片30 g,人参50 g,龙骨60 g,牡蛎60 g。

⑤颅压高者,面赤气粗,脉弦或数或滑,舌红苔黄者,用脱水降浊法。

方药:生大黄50 g,紫丹参40 g,熟附片5 g,泽泻50 g,水牛角50 g(先煎),川牛膝30 g,车前子50 g,并和甘露醇相伍,利水醒脑。

⑥肾阳衰微者,用温肾降浊法。

方药:附片30 g,丹参30 g,生大黄30 g,肉桂15 g,人参30 g,牡蛎30 g。

按语:《内经·素问》曰:"其在下者,引而竭之;其实者,散而泻之",灌肠法的运用,通过通腑泄浊,化瘀解毒,可排除体内和血中毒素如湿毒、溺毒、水毒、瘀毒、氮质等,应用辨证灌肠的方法,既可起到体内废物得以排出,又可扶正祛邪,促进体内气血运行,使三焦气机通畅,增强微循环,以纠正氮质血症,纠正肠胃功能,有利肾组织恢复,提高机体的活力与新陈代谢的功能,改善全身症状,使邪去而正安,对呕吐、厌食、乏力、高血压及防止感染与出血,亦有明显作用,同时不能使慢性肾炎患者的肾功能得到保护和程度不同的恢复。随着医疗技术的发展,灌肠疗法目前已有机器操作代替人工操作的方式,被称为"结肠透析"在慢性肾衰竭的治疗中发挥着重要作用不失为一法。

七、慢性肾炎治案举例

1. 慢性肾炎

王某,男,45岁。

初诊:2014年4月6日。

有慢性肾炎史两年,以蛋白尿、血尿为主,水肿不明显,查尿常规:pro(3+),bld(2+)。

刻诊:下肢微肿,腰腿酸疼,怕冷,周身无力,精神差,大便夹有完谷,尿频,纳谷一般,寐尚好。舌质淡苔腻微黄,脉沉弦细尺弱。证属肾虚血瘀,摄纳无权,精微下泄。治拟:益肾固精,活血化瘀。

印象:慢性肾炎。

方药:熟附片10 g　山萸肉15 g　巴戟天15 g　金樱子12 g
　　　山药30 g　　炙黄芪20 g　党参15 g　　白术10 g
　　　茯苓15 g　　藤梨根20 g　叶下珠15 g　生地12 g
　　　杜仲10 g　　地鳖虫10 g　丹参10 g　　苡仁15 g
　　　土茯苓30 g　甘草5 g

7剂,水煎,早晚分服。

二诊:2014年4月13日,复查尿常规:pro(2+),bld(2+)。别无不适,舌质淡红苔薄黄腻,脉沉弦细。上方加:藿佩各10 g,泽兰10 g,芡实15 g,丹皮15 g,仙鹤草30 g,紫珠草15 g。7剂,水煎,早晚分服。

三诊:2014年4月21日,药后舌苔转薄,精神转好,腰酸减轻,大便正常。后尿检尿蛋白(+～++),继用上方加减,治疗3个月,诸症消失,未见反复,多次尿检:蛋白尿(±或-),上方制小其剂,巩固用药,病情平稳。

2. 慢性肾炎

李某,男,40岁。

初诊:2013年9月2日。

有慢性肾炎反复发作已10年,曾用激素治疗,1年多来服用黄葵胶囊治疗。平时查蛋白尿(＋～＋＋),BLD(－),肾功能正常。就诊时下肢微肿,面色萎黄无华,神疲乏力,脘腹胀满,纳谷不香,大便溏稀,间见腰膝酸痛。舌淡紫苔薄边有齿痕,脉弦细。辨证属脾虚血瘀。治拟:健脾益气,活血化瘀。

印象:慢性肾炎。

方药:炙黄芪15g 党参15g 白术10g 茯苓15g
　　　山药15g 陈皮10g 山萸肉10g 巴戟天10g
　　　生地12g 芡实15g 泽泻12g 杜仲15g
　　　土茯苓30g 丹参15g 红花10g 藤梨根20g
　　　桂枝12g 甘草6g

5剂,每日一剂,水煎,早晚两次分服。

二诊:2013年9月7日,患者诉无不适。上方黄芪加量至30g,另加冬瓜皮15g、仙鹤草30g。14剂,每日一剂,水煎,早晚分服。

三诊:2013年9月21日,患者自觉症状减轻,渐而诸症次第消失。检查尿蛋白(＋)。后嘱患者门诊继诊,用上方加减治疗,尿常规蛋白尿(0～＋),24小时尿蛋白在1g以内。经上方治疗,共两月余,蛋白尿转阴。

3. 慢性肾炎

孙某,男,76岁。

初诊:2016年10月5日。

慢性肾炎已5年余,近期查尿蛋白(2＋),血肌酐120μmol/L,刻诊:久坐后两腿发硬,别无不适,舌淡紫苔薄黄,脉沉弦尺弱,纳谷好,大便干,小便夹有泡沫,夜尿3次,目下如卧蚕起之状下线过鼻梁

1/2,综观全案,脾肾双亏,气阴两伤,夹瘀阻络,湿毒内生,夹阳上扰,血流不畅,治拟益气养阴,活血潜降,清热利湿排毒合法。

印象:慢性肾炎。

方药:黄芪30 g　　山药30 g　　党参12 g　　白术12 g
　　　　云茯苓15 g　山萸肉12 g　巴戟天12 g　枸杞子12 g
　　　　乌不宿20 g　地鳖虫12 g　三七5 g　　川牛膝12 g
　　　　槐花15 g　　地榆10 g　　藤梨根15 g　泽漆15 g
　　　　天花粉15 g　泽泻12 g　　生麦芽20 g　葛根15 g

7剂,每日一剂,水煎,早晚分服。

药后无不适,上方继续服用1个月后患者自觉症状减轻,渐而诸症次第消失,检查尿蛋白(+)。后嘱患者门诊继诊,用上方加减治疗,连续服用上方百余剂,血肌酐、尿素氮降至正常,尿蛋白(0～+),24小时尿蛋白定量在1 g以内,病情平稳。

4. 肾癌术后、化疗后、高血压

刘×,女,64岁,工人。

初诊:2016年12月5日

患者于8年前因"右肾占位"行右肾切除术,术后化疗2次,是年11月尿检:尿蛋白(2+)。1周前复查尿蛋白(2+)。既往有高血压病史2年、高脂血症2年。刻下:腰痛,腰以下怕冷,夜寐欠安,夜寐时两臂置棉被外觉冷,置棉被里觉心中烦躁。双耳隐痛,按之觉舒。不易入睡,纳谷尚可,白天尿频、尿无力,夜尿2次左右,大便不成形,稍受凉即易腹泻。辨证为脾肾亏虚、阴阳失调,术后伤气伤血,脾肾更虚。治拟健脾补肾,活血化瘀,清热解毒,燮理阴阳,合法治之。

印象:①慢性肾炎;②肾癌术后化疗后征;③高血压病。

方药:黄芪20 g　　党参12 g　　白术12 g　　茯苓15 g
　　　　山萸肉12 g　巴戟天12 g　枸杞子12 g　山药15 g
　　　　胡黄连5 g　　地骨皮15 g　炙鳖甲12 g　炙龟板12 g

青蒿 10 g　　大力子 12 g　　三七 5 g　　藤梨根 15 g
杜仲 12 g　　黄柏 10 g　　土茯苓 15 g　　天葵子 10 g

4 剂,每日 1 剂,水煎 300 ml 早晚餐后温服。

二诊:2016 年 12 月 9 日,患者自觉腰痛、怕冷等症较前好转,前方既效,加减再进,后尿频、无力等症均较前改善,定期复查尿常规提示蛋白(0～＋),症情平稳。

按语:患者右肾切除术后化疗后,脾肾阳虚益甚,阴阳失调,夹瘀夹毒,血流不畅,合而为患。虑其旧疾,治宗脾肾是其关键,活血化瘀贯穿始末,以求阴平阳秘,佐清热解毒,标本同治,方药对证,仍在治疗中。

5. 紫癜性肾炎

张×,女,79 岁。

初诊:2016 年 7 月 9 日。

患者有紫癜性肾炎病史 10 余年,服用中西药物保肾治疗(具体不详)。刻诊:两腿散在黑瘀斑,无疼痛,自觉瘙痒。口苦、口干、流涎,反复口溃。纳谷可,夜寐安,大便调,小便多泡沫。舌暗红苔薄白,脉沉弦。病久脾肾双亏,夹瘀夹毒,内热化火。结合病史,治宗此意。

印象:紫癜性肾炎并发口腔溃疡。

方药:生地 15 g　　老紫草 15 g　　赤芍 15 g　　粉丹皮 15 g
侧柏叶 15 g　　藤梨根 20 g　　叶下珠 20 g　　紫珠草 20 g
川牛膝 12 g　　土牛膝 12 g　　槐花 15 g　　玄参 12 g
泽漆 20 g　　川连 6 g　　金钱草 40 g　　白蒺藜 15 g
全蝎 5 g　　山药 30 g　　甘草 5 g

7 剂,每日 1 剂,水煎,早晚分服。

二诊:2016 年 7 月 16 日,患者药后无不适,查尿隐血(2＋～3＋)。舌红苔薄黄,脉沉弦细。上方加仙鹤草 30 g,党参 12 g,白术 12 g,黄芪15 g,焦三仙ᵃ 12 g。7剂,每日1剂,水煎,早晚分服。后患者定期复诊,上方加减继进,病情稳定,复查尿蛋白(＋～－),仍在治疗中。

按语:紫癜性肾炎是继发性肾小球肾炎之一,属中医的血证、水肿范畴,病情轻微者及时施治,一般预后较好,但部分患者病情顽固反复发作,最终可发展为慢性肾衰竭。该病血分热毒为患,应重视凉血止血、解毒散瘀。

6. 慢性肾炎

周×,女,52岁。

初诊:2016年6月3日。

患者1年前体检时发现尿隐血,定期复查隐血(±～＋)左右,诊断为"慢性肾炎",未正规治疗,2天前复查尿隐血±。刻诊:上眼睑水肿,腰痛,自汗盗汗,夜间自觉身热。舌淡红有瘀斑,苔薄黄,脉沉弦尺弱。结合病史,患者脾肾亏虚,瘀血内阻,拟健脾补肾,活血止血。

印象:慢性肾炎。

方药:
党参15 g	太子参12 g	茯苓15 g	焦白术12 g
陈皮12 g	桂枝12 g	山萸肉15 g	三角藤12 g
枸杞子12 g	芡实15 g	杜仲12 g	无根草15 g
泽泻12 g	土茯苓20 g	三七5 g	王不留行15 g
广木香12 g	藤梨根15 g	赤芍12 g	黄芪20 g
防己12 g	茯苓皮12 g	薏仁米30 g	甘草5 g

7剂,每日1剂,水煎,早晚分服。

药后患者水肿、腰痛等症均有所改善,后前方继服1月余,复查尿隐血—。

7. 慢肾风

何×,女,27岁,东海人。

初诊:2016年8月12日。

患者慢性肾炎2年余,2天前查尿常规:隐血(2+),蛋白(3+)。刻诊:形体丰满,周身水肿,乏力,脘腹胀痛,纳谷可,寐安,小便色黄,大便调。脉沉弦尺弱,舌红苔薄黄腻。结合病史,脾肾双亏,运化功能失司,夹瘀夹湿阻络,治宗此意。

印象:慢性肾炎。

方药:黄芪15g　　党参15g　　焦白术12g　　太子参12g
　　　云茯苓15g　陈皮12g　　白芍30g　　　薏苡仁20g
　　　藤梨根20g　紫珠草20g　叶下珠20g　　土茯苓20g
　　　紫丹参15g　泽泻15g　　焦三仙各12g　王不留行15g
　　　莱菔子12g　枳壳12g　　山萸肉15g　　三角藤12g
　　　枸杞子12g　葫芦巴15g　小蓟15g　　　云苓皮12g
　　　甘草6g

7剂,每日1剂,水煎,早晚分服。

二诊:2016年8月19日,患者乏力等症较前改善,但诉胃胀不适仍较明显,原方加用木香10g,砂仁6g后下,共7剂,后症状较前减,又加减服药2个月,乏力、水肿等症改善,复查尿隐血(+),蛋白(1+)。后继服中药,至今病情稳定。

8. 慢性肾炎

陈×,男,45岁。

初诊:2017年3月6日。

患者有慢性肾炎病史5年,间断中西药物治疗,病情常有反复。10天前检查肌酐136mmol/L,尿蛋白(+),尿隐血(3+)。刻诊:周身乏力,晨起口干,脉沉弦细尺弱。舌淡红苔中微黄腻,病程已久,脾肾双亏,病久夹瘀,从舌象看,兼夹湿毒,治宗此意。

印象:慢性肾炎(脾肾亏虚,夹瘀夹湿)。

治法:补益脾肾,活血化瘀,清热止血。

方药:党参15g　　茯苓15g　　焦白术12g　　山药20g

山萸肉 12 g	巴戟天 12 g	桑葚子 12 g	藤梨根 20 g
土茯苓 20 g	薜荔果 12 g	川怀牛膝^各 12 g	槐花 20 g
地榆 12 g	钩藤 30 g	二丁^各 30 g	地鳖虫 10 g

3剂,每日1剂,水煎,早晚分服。

二诊:2017年3月9日,患者舌红苔薄黄,脉弦细弱,症如上述,检查示肌酐149 mmol/L。上方山药改30 g,加山萸肉15 g、党参20 g、生地12 g、炙水蛭10 g、丹参15 g、小蓟15 g。7剂,每日1剂,水煎,早晚分服。

另予灌肠方:生大黄40 g、丹参20 g、生地30 g、丹皮20 g、泽泻40 g、川牛膝30 g、车前子30 g、党参30 g,共7剂,每日1剂,水煎100~150 ml,高位保留灌肠。

经此方治疗2月余,复查肌酐125 mmol/L,尿蛋白(±),隐血(+),为巩固治疗,加减继服至今,病情稳定。

9. 慢性肾炎

巩×,男,45岁。

初诊:2017年3月15日。

有慢性肾炎病史3年,平时无不适。1周前外院肾脏病理示:局灶节断性肾小球硬化(塌陷型)。查尿隐血(3+),蛋白(-)。舌质淡紫,苔薄,脉弦细尺弱。结合病史,脾肾早亏,夹瘀夹热,络脉不畅,治宗此意。

印象:慢性肾炎。

方药:黄芪 30 g	党参 15 g	白术 12 g	山药 20 g
山萸肉 12 g	巴戟天 12 g	藤梨根 20 g	叶下珠 20 g
紫珠草 20 g	仙鹤草 30 g	白茅根 20 g	大力子 30 g
杜仲 12 g	川断 12 g	地鳖虫 10 g	川牛膝 15 g
槐花 20 g	地榆 20 g	丹皮 12 g	甘草 6 g

7剂,每日1剂,水煎,早晚分服。

另予肾复康2瓶,5粒/次,3次/日。

药后患者无不适,上方继服一月余,复查尿隐血(2+),自觉精神较前佳。后用此方加减治疗,症情稳定,尿隐血(+)左右。

10. 乳糜血尿

贾×,女,71岁。

初诊:2017年7月22日。

患者1年前患乳糜尿,所下皆夹血,中医谓之血淋,几次固服某医中草药治疗效果欠佳,云后自斯得一方,用上等阿胶加车前草、大蓟、小蓟、竹片菜等熬水喝而好。今又发是症已20天,小便下之不爽,夹有血块,伴有胃病,多食则胀,胃中嘈杂,舌质紫嫩,苔薄微黄,脉弦细。病程已久,气虚失摄,夹热伤络,病为血淋,治宜益气摄血治其本,凉血活血治其标,佐健脾助运之味。

印象:①乳糜血尿;②胃胀。

方药:黄芪40 g　党参15 g　山药20 g　生地15 g
　　　水蜈蚣40 g　铁片草30 g　萹蓄30 g　大小蓟各30 g
　　　粉草薢30 g　车前子30 g　花蕊石20 g　仙鹤草40 g
　　　陈皮12 g　半夏12 g　焦白术12 g　车前草30 g

7剂,每日1剂,水煎,早晚分服。

二诊:2017年7月29日,药后小便由豆浆样稍变清,血块未尽,舌淡红苔薄,脉弦细尺弱。前方既效,原方继服。唯饭后作胀,脾胃虚弱无疑。上方加焦三仙各15 g,莱菔子15 g。7剂,煎服方法同前。

三诊:2017年8月5日,症状较前明显改善,舌淡红苔薄黄,脉沉弦细尺弱。前方既效,毋庸更章。上方黄芪改50 g,共7剂,煎服方法同前。药后从来人口得知患者已病愈。

八、临床常用治疗慢性肾炎的中药择选

(一) 健脾利湿类

1. 补气健脾药

人参：《神农本草经》
性味：甘,微苦,温。
归经：归心、脾、肺经。
功效：大补元气,补脾益肺,生津,益智。

党参：《本草从新》
性味：甘,微温。
归经：归脾、肺经。
功效：补气益脾肺。

山药：《神农本草经》
性味：甘,平。
归经：归脾、肺、肾经。
功效：补脾胃,益肺肾。

黄精：《别录》
性味：甘,平。
归经：归脾、肺、肾经。
功效：养阴润肺,益气补脾。

甘草：《神农本草经》
性味：甘,平。
归经：归脾、心、肺经。
功效：补益心脾,润肺止咳,缓急,泻火解毒。

大枣：《神农本草经》
性味：甘,温。
归经：归脾、胃经。
功效：补益脾胃,缓和药性。

2. 健脾渗湿药

白术：《神农本草经》
性味：甘、苦,温。
归经：归脾、胃经。
功效：益气健脾,燥湿,利水,止汗,安胎。

茯苓：《神农本草经》
性味：甘、淡、平。
归经：归心、脾、肾经。
功效：利水渗湿,健脾,安神。

薏苡仁：《神农本草经》
性味：甘、淡,微寒。
归经：归脾、胃、肺经。
功效：利湿,健脾,除痹,清热排脓。

3. 燥湿健脾药

苍术：《神农本草经》
性味：
归经：辛、苦,温。归脾、胃经。
功效：燥湿健脾,祛风湿。

草豆蔻：《别录》
　性味：辛，温。
　归经：归脾、胃经。
　功效：燥湿，温中，健脾。

4. 利水消肿药

茯苓：《神农本草经》
　性味：甘、淡，平。
　归经：归心、脾、肾经。
　功效：利水渗湿，健脾，宁心。

猪苓：《神农本草经》
　性味：甘、淡、平。
　归经：归肾、膀胱经。
　功效：利水渗湿。

泽泻：《神农本草经》
　性味：甘、淡，寒。
　归经：归肾、膀胱经。
　功效：利水渗湿，泄热。

冬瓜皮：《开宝本草》
　性味：甘、淡，微寒。
　归经：归肺、小肠经。
　功效：利水消肿。

玉米须：《慎南本草》
　性味：甘、淡，平。
　归经：归肾、膀胱经。
　功效：利水消肿。

泽漆：《神农本草经》
　性味：辛、苦，微寒。有毒。
　归经：归大肠、小肠、肺经。
　功效：利水消肿，化痰止咳，解毒散结。

车前子：《神农本草经》
　性味：甘，微寒。
　归经：归肝、肾、肺、小肠经。
　功效：利尿通淋，渗湿止泻，明目，祛痰。

滑石：《神农本草经》
　性味：甘、淡，寒。
　归经：归膀胱、肺、胃经。
　功效：利尿通淋，清热解暑，收湿敛疮。

木通：《神农本草经》
　性味：苦，寒。有毒。
　归经：归心、小肠、膀胱经。
　功效：利尿通淋，清心火，通经下乳。

通草：《本草拾遗》
　性味：甘、淡，微寒。
　归经：归肺、胃经。
　功效：利尿通淋，通气下乳。

瞿麦：《神农本草经》
　性味：苦，寒。
　归经：归心、小肠经。
　功效：利尿通络，破血通经。

萹蓄：《神农本草经》
　性味：苦，微寒。
　归经：归膀胱经。

功效:利尿通淋,杀虫止痒。

地肤子:《神农本草经》

性味:辛、苦,寒。

归经:归肾、膀胱经。

功效:利尿通淋,清热利湿,止痒。

海金砂:《嘉祐本草》

性味:甘、咸,寒。

归经:归膀胱、小肠经。

功效:利尿通淋,止痛。

石韦:《神农本草经》

性味:甘、苦,微寒。

归经:归肺、膀胱经。

功效:利尿通淋,清肺止咳,凉血止血。

冬葵子:《神农本草经》

性味:甘、涩,凉。

归经:归大肠、小肠、膀胱经。

功效:利尿通淋,下乳,润肠。

灯心草:《开宝本草》

性味:甘、淡,微寒。

归经:归心、肺、小肠经。

功效:利尿通淋,清心降火。

萆薢:《神农本草经》

性味:苦,平。

归经:归肾、胃经。

功效:利湿去浊,祛风除痹。

(二)补肾类

1. 补肾阴药

熟地黄:《本草图经》

性味:甘,微温。

归经:归肝、肾经。

功效:补血滋阴,益精填髓。

枸杞子:《神农本草经》

性味:甘,平。

归经:归肝、肾经。

功效:滋补肝肾,益精明目。

女贞子:《神农本草经》

性味:甘、苦,凉。

归经:归肝、肾经。

功效:滋补肝肾,明目乌发。

墨旱莲:《新修本草》

性味:甘、酸,寒。

归经:归肝、肾经。

功效:滋补肝肾,凉血止血。

桑椹:《新修本草》

性味:甘,寒。

归经:归肝、肾经。

功效:滋阴补血,生津,润肠。

天冬:《神农本草经》

性味:甘、苦,寒。

归经:归肺、肾经。

功效:养阴润燥,清肺生津。

石斛:《神农本草经》
性味:甘,微寒。
归经:归胃、肾经。
功效:益胃生津,滋阴润燥。

黑芝麻:《神农本草经》
性味:甘,平。
归经:归肝、肾、大肠经。
功效:补肝肾,益精血,润肠燥。

龟板:《神农本草经》
性味:甘、咸,寒。
归经:归肝、肾、心经。
功效:滋阴潜阳,益肾健骨,养血补心,固经止崩。

鳖甲:《神农本草经》
性味:咸,寒。
归经:归肝、肾经。
功效:滋阴潜阳,退热除蒸,软坚散结。

2. 补肾阳药

鹿茸:《神农本草经》
性味:甘、咸,温。
归经:归肝、肾经。
功效:温补肾阳,益精血,强筋骨。

山茱萸:《神农本草经》
性味:酸、涩,微温。
归经:归肝、肾经。
功效:补肝肾,收敛固涩。

巴戟天:《神农本草经》
性味:辛、甘,温。
归经:归肾经。
功效:补肾壮阳,强筋骨,祛风湿。

肉苁蓉:《神农本草经》
性味:甘,温。
归经:归肾、大肠经。
功效:补肾壮阳,润肠通便。

锁阳:《本草衍义补遗》
性味:甘,温。
归经:归肝、肾、大肠经。
功效:补肾壮阳,润肠通便。

仙茅:《海药本草》
性味:辛,热。
归经:有小毒。归肾经。
功效:温肾壮阳,强筋骨,祛寒湿。

淫羊藿:《神农本草经》
性味:辛、甘,温。
归经:归肝、肾经。
功效:温肾壮阳,强筋骨,祛风湿。

海马:《本草拾遗》
性味:甘、咸,温。
归经:归肾、肝经。
功效:补肾壮阳,活血化瘀。

杜仲:《神农本草经》
　　性味:甘、微辛,温。
　　归经:归肝、肾经。
　　功效:补肝肾,强筋骨,安胎。

续断:《神农本草经》
　　性味:苦、甘、辛,微温。
　　归经:归肝、肾经。
　　功效:补肝肾,强筋骨,止血安胎。

狗脊:《神农本草经》
　　性味:苦、甘,温。
　　归经:归肝、肾经。
　　功效:补肝肾,强筋骨,祛风湿。

骨碎补:《药性论》
　　性味:苦,温。
　　归经:归肝、肾经。
　　功效:补肾,续伤。

补骨脂:《药性论》
　　性味:辛、苦,温。
　　归经:归肾、脾经。
　　功效:补肾助阳,暖脾止泻,纳气平喘。

益智仁:《本草拾遗》
　　性味:辛,温。
　　归经:归脾、肾经。
　　功效:补肾,温脾,固涩。

蛤蚧:《雷公炮炙论》
　　性味:甘、咸,温。
　　归经:归肺、肾经。
　　功效:补肺肾,纳气平喘,助阳益精。

冬虫夏草:《本草从新》
　　性味:甘,温。
　　归经:归肺、肾经。
　　功效:益肾补肺,壮阳益精,平喘止嗽。

紫河车:《本草拾遗》
　　性味:甘、咸,温。
　　归经:归肾、肝、肺经。
　　功效:补肾益精,益气养血。

菟丝子:《神农本草经》
　　性味:辛、甘,平。
　　归经:归肝、肾经。
　　功效:补肾固精,养肝明目。

3. 补肾固涩药

五味子:《神农本草经》
　　性味:酸,温。
　　归经:归肺、肾、心经。
　　功效:收敛固涩,益气生津,补肾宁心。

五倍子:《本草拾遗》
　　性味:酸、涩,寒。
　　归经:归肺、肾、大肠经。
　　功效:收敛固涩,解毒疗疮。

莲子:《神农本草经》
　性味:甘、涩,平。
　归经:归脾、肾、心经。
　功效:益肾固精,补脾止泻、止带,养心。

芡实:《神农本草经》
　性味:甘、涩,平。
　归经:归脾、肾经。
　功效:益肾固精,补脾止泻、止带。

金樱子:《蜀本草》
　性味:酸、涩、甘,平。
　归经:归肾、膀胱、大肠经。
　功效:固精缩尿,涩肠止泻。

桑螵蛸:《神农本草经》
　性味:甘、咸,温。
　归经:归肝、肾经。
　功效:固精缩尿,补肾助阳。

覆盆子:《别录》
　性味:甘、酸,微温。
　归经:归肝、肾经。
　功效:益肾、固精、缩尿。

乌贼骨:《神农本草经》
　性味:咸、涩,微温。
　归经:归肝、肾经。
　功效:收敛止血、止带、涩精、敛疮,制酸。

(三)活血化瘀类

1. 活血化瘀药

川芎:《神农本草经》
　性味:辛,温。
　归经:归肝、胆、心包经。
　功效:活血行气,祛风止痛。

乳香:《别录》
　性味:辛、苦,温。
　归经:归心、肝、脾经。
　功效:活血行气止痛,消肿生肌。

没药:《药性论》
　性味:辛、苦,平。
　归经:归心、肝、脾经。
　功效:活血止痛,消肿生肌。

郁金:《药性论》
　性味:辛、苦,寒。
　归经:归心、肺、肝、胆经。
　功效:活血,行气,解郁,利胆,凉血。

姜黄:《新修本草》
　性味:辛、苦,温。
　归经:归肝、脾经。
　功效:活血行气,通经止痛。

莪术:《药性论》
　性味:苦、辛,温。
　归经:归肝、脾经。

功效:破血行气,消积。

三棱:《本草拾遗》
性味:苦、辛,平。
归经:归肝、脾经。
功效:破血,行气,消积。

丹参:《神农本草经》
性味:苦,微寒。
归经:归心,肝经。
功效:活血祛瘀,凉血消痈,安神。

益母草:《神农本草经》
性味:苦、辛,微寒。
归经:归心、肝经。
功效:活血通经,利水消肿。

泽兰:《神农本草经》
性味:苦、辛,微温。
归经:归肝、脾经。
功效:活血祛瘀,行水消肿。

鸡血藤:《本草纲目拾遗》
性味:苦、微甘,温。
归经:归肝经。
功效:行血补血,舒筋活络。

桃仁:《神农本草经》
性味:苦、甘,平。有小毒。
归经:归心、肝、大肠经。
功效:活血祛瘀,润肠通便。

红花:《本草图经》
性味:辛,温。
归经:归心、肝经。
功效:活血通经,祛瘀止痛。

牛膝:《神农本草经》
性味:苦、酸,平。
归经:归肝、肾经。
功效:活血通经,补肝肾,强筋骨,利尿通淋,引火下行。

穿山甲:《别录》
性味:咸,微寒。
归经:归肝、胃经。
功效:活血通经,下乳,消肿排脓。

王不留行:《神农本草经》
性味:苦,平。
归经:归肝、胃经。
功效:活血通经,下乳,消痈,利尿通淋。

水蛭:《神农本草经》
性味:咸、苦,平。有毒。
归经:归肝经。
功效:破血逐瘀。

血竭:《雷公炮炙论》
性味:甘、咸,平。
归经:归心、肝经。

功效：散瘀止痛，止血，生肌。

2. 活血止血药

大蓟：《别录》
性味：甘、苦，凉。
归经：归心、肝经。
凉血止血，散瘀消痈。

小蓟：《别录》
性味：甘，凉。
归经：归心、肝经。
功效：凉血止血，解毒消痈。

地榆：《神农本草经》
性味：苦、酸，微寒。
归经：归肝、胃、大肠经。
功效：凉血止血，解毒敛疮。

白茅根：《神农本草经》
性味：甘，寒。
归经：归肺、肾、胃经。
功效：凉血止血，清热利尿。

侧柏叶：《别录》
性味：苦、涩，微寒。
归经：归肺、肝、大肠经。
功效：凉血止血，化痰止咳。

仙鹤草：《慎南本草》
性味：苦、涩，平。
归经：归肺、肝、脾经。
功效：收敛止血，消食，杀虫。

白及：《神农本草经》
性味：苦、甘、涩，微寒。
归经：归肺、胃、肝经。
功效：收敛止血，消肿生肌。

血余炭：《神农本草经》
性味：苦、涩，平。
归经：归肝、肾经。
功效：收敛止血，化瘀。

三七：《本草纲目》
性味：甘、微苦，温。
归经：归肝、胃经。
功效：化瘀止血，定痛。

茜草：《神农本草经》
性味：苦，寒。
归经：归肝经。
功效：凉血止血，活血通经。

蒲黄：《神农本草经》
性味：甘，平。
归经：归肝、心经。
功效：止血，散瘀。

九、结语

1. 慢性肾炎治宗脾肾是其关键,但在具体运用时必须抓住主次,辨证论治。脾虚为主的重用黄芪、党参、山药、茯苓等,此四味药合而补脾之气,升脾之阳,健脾渗湿,养血利水,其中黄芪、党参、山药三味皆入经脾肺,还能起到培土生金、增强肺气通调的功能,杜绝水邪成灾。用山萸肉、巴戟天等以鼓舞肾气、固肾节流,因脾阳得健,则肾阳得复,先天全赖后天的呵护,故而补肾当不忘健脾也。

2. 慢性肾炎,活血化瘀应贯穿始末。据病情选加坤草、桃仁、红花、丹参、赤芍、刘寄奴、地鳖虫、炙水蛭之味,这些药物皆有促血循环作用,有助肾功能的恢复、水肿的消退、蛋白尿的转阴和隐血的消失。但对于活血化瘀药的应用宜留有分寸,因慢性肾炎患者脾肾本虚,用药尤需注意顾护气血,一般久用活血之味易耗血伤阴。故临床选择活血化瘀药之时,草本类宜少用,如桃仁、红花、刘寄奴等。但丹参则例外,丹参性微寒,有活血化瘀之效,《本草纲目》谓其能"破宿血,生新血"。世有"丹参一味功胜四物"之语,虽不切,但亦有因,丹参苦非大苦,寒非大寒,入经心(包)肝,心主血,肝藏血,据临床观察,丹参活血不耗血,因非大苦,亦不燥血,故治慢性肾炎当选,不无道理。此外,可配用或单用血肉有情之品如地鳖虫、炙水蛭等,活血又不耗血,消瘀而不伤正,两相兼顾则更契合病机。

3. 慢性肾炎的治疗,重在温补脾肾,在脾肾之中又以肾阳虚衰占重要地位。而肾之阴阳是互根的。故温补肾阳时,当顾其阴虚,具体运用应宗"善补阳者,必于阴中求阳,则阳得阴助而生化无穷;善补阴者,必于阳中求阴,则阴得阳助而泉源不竭"之旨。用党参、黄芪、山萸肉等以助阳,佐生地、枸杞子、阿胶等以养阴,阴阳并补,以求增一份元阳,长一份真阴为原则,并密切注意其他诸脏的功能,随症加减,则获效满意。

4. 治慢性肾炎止血当防有留瘀之弊。每用仙鹤草,仙鹤草味苦涩,性平,收敛止血,解毒补虚,能止诸种出血,无论寒热虚实,皆可应用,尤其对慢性肾炎以虚为主的病证尤为合拍,既能收敛止血,又能补虚强体。书中常用量6~12 g(《方剂学》),临床常用量不宜过小,每剂可用至30 g,临床获效方能满意。

5. 药物的作用须赖胃气的输布,慢性肾炎治宗脾肾,特别要注意脾胃的功能,经云:"有胃气则生,无胃气则死"。所以碍胃、败胃之药要慎用。大苦大寒,固然有害,然滋补之品,亦不无不害。慢性肾炎,以虚为主,故用药尤当注意,除防苦寒败胃外,要严防滋腻碍胃。此外,慢性肾炎外感引发者较为常见,故平时应令患者,注意寒温,增强体质,预防为先。

6. 对于慢性肾炎蛋白尿反复出现,长期不消者,应重用党参、黄芪、山药、白术等升阳固泄。配以补肾之药,如巴戟天、龟板、熟地、金樱子、芡实、冬虫夏草等温肾填精,固肾节流。这些药物具有扶正固本的作用,据现代医学报道其又有提高免疫功能的效果,对消除尿蛋白,改善肾功能,防止病情进一步发展至慢性肾炎综合征、肾衰竭、尿毒症等的出现,皆有积极的防治意义。

7. 关于慢性肾炎的"变症"治疗问题,这值得进一步探讨,就肾衰竭(CRF)而言,目前尚无有效的治疗方法。透析和肾移植虽可使少数患者"拿钱买命",得以生存,但代价昂贵,尤其是肾脏移植,供肾来源十分短缺难得,广大患者难能接受。因此,如何延缓慢性肾功能不全的进展,使病人能够相对稳定,功能向好的方向转化,转危为安,还是一个难题。将扶正与祛邪用于一体,熔于一炉,用益肾健脾法扶其正,泄浊(热毒、湿毒、血毒、溺毒、水毒、氮质和用药不当药毒等)化瘀祛其邪,治疗慢性肾炎每获效较满意。就是慢性肾炎"变症"期,狠抓"三不一灌",即"治本不放,活血不丢,排毒不让","一灌"即灌肠疗法。运用此法,亦将收到不同程度的满意效果。临床上,症轻者,内服中药即可,发展到"变症"时,需内服(含鼻饲)外用(灌肠)同施,以挽病人于危急之中,辨证用药,单灌肠而说,有三味药必用,即大黄、附子、丹参。用大黄意在通腑降逆,祛瘀泄浊,逼上浊之邪下泄,推陈出新,据现代药理研究,大黄有降低血中肌酐和尿素氮的功能,主要是通过抑制机体蛋白质分解,提高血中必需氨基酸浓度,利用尿素合成蛋白质,减少肠道吸收氨基酸等途径,同时还能改善尿素循环,增加肌酐排泄,降低血磷,升高血钙,改善高磷低钙血症等作用;用附子意在温肾阳,振心阳,通血脉,温合降用,用量不宜过大,以增强微循环,而促进肾功能的恢复;用丹参活血化瘀为主,以增强肾小球滤过率,降低血压,增加尿量,增强肌酐、尿素氮、钠、磷等在尿中的排泄,能改善肾功能,且有明显的降低血肌酐、尿素氮的作用,从而延缓肾功能的衰竭,不可或缺。

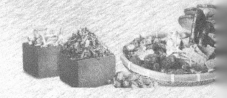

第四章 糖尿病

——阴虚为本 燥热为标 夹瘀阻络是其必然

一、概述

中医历代医学文献中,没有糖尿病一词,糖尿病和中医消渴病的病理相一致,名异而实同,可以说消渴病即是糖尿病,消渴是糖尿病的症状之一,对糖尿病的记载以我国为最早,其次是古埃及、古希腊、古罗马以及印度。糖尿病的病因至今尚未完全阐明,根据现代医学流行病学调查显示,糖尿病与遗传学、免疫学、病毒学、病理学、内分泌代谢病学等密切相关。糖尿病是一组原因未明的慢性消耗性疾病,病久或治疗或护理不当,并发病、并发症多多,严重地危害着人的身心健康,寻求治疗糖尿病的最佳方案,医者责无旁贷。笔者五十多年应用中医药从事糖尿病的临床科研,虽无硕果,但有心得,认为——糖尿病阴虚为本,燥热为标,夹瘀阻络是其必然。根据这一理论指导,临床疗效较好。

二、古典医籍论消渴病语析

《灵枢·五变》篇:"五脏皆柔弱者,善病消瘅。"

语析:五脏之虚,易患消渴病。

《素问·奇病论》:"帝曰:有病口甘者,病名为何?何以得之?岐伯曰:此五气之溢也,名曰脾瘅。夫五味入口,藏于胃,脾为之行其精气,津液在脾,故令人口甘也,此肥美之所发也。此人必素食甘美而多肥也,肥者令人内热,甘者令人中满,故其气上溢,转为消渴。"

语析：素食甘美而肥胖者，易患糖尿病，又说肥者令人内热，突出内热二字为糖尿病的病因病理，与今之糖尿病的临床表现完全一致，实属可贵之经典。

《素问·气厥论》"心移寒于肺，为肺消，肺消者，饮一溲二，死不治"，"心移热于肺，传为膈消"，又曰："奇病有消渴，皆上消也，多渴而不止者也""瘅成为消中"。

《素问·脉要精微论》："阳结，谓之消"皆中消也，又说："溲便数，而膏浊不粟，肝肾主之，此下消也。"

语析：《灵枢·五变篇》首次将消渴病称为"消瘅"，其接着又有膈消等不同名称，并将分为上消、中消、下消。又明确指出病位在肺、脾、肝、肾。这都是最早记载消渴病的症状和临床分型的经典。

《灵枢·五变篇》："怒则气上逆，胸中蓄积，血气逆流，宽皮充肌，血脉不行，转而与热，热则消肌肤，故为消瘅。"

语析：文中指出，血气不畅，血脉不行，郁而化热，耗伤津液是消渴病的主要机理。

《素问·气厥论》："肺消者，饮一溲二"，"大肠移热于胃，善食而瘦"。

《灵枢·师传篇》："胃中热则消谷，令人悬心善饥。"

语析：两条经言，对消渴病多饮、多食、多尿、形瘦已作了明确记载，特别指出胃肠热是发病之根源。

《素问·腹中论》："数言热中，消中，不可服膏粱、芳草、石药"，并指出可用性味甘寒能生津止渴的兰草治疗。

《素问·奇病论》："治之以兰，除陈气也。"

语析：强调指出消渴病人，药禁食膏粱厚味和芳草石药等燥热伤津之品，只能用性味甘寒生津止渴之兰。

《素问·通评虚实论》："消瘅……脉实大，病久可治，脉弦小坚，病久不可治。"

语析:此是《内经》消渴病脉象的记述。消渴病在《内经》称"消瘅",根据发病机理和临床表现,后又有"消渴"、"膈消"、"肺消"、"消中"等不同名称。考《内经》对消渴病的记载,在世界医学史上以我国为最早,论述散见于十多篇文中,对消渴病的病理、临床表现、治则以及预后等方面分别作了论述,在病因方面,认为过食肥甘,情志失调,五脏柔弱等皆与消渴病的发生有密切关系,在治疗方面,首次提出"治之以兰",即用性味甘寒,生津止渴之兰治疗消渴病,这一理论,至今仍是临床医家治疗消渴病的一大法则。

西汉淳于意的诊籍中,有"肺消瘅"一案的记述,是消渴病最早的医案(《史记·扁鹊仓公列传》)。之后东汉张仲景《金匮要略》仲景曰:"男子消渴,小便反多,以饮一斗,小便亦一斗,肾气丸主之。"

语析:二条经文形象地描述消渴病患者的典型症状,指出糖尿病与肾虚相关,肝肾同源,当与肝肾皆有关。此与《内经》"五脏皆柔弱者,善病消瘅"是一致的,仓公、仲景领悟《内经》之旨,匠心可见。

《金匮要略》:"趺阳脉数,胃中有热,即消火引食,大便秘坚,小便即数。"

语析:短短数语,不但指出消渴病的脉证,更一语中的指出消渴病病因病机是"胃中有热,即消火引食"。对消渴病而言把"热与火"突出来,乃临床医家之举。

隋唐《古今录验》:"渴而饮水多,小便数,有脂似麦片甜者,皆是消渴病也。"

语析:此乃糖尿病小便发甜的最早记载,可见古人过细的"四诊"理念,值得继承弘扬。

《诸病源候论》:对消渴病人提出要适当运动,提出"先行一百二十步,多者千步,然后食之"。

语析：糖尿病病人适当的做些体力劳动和体育锻炼，是有益的。

《备急千金要方》："凡积久饮酒，未有不成消渴。"

语析：经常饮酒，饮酒无度，则积热内蕴，化燥伤津，胃热炽盛，发为消渴病，归根其究，还是酒为病因，机转成热，热盛伤津，终成内热津伤而发病。对后世消渴病机燥热说有一定的影响。

孙思邈："小便多与所饮。"

语析：孙氏认为"小便多与所饮"是内热消谷，"食物消作小便"所致，这一认识，为消渴病的饮食控制疗法提供了理论依据，难能可贵也。在药物治疗方面，他收载治疗消渴病方剂达52首，其中以生地、花粉、麦冬、黄连等清热生津之味为多，为后世医家治疗糖尿病滋阴清热，清热生津提供了思路。

宋代王怀隐等《太平圣惠方》："三消者，一名消渴，二名消中，三名消肾。""一则饮水多而小便少者，消渴也；二则吃食多而饮水少，小便少而赤黄者，消中也；三则饮水随饮便下，小便味甘而白浊，腰腿消瘦者，消肾也。"

语析：为之后多数医家根据消渴病"三多"症状的偏重不同而分上、中、下三焦开了先河。

金元刘河间《三消论》："……大便阴气损而血液里虚，阳气悍而燥郁甚"致三消病。

《河间六书·宣明论方·消渴总论》：消渴一证，变为雀目或内障。

《三消论》："消渴者，多变聋盲、疮癣、痤痱之类"，或"虚热蒸汗，肺痿劳嗽"。

语析：刘氏将消渴病与兼证归咎于"热燥太甚"，从而得出"三消证者，燥热一也"的结论，提出三消的治则是"补肾水阴寒之虚，而泻心火阳热之实，除胃肠燥热之甚，济人身津液之衰，使通络散而不结，津液生而不枯,气血利而不涩,则病日已"的临床治则,至今仍被临床家所效法。并指出了消渴病的诸多并发症和并发病,可贵也。

《丹溪心法·消渴》:消渴病当"养肺降火,生血为主"。

语析:治消渴病当滋养肺阴除其火为主,即益气养阴也,养阴亦包括养血也。此也是治疗消渴病大法之一也。

明代戴元礼注重益气治疗消渴证。并学习一僧人专用黄芪饮(即黄芪六一汤:黄芪、甘草)加减治疗三消,把益气放在治疗消渴证的首位。

语析:此益气生津法,对后世医家用药颇有指导意义,亦效。

李梴《医学入门·消渴》中:"治渴初宜养肺降心,久则滋肾养脾。"

语析:李氏主张治消渴病,除滋肺降火,重在补脾益肾,此为治疗消渴病又增一法也。

赵献可《医贯·消渴论》:"……故治消渴之法,无分上中下,先治肾为急,唯六味、八味及加减八味丸随症而服,降其心火,滋其肾水,则渴自止矣。"

语析:指赵氏治消渴病以肾为本之旨,与大医张景岳、喻嘉言的学术思想相一致,凡临床医家效法有效。

清代黄坤《四圣心源·消渴》:"消渴者,足厥阴之病也。"

郑钦安《医学真传·三消症起于何因》:"消症生于足厥阴风木主气,盖以厥阴下水而上火,风火相煽,故生消渴诸证。"

语析:他认为消渴之病责之于肝,成为后世消渴病从肝论治的理论依据,在消渴病的治疗中,也不失为一法也。

陈修园《医学实而易·三消症》:"以燥脾之药治之。"主张用理中汤倍白术加瓜蒌根治疗。

语析:从脾喜燥恶湿的生理特点,提此一说不无道理,燥湿与滋阴相兼,临床此类病人有之。

糖尿病属中国传统医学消渴的范畴。历代医家认为本病的病因病理主要在于燥热阴伤。其论治预后多有说辞,顺集录于兹:

唐·孙思邈《千金方》载消渴方剂57首,针对消渴病的主要病因是燥热伤津,而常用花粉、麦冬、地黄、黄连等清热生津以治疗。

宋代《太平圣惠方》载治疗消渴病方177首,根据消渴三多症状的偏重不同,结合证候表现,常用人参、花粉、黄连、甘草、麦冬、知母、地黄等图治。

元·朱丹溪《丹溪心法·消渴》主张养肺降火生血为主的治疗方法,称"天花粉消渴之神药"。

明·李梴《医学入门》用肾气丸合参苓白术散,益肾养脾而使津液自生。

清·陈修园主张"以燥之药治之",用理中汤倍白术加瓜蒌根治疗。《四圣心源,消渴》谓"消渴者,足厥阴之病也",从肝论治。

三、中医对糖尿病病因病机的认识

1. 饮食甘肥,积热伤津

《素问·奇病论》谓:"此人必饮食甘美而多肥也,肥者令人内热,甘者令人中满,故其气上溢,转为消渴"。《丹溪心法》也谓:"酒而无节,酷嗜炙……于是炎火上,脏腑生热,燥热灼盛,津液干焦,渴饮水浆,而不能自禁"。说明长期过食肥甘,醇酒厚味,积热伤中,消谷耗液,而易发"消渴"。

2. 情志不遂,郁火伤阴

《灵枢·五变篇》谓:"消渴者……耗乱精神,过违其度,而燥热郁盛之所成也"。过度的精神刺激,如郁怒伤肝,肝气郁结,化火灼胃,下耗肾液,皆易发为消渴。

3. 房劳伤肾,虚火内生

《千金方》谓:"消渴由于盛壮之时,不自慎惜,快情纵欲,极意房中,稍至年长,胃气虚竭,……此皆由房室不节之所致也"。说明房劳过度,耗损肾精,虚火内生,可致肾虚、肺燥、胃热而发为消渴。

4. 五脏虚弱,精亏液竭

《灵枢·本脏》谓:"心脆则善病消瘅易伤。"夫五脏者,藏而不泻,精为人生之本,肾又受五脏六腑之精而藏之,若五脏虚弱,则精气不足,精液亏竭,则亦可发为消渴。综上所述,消渴的病理,主要在于阴津亏损,燥热偏盛。肺受燥热所伤,则不能敷布精液;胃受燥热所伤则胃阴不足;肾受燥热所伤则肾阴亏损,虚火内生,上可燥肺;中可灼胃,下可竭肾。以上三者,常常互相影响,迁延日久,则可累积五脏,致精血枯竭而发为消渴也。

四、中医对糖尿病的治疗

糖尿病是临床常见病多发病之一,属中医传统医学"消渴病"的范畴,中医对本病的认识历史悠久,源远流长,其理论渊源于(内经),辨证治疗出自《金匮》,证候分类起始于隋代巢元方的《诸病源候论·消渴病诸候》中,体系形成于唐。之后,代有发展,均从不同的侧面对消渴病的理论和治疗作了阐述和发展,内容丰富,为我们诊治和扩大临床思维提供了宝贵的文献资料。

1. 以脏象学说为基础,据病情定位定性

所谓"脏",也就是藏,是深藏于身体内部的脏器。"象"就是现象,是表现于外的形象。内在的脏腑与外在肌肤容颜的五色(红、青、黄、白、黑)、脉络、五官九窍、四肢肌肉,乃至筋骨毛发等皆有密切的联系,内在脏腑功能正常,决定了外在证候症状的正常表现。即"有诸内必形诸外,有诸外必根诸内"的"司外揣内"的脏象研究方法,中医运用这个方法,将因消渴病而影响脏腑组织,各器官等的病理变化的表现统列起来,即谓临床证候,再运用有关理论进行分析而定病位之在脏在腑,病性之寒热虚实。消渴病的病理,主要因原是阴津亏损,燥热偏胜,阴虚为本,燥热为标,互为因果。其病因虽与五脏均有关系,但以肺、脾(胃)、肾三胜为主,尤以肾为主,从脏象学说看,消渴病所表现的症状为什么都与肺、脾(胃)、肾三脏相关呢?这是由脏腑生理功能所决定的。中医理论认为,肺主气,为水之上源,主输布津液,肺受燥热之邪所伤,津液不能正常输布,而小便排出,则表现为尿多,肺不布津,则口干口渴,渴欲自救,是以多饮;脾为后天之本,主运化,为胃行其津液,只表现出口渴多饮,胃火炽盛,其火杀谷腐熟,消化力加快,故多食善饥,考甘味入脾,脾气虚不能传输水谷精微,精微下流,故临床上兼见小便味甜,脾主肌肉,水谷精微下流不能濡养肌肉,是以出现形体逐渐消瘦;肾为先天之本,生命之根,主藏精而寓元阴元阳。肾阴亏损则虚火内生,火邪上燔心肺则烦渴多饮,中灼脾胃则胃热消谷,阴虚阳亢,开阖失司,固摄无权,则水谷精微直趋下泄为小便而排出体外,则尿多或浑浊或夹有泡沫,形瘦而身体乏力,腰膝酸痛,头昏耳鸣,面容憔悴,面色黧黑,四肢欠温,畏寒怕冷,甚则男子阳痿,女子月经不调等症状随病机的变化接踵而至,这就是消渴病为什么以肾亏为主的原因。古人有以三消部位而定病情,即上焦属肺,症轻,中焦属胃,症较重,下焦属肾,症重。上中焦不治,不传于下焦者,病位仍在肺胃,反之及肝及肾,也是这个道理。由于三消症状互见为多,且有密切的内在联系,故临证时上中下三消不必截然分开,应根据症状表现,三脏兼顾,定位定性,辨病辨证,两相结合为宜。

2. 古方应用,辨证加减

治疗糖尿病古方很多,如清热生津的白虎加人参汤;滋养肝肾,益精润燥的六味地黄丸;滋肾温阳的金匮肾气丸;生津止渴的消渴丸;滋阴养液、润燥通便的增液承气汤;消渴兼见中焦温热者的鞠通黄芩滑石汤;活血化瘀,生津润燥的活血润燥生津饮等至今仍为临床所选用。尤其值得一提的是经过现代药理试验确有直接降糖作用的中草药,更可结合临床辨病辨证选用。如糖尿病兼见气虚者选用红参、黄芪、山药益气生津;阴虚者选用玄参、生地;气阴双虚者,选用山药、人参、生地、杞子;阴虚火旺者,选用知母、黄柏;阴虚有热者,选用生地、白薇、地骨皮;心悸气喘者,选用红参、麦冬、五味子;胃阴不足者,选用葛根、天花粉、沙参;肺阴不足者,选用地黄、南沙参、五味子;肾阴不足者,选用甘杞子、熟地、山药;中焦湿热者,选用黄芩、滑石、白蔻等,又不论属于何种证型应用古方时,万不可忘掉活血化瘀。总上所诉,古方今用乃辨证所需,今补古缺是病之所需,相得益彰;凡此选方遣药,即寓辨证之意,也含降糖之功,恰合病机。

五、"五病说"关于糖尿病的治疗

1. 糖尿病阴虚为本,燥热为标,夹瘀阻络是其必然。

糖尿病始终以阴虚为本,燥热为标,入络致瘀是其必然。病初多为燥热阴伤,病久则肾虚阴损。其病位虽与五脏有关,但主要在肺、胃、肾三脏,尤以肾为重。故治疗应以养阴清热、活血化瘀贯穿治疗的始末,且要三脏兼顾。正如《医学心悟》谓:"大凡治上焦者,宜润其肺,兼清其胃;治中焦者,宜清其胃,兼治其肾;治下焦者,宜治其肾,兼补其肺",缺一不可。故笔者用生地、白芍、葛根、瑞雪、沙参、麦冬、玄参等滋阴生津,以滋化源;用黄柏、黄芩、知母、麦冬、石膏等清热泻火以折炎火;用药枣、巴戟天补肾温阳以促阴长,用黄芪、红参、茯苓益气健脾而化生阴液,用坤草、炙水蛭、地鳖虫、川芎、泽兰、丹参等活血化瘀而改变血液黏滞性,改善微循环,增加血流量,软化纤维组织,以纠正糖代谢的紊乱,则疗效满意。

2. 借助微观,发现"隐证"

中老年以后,应重视临床轻微症状的出现,更应重视体检,以发现"隐证"疾患。因为糖尿病的"三多一少"症状,是随年龄的增长而减轻,由于年老动脉硬化加重,肾小球过滤率减少,肾糖阈降低,尿糖阳性率亦低,故临床症状不明显,医学上谓之"隐证"。这时凭借医师和患者感觉已无法测知,传统的"脏象学说"也无症可列。在科学高度发展的今天,从中医"治未病"的观点出发,借助现代检测手段,进行血糖测量,发现糖尿病"隐证"已势在必行,这种方法的应用,扩展了中医的临床思维,促进了中医临床学科的发展,是宏观和微观的互补。笔者曾用活血润燥生津饮治疗老年糖尿病73例,其中症状不明显25例,占34%,由体检发现者8例,占11%,足以说明微观检测是发现糖尿病"隐证"的主要手段。尤其是老人,其所得的"隐证"是中医治疗糖尿病的又一依据,不可忽视。

3. 益气养阴,滋阴清热,活血化瘀,治宗始末

传统的中医脏象学说认为有诸内必然形诸外。凭借感官测知病情的变化,直观地取得临床信息(即四诊所得),运用八纲进行归纳分析,选方遣药。糖尿病阴虚为本,燥热为标,益气滋阴,清热应贯穿于治疗的始末,已无疑义。但化瘀问题值得研究,一般地说临床上如见有舌质紫气、紫暗、紫斑、瘀点、瘀斑或舌下静脉粗大而长,或兼病半身不遂,脉涩或结代,或见出血、肿块、结节等皆可视为瘀血之症,治疗方法就当然显而易见了。但糖尿病临床表现特殊,因糖尿病是一种慢性、消耗性、进行性疾病,病因尚不明确,一般病程较长,治疗方法不当,容易并发全身神经、微血管、大血管等病变。笔者在《辨证治疗糖尿病208例》中记录了表现出瘀血症状的只有31例。而治疗用药时皆用活血化瘀药,如水蛭、坤草、丹参、红花、地鳖虫等,其运用频率高,贯穿于治疗的始末。结果表明:脾胃燥热,阴伤型(98例)有效率为96%,肾虚阴伤型(64例)有效率为91.4%,从而说明凡糖尿病病人皆有不同程度的瘀血症状存在,这与中医久病夹瘀理相一致,是客观的。从血液流变学的异常来看,也与之相应,说明活血化瘀药在降低糖尿病病人的血液黏稠度,改善微循环,增加血流量,软化纤维

组织,纠正糖代谢的紊乱中是起了治疗作用的,所以糖尿病的治疗应以益气养阴,清热润燥为主,活血化瘀贯穿始末。

4. 糖尿病人饮食宜忌,贵在因人而宜

本病一般发生于中年之后较多,但也有青少年罹患者,由于年龄不同,病情的发生发展、轻重程度及预后转归皆有不同。年少者,一般发病急,发展快,病情重,症状典型。反之,中年之后,尤其老年,起病较缓,病程较长,临床症状多不明显,往往治疗时间较长。其症状典型者,选方遣药,显而易见;不典型者,诊治易致漏缺,凡此都应结合年龄细审详辨。此外,因注意察形审证,形体丰满者(肥胖者)多为机体由生理向病理的改变征象,由于脂肪积累过度,给肌体尤其是心脏带来负担,易患高血压、高血脂、冠心病、内分泌紊乱等疾病。而这些病又常常是糖尿病的主要诱因。因此,老年人节制饮食,适度体育活动,调整心态,防止肥胖,对防治糖尿病是有一定意义的。至于兼症,即并发症,一旦辨明本证与并发症的关系,就应积极治疗本证。糖尿病的死亡率很高,仅次于心血管、脑血管和肿瘤等病,而病人常常死于糖尿病的并发症或并发病。因此,正确、及时、有效地治疗糖尿病本病的同时,兼证兼治,是杜绝并发症、减少死亡率的有效措施,意义深远。治疗糖尿病,在目前来说,西药降糖见效快,给人以喜。但因其药物的副作用大,损伤肝肾者多,易致自身免疫功能的下降,导致诸多并发病或并发症的相继出现,而加重病情,增加死亡率。笔者从50多年的临床观察来看,应用中医药辨病辨证两相结合,既可控制血糖,又能提高自身免疫功能,增强体质,减少和杜绝并发病并发症的出现。还有一点要说及的,就是糖尿病病人的并发病和并发症的出现,往往还与病人的饮食有关。饮食不忌,吃得过饱,饮酒,时常吃高糖饮料、高糖水果,对糖尿病病人无疑是不利的,也是产生并发病并发症的原因之一;但过分强调饮食宜忌,无疑也是不利的,人体五脏六腑、四肢百骸、筋骨皮毛等各需各的营养,以维持正常的生理功能。临床上常见按书本上的计算方法（粗算法）来控制饮食量。即凡肥胖（超过标准体重20%）糖尿病病人的饮食：每天控制主食4～6两（200～300 g），副食品中蛋白质30～60 g，脂肪25 g。一般糖尿病病人的饮食：其健康状态和体重均正常，轻体力劳动者，每日主食5～8两（25～400 g），重体力劳动者每日主食8～10两（400～500 g），副食品中蛋白质30～40 g，脂肪50～60 g。夫民以食为天，饮食是后天生存的基础，人身三宝——精、气、神的支柱就是饮食，中医谓脾胃为后天之本，人离开母体后，成长发育就全靠脾胃了。一个人一天吃多少，各人有各人的需求量，不能一概而论。所以糖尿病病人的饮食宜忌断不可机械地执行，笔者临床数十年，应用中医药为主治疗糖尿病，饮食宜忌，遵我所嘱，凡天上飞的、水里游的、土里长的能吃的皆可以吃，基本吃饱。没有发现一例，因我治疗而病情加重者（除并发特殊病种死亡外）。相反地，用纯西药治疗，饮食按书本计算执行，血糖是正常了，但病人初则出现饿得慌，受不了。渐则身无力、自汗，形体消失明显，继则自汗心慌加重，头昏眼花，腰痛耳鸣，性欲减退，甚则阳痿，并发病也相继出现，3～5年后，严重者多出现血糖特高不降，此时又多来求助于中医药，临床每见不鲜，可惜最佳治疗时间已被耽搁，实谓可叹！所以笔者认为应用中医药为主治疗糖尿病，饮食宜忌不宜过分，就当今而言，无疑是临床最佳选择。

六、应用中医药治疗糖尿病的方药（自拟）

糖尿病即消渴病，临床以多饮、多食、多尿、消瘦或尿有甜味为主要特征。和糖尿病，名异实同，其病位虽于五脏有关，但以肺、脾（胃）、肾三脏为主，尤以肾为主。其病理主要是阴虚燥热，阴虚为本，燥热为标，互为因果，夹痰阻络是其必然，治应益气养阴，滋阴清热，标本兼治，活血化瘀贯穿始末，兼症兼治，中药为主，必要时也可稍佐西药降糖，如广州一厂的消渴丸，饮食宜忌，切勿过分，从五十多年的临床观察，认为应用中医药治疗糖尿病，疗效（指降血糖）虽慢可取。

以人为本,这是根本,也是医学发展的必由之路。

1. 选方

益气活血清热生津汤(自拟)。

【方药】黄芪30 g　　生地12 g　　山药30 g　　云苓15 g
红参3~5 g(勿用党参代替)　瑞雪15~30 g　知柏各12 g
泽泻12 g　　玄参12 g　　炙水蛭10 g　　鸟不宿10 g
红花10 g　　黄芩12 g　　山萸肉12 g　　巴戟天12 g
白僵蚕15 g　丹皮12 g　　生麦芽30 g

【用法】日一剂,水煎2~3次分服,对糖尿病病人服中药煎剂可一日3次,第三次药虽淡,但尚有剩余价值,顺而为糖尿病人增加点水液,百益无害。

【方解】方中以黄芪、红参、山药、山萸肉、巴戟天等益气养阴,用生地、瑞雪、知柏、玄参、生麦芽等滋阴清热,取丹参、丹皮、炙水蛭、地鳖虫、鸟不宿、红花等活血化瘀,增强微循环,改善胰岛功能,方中僵蚕、黄芪、山药等药尚有直接降糖作用。诸药和合,切中病机。

应用中医药治疗糖尿病、前景喜人,不容置疑。其中至理,当花大力气,不断探索,不断发展,不断提高为是。

2. 加减应用

根据脏象表现,糖尿病病人一旦发现兼症,当随时调整治疗方案:

(1) 兼见视力减退、视物模糊,眼前飞蚊舞蝇,甚则视物不清,眼睛失明,耳鸣或头响。从"肝开窍于目""瞳仁属肾""黑睛属肝""肾开窍于耳""肾虚则脑空耳鸣"推论,此皆属消渴病久,肝肾受损,"肾藏精""肝藏血",津伤血耗,精血不能上承,目失所养,耳、脑失濡所致。临床上如白内障、省目、耳鸣、耳聋、脑响等多由此来,用药当佐滋养肝肾,益精补血之味,如明目地黄丸、石斛夜光丸等。药可选加白芍、石斛、杞子、青葙子、密蒙花、决明子等,血压高者加川怀牛膝、槐花、地榆、钩藤等。

（2）兼见肢体麻木，目下如卧蚕起之状者，多属消渴病久，伤精耗血，气血双亏，因虚致瘀，脉络不畅，不能濡养肢体肌肉所致，当佐四物汤、生脉散等。药可选加熟地、白芍、当归、川芎、女贞子、墨旱莲、天麻、细辛、制川草乌等。

（3）兼见泄泻，泻下完谷，食欲减退，精神不振，四肢不温者当属脾肾双亏，此时糖尿病征虽不明显，但此属先天后天俱损现象，病情较为严重，当佐温肾，以增强肾的蒸化功能，温脾以助脾的运化功能，方如理中汤、赤石脂禹余粮丸等。药可选加人参（勿用党参代）、焦白术、赤石脂、禹余粮、熟附片、干姜等。

（4）若见大便干结或便秘者，多属阴津亏损、肠道干枯之由，又当从"中气不足，溲便为之变""肾司二便""无水（津）舟（大便）不行"立论兼治，方选补中益气汤、济川煎、润肠丸等。药可选加肉苁蓉、当归、枸杞子、熟大黄、火麻仁、郁李仁、桃杏仁，重用黄芪益气养阴；

（5）兼见水肿，小便不利，多属病久，肾气虚衰，肾失蒸化功能，水液滞留，益于肌肤所致，治当佐温阳化气，行水消肿，方以桂附地黄丸、真武汤等。药可选加附片、桂枝、云苓、葫芦巴、焦白术等。

（6）兼见痈疽疮疡或牙银脓肿久不愈者，多燥热内盛所致，应清热凉血解毒为佐，方用银花解毒汤、五味消毒饮等。药可选：银花、连翘、黄花地丁、紫花地丁、赤芍、丹皮等，如系局部溃不收口者，可用三黄粉（黄连粉2份，黄柏2份，黄芩粉2份，青黛粉2份，三七粉1份，加少量冰片）外用，疮口常规消毒或用盐水洗后，粉药撒其上或用醋调外敷其上，一日二换或药干即换，则效更好。可助清热解毒，生肌长肉，促其尽快收口而病愈。

七、糖尿病治案举例

1. 糖尿病并发周围神经病变、高血压、风心病、腔梗、高血脂、胆结石、淋巴结肿大

高×,女,81岁。

初诊:2016年9月24日。

主诉:3月来消瘦20多斤。

病史:患者3月来体重减轻20多斤,有左手抖动史十年,有心脏病史53年,拟诊:风湿性心脏病、二尖瓣狭窄伴关闭不全、房颤、心功能Ⅲ级,高血压史3级,腔隙性脑梗死史2年,高脂血症病史2年。近查肺部感染。

刻诊:形体消瘦,身疲无力,语声低弱,心慌自汗,两膝向下无力有火热感,左手抖动不定,自云肚子发热,两胁作胀,腿疼不能行走,口干,饥饿,咳嗽,晨起咳吐脓痰,纳谷不香,大便干结,小便尚调,舌红苔薄,脉沉细尺弱。测空腹血糖17.04 mmoL/L,血压140/88 mmHg。

检查:腹部彩超:肝轻度瘀血,胆囊多发结石,腹腔淋巴结肿大(2016—09—05);尿检示:隐血(+)、尿蛋白(+)、尿糖(3+);血检示:B_2-微球蛋白5.00(2016—09—09);MRI:右侧肾上腺外侧支占位,腹膜后及两侧腹股沟区多发轻度肿大淋巴结、肝囊肿、胆囊多发结石、宫颈小囊肿、左侧附件区囊性灶(2016—09—09)。

病因病机:患者年老,消瘦3月余,查空腹血糖17.04 mmol/L,结合病史属中医"消渴病、虚劳"范畴,证属阴虚内热夹瘀型,患者年老肝肾双亏,心气心血不足,病久夹瘀,络脉痹阻,郁而化热,阴亏内热凸显而发病"消渴",夹阳上扰,痰热阻肺,脾失健运,胃失其和,新病旧恙齐作,发为此病。

诊断:中医:①消渴病(阴虚内热夹瘀型);②虚劳。

西医:2型糖尿病、糖尿病周围神经病变,风湿性心脏病、二尖瓣

狭窄伴关闭不全、房颤、心功能Ⅲ级,肺部感染,高血压病3级,腔隙性脑梗死,高甘油三酯血症,肝囊肿。

治疗拟:①补肝肾,②养心血,③益气养阴,④活血潜降,⑤清肺化痰,⑥健脾助运,合法治之。

方药:

(1) 益气活血清热生津汤合三高一贯煎(皆自拟)及泻白散化裁:

西洋参3g	红参3g	黄芪20g	山药30g
麦冬15g	五味子10g	山萸肉15g	丹参15g
南沙参15g	生地12g	天花粉15g	地鳖虫10g
枸杞12g	薤白10g	瓜蒌壳10g	川牛膝12g
槐花15g	钩藤30g	皂角刺15g	天麻15g
浙贝母12g	金荞麦15g	陈皮12g	地骨皮20g
威灵仙30g	玄胡30g	全虫3g	王不留10g
生麦芽30g	甘草6g		

共7剂,水煎,早晚各1次温服。

(2) 消渴丸1盒,口服,5粒/次,2次/日。

(3) 缬沙坦1盒,口服,1粒/次,1次/日。

(4) 脑心通1盒,口服,2粒/次,2次/日。

(5) 停用富马酸比索洛尔、盐酸曲美他嗪、华法林钠片、厄贝沙坦、氢氯噻嗪、瑞舒伐他汀钙片。

二诊:2016年09月29日。

药进5剂,诸症松减,体重增加两斤,纳谷稍增,痰黄,心里作热,舌红苔薄黄,脉沉弦细尺弱(空腹血糖13.2mmol/L)。

治疗:上方加桑白皮20g,日一剂,水煎,分早晚温服。

三诊:2016年10月13日。

患者药后无不适,纳谷渐香,精神稍好,咳松,夜寐转佳,舌红苔薄黄,脉沉弦细尺弱(空腹血糖10.3mmol/L,尿糖±)。

上方加灵芝 10 g,去威灵仙,日 1 剂水煎,早晚分服。

四诊:2016 年 10 月 20 日。

患者走路稍觉有力,纳谷香,痰黏渐少,舌红苔薄黄,脉沉弦细。

效不更章。上方继进。

五诊:2016 年 11 月 17 日。

进上方,药后诸症次递渐消,精神渐好,口仍干,言饥饿快,大便多,舌红苔薄,脉沉弦细弱。

方药:(1)上方加黄芪 20 g、玄参 10 g、诃子 10 g,日 1 剂水煎,早晚分服。

(2)缬沙坦、消渴丸、脑心通照用。

六诊:2017 年 2 月 9 日。

患者春节期间,四天未服药,亦如常人。叠进中药治疗,临床症状去之七八,空腹血糖 8.0 mmol/L,自诉坐骨神经痛小作,手抖依然未愈,纳谷如常,二便调,舌质淡红,苔薄白,脉沉细。

前方获效满意,唯年岁已高,病程已久,上方加味再进。上方加干地龙 10 g,日 1 剂水煎,早晚分服。

(2)消渴丸 1 盒,口服,5 粒/次,2 次/日。

(3)缬沙坦 1 盒,口服,1 粒/次,1 次/日。

(4)脑心通 1 盒,口服,2 粒/次,2 次/日。

七诊:2017 年 2 月 16 日,药后自觉身有力,纳谷转佳,空腹血糖 7.04 mmol/L,上方继进 14 剂,身痛松,手抖稍好,睡眠佳,舌淡红苔薄,脉弦细有力。拟方再进:

(1) 西洋参 3 g	红参 3 g	山药 30 g	黄芪 30 g
山萸肉 10 g	川牛膝 12 g	钩藤 30 g	生地 12 g
麦冬 15 g	泽泻 15 g	地鳖虫 10 g	焦三仙各 12 g
天花粉 15 g	皂角刺 15 g	王不留 15 g	金钱草 15 g
焦白术 12 g	全虫 3 g	乌不宿 15 g	干地龙 12 g
白蒺藜 15 g	杜仲 15 g	丹参 12 g	菟丝子 15 g

威灵仙 30 g　　浙贝母 10 g　　橘红 10 g　　甘草 6 g

日1剂,水煎,早晚2次分服。

(2)缬沙坦、消渴丸、脑心通照用。

八诊:2017年5月4日,叠进上方,诸症次第消失,精神好,纳谷香,已能操劳琐事,近三天能洗10缸衣被,含5床被子(用洗衣机)。舌淡红苔薄黄,脉沉细但显有力。守原方原法,现仍在调治中。

2. 糖尿病肾病并发三高症、冠状动脉硬化症、白内障、慢性胃炎

张×,女,74岁。

初诊:2017年1月6日。

有糖尿病病史十余年,由市某医院出院诊断:糖尿病肾病,糖尿病性周围神经病,2型糖尿病,双膝骨性关节炎,双眼白内障,高血压病,胆囊结石术后(术后6～7年),冠状动脉粥样硬化伴管腔轻中度狭窄,颈椎间盘突出,窦性心动过速,慢性胃炎,糖尿病用胰岛素配合西医降糖药治疗已8年,目前早12U、中6U、晚14U,2016年11月查示糖尿病肾病,甘油三酯1.89 mmol/L。

刻诊:自云后背似针刺感业月余,坐久后觉胸口处隐痛,连接右侧肋骨处疼痛,左手抖业20余日,头昏。两膝疼痛,走路不利,右眼看不见(白内障业十余年),两眼周黧黑,纳尚好,但不能食硬食,寐因后背不适,不易睡着,小便夜频,夹有泡沫,大便调,尿常规细菌计数14106.3个/μl,白细胞酯酶(±),尿蛋白(＋～＋＋),尿血(－),晨空腹血糖8.2 mmol/L,血压150/96 mmHg,脉弦滑,尺弱,舌质紫嫩,边有瘀斑瘀点,苔薄白满布。综观全案,病位在脾、肾、肝、心,病因病机:脾肾双亏,蒸运失司,阴虚内热,胰岛功能低下,夹瘀阻络,夹阳上扰,夹湿夹痰阻滞,气机不畅,血流障碍,影响诸脏功能失其平衡,治疗由此立论:治宗脾肾,活血化瘀,贯穿始末,益气养阴,活血潜降,化痰除湿,合法治之,方用三高一贯煎、健脾活血方、益肾活血方三方(自拟)化裁。

印象:①糖尿病肾病;②三高征;③冠状动脉粥样硬化;④白内障;⑤慢性胃炎。

西洋参 3 g^{煎水另服或兑入药液}		山药 30 g	茯苓 12 g
山萸肉 12 g	巴戟天 12 g	枸杞子 12 g	藤梨根 20 g
土茯苓 30 g	生地 12 g	天花粉 12 g	乌不宿 12 g
麦冬 15 g	丹参 12 g	炙水蛭 6 g	川牛膝 12 g
勾花 30 g^{后下}	泽泻 15 g	皂角刺 12 g	焦白术 12 g
陈皮 12 g	焦三仙^各 12 g		

3剂,水煎服,日一剂,早晚温服。

二诊:2017年2月10日,叠进上方,诸症次第减而逐渐消失,精神转好,纳谷亦香,但觉左臂疼痛,前腹尚有点刺刺沃沃之感,多为阴天出现,天晴则无此感,舌紫气边有瘀斑瘀点,苔转薄白,边有齿印,脉沉弦里显有力,年老病久药后诸症消失,非诸病皆愈,全身刺刺沃沃之感,此乃细微脉瘀阻之征,上方加活络化瘀之味,可也。

(1) 上方加地鳖虫 10 g、干地龙 10 g,服法同上,可作善后调治,因药证合拍,故不必大势更章。

(2) 消渴丸 1 瓶,5 粒/次,3 次/日。

(3) 增加阿司匹林肠溶片,每晚 1 粒。

三诊:2017年3月17日,患者舌淡红苔薄,脉沉弦。身刺刺沃沃感消失。中药原方继进。

四诊:2017年3月30日,药后由不吃转想吃,精神转好,寐转安,二便调,舌淡苔薄白,脉沉弦细。中药原方加枳壳 12 g、藿佩^各10 g,继服(现尚在服药中)。

3. 糖尿病并发高血压、冠心病

杨×,男,52岁。

初诊:2016年9月13日。

有高血糖病史 4 年余,近来口干口渴明显,查示:尿糖(3+),空腹血糖 18.73 mmol/L,刻诊血压 140/90 mmHg(服西药期间),心电图:正常范围心电图,血脂偏高,夜寐多梦,晨起口苦,望之形体丰满,有饮酒史 30 多年,喜食荤食,舌紫气苔微黄,脉沉弦而滑。拟诊:糖尿病并发高血压、高脂血症。良由常饮酒,多食肥甘厚味之品,积热伤阴,发为消渴病,治拟益气养阴治其本,清胃热图其标,活血潜降,化痰除湿合法治之。方用益气活血清热生津汤(自拟)化裁。

方药:

(1) 西洋参 5 g^{煎水另服或兑入药液}　　山药 30 g　　山萸肉 12 g
茯苓 15 g　　天花粉 30 g　　知柏各 12 g　　生地 12 g
泽泻 12 g　　玄参 12 g　　黄芩 12 g　　丹皮 15 g
鸟不宿 20 g　　白僵蚕 12 g　　川牛膝 15 g　　槐花 20 g
钩藤 30 g　　荷叶 12 g　　决明子 20 g　　皂角刺 30 g
炙水蛭 10 g　　地鳖虫 12 g　　紫丹参 12 g　　生麦芽 30 g

5 剂,日 1 剂,水煎,2～3 次分服。

(2) 消渴丸(广州中一厂)1 瓶,6 粒/次,3 次/日。

(3) 嘱戒酒,少食肥腻,平时荷叶代茶。

二诊:2016 年 9 月 19 日　药后口干口渴口苦大减,原方加泽漆 20 g 继进。7 剂,1 剂/日,水煎,3 次分服。

三诊:2016 年 9 月 27 日　药进 12 天,临床症状次第消失,尿检:尿糖＋或±,空腹血糖在 8.0～8.71 mmol/L 之间,血压在正常范围(未服西药),后以此方加减治疗一月,诸症消失,相关检查属正常,唯血压尚在波动。上方随症变而变,小有加减,仍在巩固治疗中。

4. 糖尿病并发慢性肾病、高血压

孙×,女,76 岁。

初诊:2017 年 3 月 12 日。

主诉:双下肢无力十年余,加重一周。

患者出现双下肢无力,诊断为糖尿病周围神经病变,未监测血糖,患者有慢性肾功能不全、糖尿病肾病史、糖尿病视网膜病变、糖尿病神经病史、高血压病史皆先后有10年左右,目前予以胰岛素早6U、晚4U,加口服西药治疗中。

刻诊:1周来反复出现双下肢无力,纳谷一般,睡眠多梦,大便干,舌淡红苔薄白,脉沉弦尺弱。

辅助检查:血常规示:红细胞计数:$3.46\times10^{12}/L$,血红蛋白109 g/L,红细胞压积34.1%,平均红细胞体积98.6fl,平均红细胞Hb含量31.5pg,血小板计数$314\times10^9/L$,嗜酸性粒细胞比值6.2%。生化全套:总胆红素3.0 μmol/L,谷丙转氨酶18.0U/L,尿素16.15 mmol/L,肌酐183.3 μmol/L,钾5.10 mmol/L,磷1.88 mmol/L,二氧化碳结合力32.0 mmol/L,空腹血糖8.08 mmol/L。

病因病机:患者因"双下肢无力10年余,加重1周"就诊,精神一般,双下肢无力,舌淡红苔薄白,脉沉弦尺弱。结合病史和临床检查,属中医"消渴"范畴,病久肝肾双亏,内热从生,气阴两伤,夹瘀阻络,夹阳上扰,发为是病是证。拟补益肝肾,健脾益气,活血潜降,养阴清热,合法治之。

诊断:

中医:消渴病。

西医:2型糖尿病、糖尿病周围神经病变,慢性肾功能不全,糖尿病肾病,糖尿病视网膜病变,糖尿病神经病变,高血压。

方药:南北沙参各15 g　　山药30 g　　玄参12 g
白术12 g　　山萸肉12 g　　甘杞子12 g　　川牛膝12 g
槐花15 g　　地榆10 g　　天花粉15 g　　粉葛根15 g
泽泻12 g　　生麦芽20 g　　生地15 g　　甘松12 g
地鳖虫12 g　　三七6 g

7剂,水煎,早晚温服。

二诊:2017年3月19日　药后无不适,自觉稍有力气,精神转佳,脉象舌苔无变化,药已对症,毋庸更章,原方7剂。

三诊:2017 年 3 月 28 日 药后一切正常,原方继进。现仍在中药治疗中。

5. 糖尿病并发高血压、高脂血症

吴×,女,82 岁。

初诊:2017 年 3 月 17 日。

自云口干多饮 10 年余,加重 1 周。问知患者 10 年前出现口干多饮,诊断为糖尿病,服用西药降糖。

刻诊:近一周来反复出现口干多饮,周身乏力,重心不稳,纳谷一般,寐差,大便干结。舌紫暗苔薄,脉弦细尺弱。相关检查提示有高血压、高血脂。近查:餐后 2 小时血糖:15.0mmol/L。

结合病史,病属中医学"消渴"范畴,证属患者年老体弱,内热伤阴,夹阳上扰,夹瘀阻络,重心不稳,并发老年中风当防,治宗此意。

诊断:中医:消渴(阴虚内热伤津夹瘀阻络型)。

西医:2 型糖尿病、高血压、高血脂。

方药:

(1) 西洋参 3 g _{煎水另服或兑入药液}　山药 30 g　白芍 15 g
　　生地 12 g　山萸肉 12 g　巴戟天 12 g　枸杞子 12 g
　　麦冬 12 g　天花粉 20　茯苓 10 g　炙水蛭 6 g
　　丹参 15 g　三七 5 g　乌不宿 15 g　川牛膝 12 g
　　槐花 15 g　泽漆 10 g　皂角刺 20　三七 4 g
　　火麻仁 12 g　郁李仁 12 g　陈皮 12 g　生麦芽 30 g
　　甘草 5 g

5 剂,日一剂,水煎,早晚温服。

(2) 消渴丸 1 瓶,口服,6 粒/次,3 次/日。

(3) 尼群地平 10mg×100 片,口服,10mg/日。

二诊:2017 年 3 月 23 日 药后口干大有改善,大便行而不畅,但不干结。前方已获小效,又值高龄,守方治疗可也。7 剂,服法如前。

(现仍在中药治疗中)。

6. 糖尿病并发失眠

严×,女,56 岁。

初诊:2017 年 8 月 1 日。

既往有糖尿病病史十余年,服用拜糖平、孚来迪、二甲双胍等治疗。去年患肾盂肾炎。

刻诊:长期失眠,靠西药而寐,手关节急胀活动不灵,夜间为甚,周身无力,便秘,舌紫暗苔薄,边齿痕,脉沉细弱。长期使用西药治疗糖尿病,肝肾损伤,并发症多多,当从益气养阴治其本,活血化瘀治其标,综合调理。

印象:糖尿病并发失眠。

方药:

黄芪 30 g	山药 40 g	生地 12 g	天麦冬各 12 g
山萸肉 15 g	巴戟天 12 g	枸杞子 12 g	生地 12 g
泽泻 12 g	炙水蛭 6 g	鸟不宿 20 g	茯苓神各 12 g
白僵蚕 12 g	夜交藤 30 g	炒枣仁 20 g	丹参 12 g
三七 6 g	穞豆衣 12 g	知柏各 12 g	

7 剂,日 1 剂,水煎早晚温服。

二诊:2017 年 8 月 15 日 药后是症缓解,诉头晕、眼暗发黑药后见好,身痛松,腰痛松,舌质紫气苔薄,脉沉弦尺弱,效不更章。原方改黄芪 40 g,加生麦芽 30 g,7 剂,日 1 剂,水煎早晚温服。

三诊:2017 年 8 月 22 日 药后诸症松减,守原方继用(现仍在中药治疗中)。

7. 糖尿病、高血压、脂肪肝

仇×,男,58 岁。

初诊:2017 年 7 月 13 日。

刻诊:望之形体丰满,觉身难受,不想动,口干苦,腹胀,纳谷好,寐好,小便次数多,大便调,或有头晕。舌质紫嫩紫气苔薄黄,脉沉弦尺弱。体检示:①脂肪肝;②左肾囊肿;③幽门螺杆菌抗体:弱阳性;④空腹血糖 13.04mmol/L,尿葡萄糖(3+),糖化血红蛋白 10.9;⑤血压159±/93±mmHg(8年,服西药控制)。证属肝肾阴虚,内热丛生,夹阳上扰,夹瘀阻络,夹痰夹湿,气机不畅。治宗此意,拟三高一贯煎化裁。

印象:①糖尿病;②高血压;③脂肪肝。

方药:

(1) 西洋参 3 g　　山药 40 g　　生地 12 g　　知母 12 g
　　黄柏 12 g　　山萸肉 12 g　　枸杞子 12 g　　乌不宿 20 g
　　泽泻 15 g　　白芍 12 g　　川牛膝 12 g　　怀牛膝 12 g
　　地榆 12 g　　皂角刺 30 g　　生麦芽 20 g　　浙贝母 12 g
　　炙水蛭 10 g　　丹参 20 g

7剂,每日1剂,水煎,早晚分服。

(2) 消渴丸 2瓶,6颗/次,3次/日,饭前服用。

二诊:2017年7月20日前投上方,药后诸无不适,但觉药后有要吐之感,舌紫气苔薄,脉沉弦尺弱,前方既效,毋庸更章,加味再进,追问之,药前每日饮水3 000~4 000 ml,方解渴,服药后,饮水2400 ml即可。上方加苏梗 12 g,香薷 15 g,生姜 3片,共7剂。

三诊:2017年7月27日药后无不适,查空腹血糖 10.0 mmol/L,舌质紫气,苔薄白,脉沉弦。加荷叶 12 g,7剂,服法同上。

四诊:2017年8月3日药后无不适,中药7剂,照服。

五诊:2017年8月12日空腹血糖 10.4mmol/L,血脂偏高,血压130/90 mmHg,舌质淡红苔薄腻微黄,脉沉弦尺弱。上方调整再进:

(1) 西洋参 3 g　　山药 40 g　　山萸肉 12 g　　枸杞子 12 g
　　茯苓 12 g　　知母 12 g　　黄柏 12 g　　乌不宿 20 g
　　赤芍 12 g　　丹皮 12 g　　泽泻 15 g　　槐花 20 g
　　川怀牛膝各 12 g　　　　　　地榆 12 g　　钩藤 30 g

决明子 20 g　　皂角刺 30 g　　浙贝母 12 g　　白芥子 6 g
荷叶 12 g　　生麦芽 30 g

7 剂,日 1 剂,水煎上下午两次分温服。

(2)消渴丸 2 瓶,6 颗/次,3 次/日,饭前服用。

六诊:2017 年 8 月 17 日后无不适,舌淡红苔薄,脉弦较为有力,空腹血糖 8.0mmol/L,血压在正常范围,上方继进,以固疗效(现仍在治疗中)。

8. 糖尿病并发周围神经病变、血管病变、视网膜病变、高血压病、脑梗、前列腺增生、骨质疏松

杜×,男,81 岁。

初诊:2017 年 6 月 30 日。

有糖尿病病史 11 年,并发糖尿病性肾病、糖尿病性周围神经病变、糖尿病性周围血管病变、糖尿病性视网膜病变,有骨质疏松、高血压病、脑梗死、前列腺增生等病史,平素监测空腹血糖 8～9 mmol/L,餐后 2 小时血糖 16～17 mmol/L,胰岛素治疗,早 10 IU,中 8 IU,睡前 10 IU,一直服西药治疗;有高血压病史 11 年,130/(80～90)mmHg;有脑梗史 11 年。

刻诊:两小腿向下疼痛,周身生紫斑,大小不等,大如瓜子,小似绿豆,夜间 3 点时口干苦,两脚怕冷,纳谷痳二便调。舌质淡红,苔薄黄,脉沉弦,尺弱。

病因病机:病久肝肾阴亏,内热津伤,热入营血,夹瘀络阻,痰湿凑之,夹阳上扰,进而湿毒下注,瘀热阻络,血流不畅,合而为患,治以益气养阴,补益肝肾治其本,活血潜降,凉血解毒,利湿化痰治其标,唯病程已长,又值高年,调补为主,用药不宜过猛,勿急。

诊断:中医:消渴,血痹,紫癜。

西医:糖尿病并发多病症。

方药：

(1) 红参 3 g　　西洋参 3 g　　怀山药 30 g　　茯苓 15 g
　　山萸肉 15 g　巴戟天 12 g　枸杞子 15 g　　知柏^各 10 g
　　地鳖虫 12 g　丹参 15 g　　川牛膝 12 g　　怀牛膝 12 g
　　槐花 20 g　　地榆 15 g　　双勾 30 g　　　三七 6 g
　　赤芍 20 g　　丹皮 20 g　　乌不宿 20 g　　天花粉 20 g
　　7剂，日1剂，水煎，早晚分温服。

(2) 消瘢丸 1 盒，6粒/次，3次/日。
　　步长脑心通 1 盒，6粒/次，3次/日。

(3) 停所有西药口服药，胰岛素照用。

二诊：2017年7月6日，药进7剂后患者口干减少70%，小便时有泡沫，小便难解，腿部紫斑疼痛，脚部发冷。上方加瞿麦 15 g，玄参 15 g，紫草 15 g，7剂，日1剂，水煎，早晚分温服。

三诊：2017年7月18日，下肢疼痛减50%，两手心紫红2~3年，仍未见进退，舌红苔薄黄，脉沉弦细。

方药：(1) 上方加泽泻 12 g，白僵蚕 15 g，7剂，日1剂，水煎，早晚分温服。

(2) 消渴丸 1 瓶，8粒/次，2次/日。

(3) 将原用胰岛素由早上8 IU、中午8 IU、晚上8 IU、睡前10 IU，改为早上8 IU、晚上8 IU。

四诊：2017年8月1日，下肢足冷或疼，脚面紫斑，退而不显，舌暗红苔薄黄，脉沉弦。上方红参、白参改为各4 g，中药继服7剂。

五诊：2017年8月15日，两脚心间歇性疼痛，或间痛，舌质暗红苔薄黄，脉沉弦涩尺弱，效不更方，调整再进。

(1) 上方加：全蝎 6 g，王不留行 15 g，炙水蛭 6 g，共7剂，水煎温服。

(2) 消渴丸自备：8粒/次，2次/日。

(3) 胰岛素早上停，只中饭前用1次。

六诊:2017年8月24日。两脚心仍疼,色紫红,血糖正常,舌紫暗,苔薄黄,脉沉弦细。

(1) 改上方水蛭为10 g,共7剂,水煎温服。

(2) 消渴丸自备:8粒/次,2次/日。

七诊:2017年8月31日脉沉弦尺弱,舌紫暗,苔薄黄。患者糖尿病并发症神经血管病变,经服上方2月余,患者次递好转,唯两足色紫暗,小有疼痛,结合病史,纵观全案,病属阴虚内热,夹瘀阻络是其必然,故活血化瘀应佐,抓住虚,注意瘀,防其变。上方加丹参12 g、地鳖虫10 g,7剂,水煎温服。

八诊:2017年9月7日药后糖尿病症次递消失,血糖正常,双脚掌发紫改善,但未正常,舌红苔薄黄,稍带紫气,脉沉弦细尺弱。叠进上方治疗,症渐改善,方药对症,宜继进。治疗:前方既效,又属慢性久病,守方继进,7剂,水煎温服(现仍在门诊应用中药治疗中)。

9. 糖尿病并发高血压、高血脂、多发性皮下结节

张×,女,73岁。

初诊:2017年4月6日。

既往患者有糖尿病病史20余年,高血压病史10余年,高脂血症10余年。2016年12月开始足背足底、颈部、胁背、手背皮下起结节相继从生,足底疼痛影响步履,西医曾查有关风湿指标无异常(未行活检)。

刻诊:望之面色萎黄,痛苦面容,精神不安,呻吟不断,不思纳谷,大便干结难解,小便尚调,偶见失禁,舌紫暗,苔薄白,中有裂沟,脉弦细兼数尺弱,患者糖尿病20余年均西药治疗,谅肝肾早亏可知,致免疫功能低下,气血亏损,血流不畅,郁而化火伤阴,夹阳上扰,夹痰滞留经络,挟瘀阻络,痰瘀互结,停留肌肤,发为是病是证,乃至结节从生,治宜益气养阴以治本,活血潜降、化痰散结治其标。

诊断:①糖尿病(气血亏虚、内热从生、阴伤瘀阻型);②高血压病(肝肾阴虚、夹阳上扰型);③皮下结节(痰瘀互结、挟毒阻络型);④高

脂血症(痰湿瘀阻、气血不畅型)。

方药：

红参 3 g	山药 40 g	生地 12 g	玄参 12 g
二冬各 15 g	南北沙参各 15 g	山萸肉 15 g	炙水蛭 10 g
地鳖虫 12 g	白僵蚕 15 g	皂角刺 30 g	泽漆 20 g
浙贝母 12 g	王不留行 15 g	白芥子 10 g	藤梨根 20
生军 10 g 后下	川牛膝 12 g	槐花 20 g	双勾 30 g 后下
醋玄胡 20 g	威灵仙 30 g	生麦芽 30 g	

5剂，日1剂，水煎，早晚温服。

二诊：2017年4月11日。药进二剂，生效，能进四个饺子，刻诊：精神好，不再呻吟，大便调，小便调，脉沉弦细，舌红苔薄黄。五剂药尽，自知脚底结节消而不痛，周身也皆不痛，原方继进。

三诊：2017年4月8日。舌淡黄苔薄，脉沉弦，身结节亦渐消。上方加天冬15 g、天花粉15 g，7剂，日1剂，水煎，早晚温服。

四诊：2017年4月24日。右足大指又疼痛，舌质黄苔薄黄，脉沉弦。上方加小蓟20 g、土茯苓15 g，7剂，日1剂，水煎，早晚温服。

五诊：2017年4月27日。病情平稳，家人代取药。上方7剂，日1剂，水煎，早晚温服。

六诊：2017年5月9日。手背全身结节基本消失，情况良好，舌淡苔薄黄，脉沉弦。效不更章，乘胜追踪。上方14剂，水煎，早晚分温服。

七诊：2017年5月23日。原来患者四五天不吃饭，不知饥，今一顿不食不可，舌淡苔薄，脉沉弦尺部显扬。诸症次第消失，原方继进，上方加薜荔果12 g，14剂，水煎，分早晚温服，以善其候。

八、临床常用治疗糖尿病的中药择选

1. 补气生津养阴药

黄芪:《神农本草经》
性味:甘、温。
归经:归脾、肺经。
功效:补气健脾,补气生津,升阳举陷,益卫固表,利尿消肿,托毒生肌。

人参:《神农本草经》
性味:甘、微苦,微温。
归经:归肺、脾、心经。
功效:大补元气,补脾益肺,补气生津,安神益智。

山药:《神农本草经》
性味:甘、平。
归经:归肺、脾、肾经。
功效:益气养阴,补脾肺肾,固精止带。

黄精:《名医别录》
性味:甘,平。
归经:归脾、肺、肾经。
功效:补气养阴,健脾,润肺,益肾。

明党参:《本草从新》
性味:甘、微苦,微寒。
归经:归肺、脾、肝经。
功效:润肺化痰,养阴和胃,平肝。

2. 益气生津养阴药

西洋参:《增订本草备要》
性味:甘、微苦,凉。
归经:归肺、心、肾、脾经。
功效:补气养阴,清热生津。

太子参:《中国药用植物志》
性味:甘、微苦,平。
归经:归脾、肺经。
功效:补气健脾,生津润肺。

南沙参:《神农本草经》
性味:甘,微寒。
归经:归肺、胃经。
功效:养阴清肺,益胃生津,补气,化痰。

北沙参:《本草汇言》
性味:甘、微苦,微寒。
归经:归肺、胃经。
功效:养阴清肺,益胃生津。

麦冬:《神农本草经》
性味:甘、微苦,微寒。
归经:归胃、肺、心经。
功效:养阴润肺,益胃生津,清心除烦。

天冬:《神农本草经》
性味:甘、苦,寒。

归经:归肺、肾、胃经。

功效:养阴润燥,清肺生津。

石斛:《神农本草经》

性味:甘,微寒。

归经:归胃、肾经。

功效:益胃生津,滋阴清热。

玉竹:《神农本草经》

性味:甘,微寒。

归经:归肺、胃经。

功效:养阴润燥,生津止渴。

绞股蓝:《救荒本草》

性味:甘、苦,微寒。

归经:归脾、肺经。

功效:益气健脾,化痰止咳,清热解毒,生津止渴。

红景天:《四部医典》

性味:甘,寒。

归经:归脾、肺经。

功效:健脾益气,清肺止咳,补肺气,养肺阴,活血化瘀。

沙棘:《晶珠本草》

性味:甘、酸,温。

归经:归脾、胃、肺、心经。

功效:健脾消食,止咳祛痰,活血祛瘀。

3. 清热养阴滋阴药

生地:《神农本草经》

性味:甘、苦,寒。

归经:归心、肝、肾经。

功效:清热凉血,养阴生津。

熟地:《本草拾遗》

性味:甘,微温。

归经:归肝、肾经。

功效:补血养阴,填精益髓。

玄参:《神农本草经》

性味:甘、苦、咸,微寒。

归经:归肺、胃、肾经。

功效:清热凉血,泻火解毒,滋阴。

银柴胡:《本草纲目拾遗》

性味:甘,微寒。

归经:归肝、胃经。

功效:清虚热,除疳热,甘寒益阴,清热凉血。

地骨皮:《神农本草经》

性味:甘,寒。

归经:归肺、肝、肾经。

功效:凉血除蒸,清肺降火,甘寒清润,尤善清肝肾虚热。

知母:《神农本草经》

性味:苦、甘,寒,

归经:归肺、胃、肾经。

功效:清热泻火,滋阴润燥。

白薇:《神农本草经》

性味:苦、咸,寒。

归经:归胃、肝、肾经。
功效:清热凉血,益阴除热,退虚热,清实热,利尿通淋,解毒疗疮。

芦根:《神农本草经》
性味:甘,寒。
归经:归肺、胃经。
功效:清热泻火,生津止渴,除烦,止呕,利尿。

竹叶:《名医别录》
性味:甘、辛、淡,寒。
归经:归心、胃、小肠经。
功效:清热泻火,除烦,生津,利尿。

淡竹叶:《神农本草经》
性味:甘、淡,寒。
归经:归心、胃、小肠经。
功效:清热泻火,除烦,利尿。

天花粉:《神农本草经》
性味:甘、微苦,微寒。
归经:归肺、胃经。
功效:清热泻火,生津止渴,消肿排脓。

葛根:《神农本草经》
性味:甘、辛,凉。
归经:归脾、胃经。
功效:解肌退热,透疹,生津止渴,升阳止泻。

山茱萸:《神农本草经》
性味:酸、涩,微温。
归经:归肝、肾经。
功效:补益肝肾,益精助阳,为平补阴阳之要药,收敛固涩。

枸杞子:《神农本草经》
性味:甘,平。
归经:归肝、肾经。
功效:滋补肝肾之阴,益精明目。

桑椹子:《新修本草》
性味:甘、酸,寒。
归经:归肝、肾经。
功效:滋阴补血,生津润燥。

石斛:《神农本草经》
性味:甘,微寒。
归经:归胃、肾经。
功效:益胃生津,滋阴清热。

女贞子:《神农本草经》
性味:甘、苦,凉。
归经:归肝、肾经。
功效:滋补肝肾之阴,乌须明目。

墨旱莲:《新修本草》
性味:甘、酸,寒。
归经:归肝、肾经。
功效:滋补肝肾之阴,凉血止血。

龟甲:《神农本草经》
性味:甘、寒。
归经:归肾、肝、心经。
功效:滋阴潜阳,益肾健骨,养血补心。

鳖甲:《神农本草经》
性味:甘、咸,寒。
归经:归肝、肾经。
功效:滋阴潜阳,退热除蒸,软坚散结。

4. 酸甘化阴药

白芍:《神农本草经》
性味:苦、酸,微寒。
归经:归肝、脾经。
功效:养血敛阴,柔肝止痛,平抑肝阳。

乌梅:《神农本草经》
性味:酸、涩,平。
归经:归肝、脾、肺、大肠经。
功效:敛肺止咳,涩肠止泻,安蛔止痛,生津止渴。

五味子:《神农本草经》
性味:酸、肝,温。
归经:归肺、心、肾经。
功效:收敛固涩,益气生津,补肾宁心。

山茱萸:《神农本草经》
性味:酸、涩,微温。
归经:归肝、肾经。
功效:补益肝肾,益精助阳,为平补阴阳之要药,收敛固涩。

青果:《日华子本草》
性味:甘、酸,平。
归经:归肺、胃经。
功效:清热解毒,利咽,生津。

5. 活血化瘀药

见"血瘀论"中活血化瘀药

6. 糖尿病兼症常用的择药配伍药

青葙子:《神农本草经》
性味:苦,微寒。
归经:归肝经。
功效:清热泻火,明目退翳。

密蒙花:《开宝本草》
性味:甘,微寒。
归经:归肝、胆经。
功效:清热泻火,养肝明目,退翳。

决明子:《神农本草经》
性味:甘、苦、咸,微寒。
归经:归肝、大肠经。
功效:清热明目,润肠通便。

谷精草:《开宝本草》
性味:辛、甘,平。
归经:归肝、肺经。
功效:疏散风热,明目,退翳。

木贼草:《嘉祐本草》
性味:甘、苦,平。
归经:归肺、肝经。
功效:疏散风热,明目退翳。

夏枯草:《神农本草经》
性味:辛、苦,寒。
归经:归肝、胆经。
功效:清热泻火,明目,散结消肿。

肉苁蓉:《神农本草经》
性味:甘、咸,温。
归经:归肾,大肠经。
功效:补肾助阳,润肠通便。

葫芦巴:《嘉祐本草》
性味:苦,温。
归经:归肾经。
功效:温肾助阳,散寒止痛。

巴戟天:《神农本草经》
性味:辛、甘,微温。
归经:归肾、肝经。
功效:补肾助阳,祛风除湿。

当归:《神农本草经》
性味:甘、辛,温。
归经:归肝、心、脾经。
功效:补血调经,活血止痛,润肠通便。

川芎:《神农本草经》
性味:辛、温。
归经:归肝、胆、心包经。
功效:活血行气,祛风止痛。

女贞子:《神农本草经》
性味:甘、苦,凉。
归经:归肝、肾经。
功效:滋补肝肾之阴,乌须明目。

墨旱莲:《新修本草》
性味:甘、酸,寒。
归经:归肝、肾经。
功效:滋补肝肾之阴,凉血止血。

天麻:《神农本草经》
性味:甘,平。
归经:归肝经。
功效:息风止痉,平抑肝阳,祛风通络。

僵蚕:《神农本草经》
性味:咸、辛,平。
归经:归肝、肺、胃经。
功效:息风止痉,祛风通络,化痰散结。

白术:《神农本草经》
性味:甘、苦,温。
归经:归脾、胃经。
功效:益气健脾,燥湿利水,止汗,安胎。

干姜:《神农本草经》
性味:辛,热。
归经:归脾、胃、肾、心、肺经。

功效:温中散寒,回阳通脉,温肺化饮。

陈皮:《神农本草经》
性味:辛、苦,温。
归经:归脾、肺经。
功效:理气健脾,燥湿化痰。

枳壳:《雷公炮炙论》
性味:苦、辛、酸,温。
归经:归脾、胃、大肠经。
功效:破气消积,化痰除痞。

升麻:《神农本草经》
性味:辛、微甘,微寒。
归经:归肺、脾、胃、大肠经。
功效:解表透疹,清热解毒,升举阳气。

柴胡:《神农本草经》
性味:苦、辛,微寒。
归经:归肝、胆经。
功效:解表退热,疏肝解郁,升举阳气。

生大黄:《神农本草经》
性味:苦,寒。
归经:归脾、胃、大肠、肝、心包经。
功效:泻下攻积,清热泻火,凉血解毒,逐瘀通经。

火麻仁:《神农本草经》
性味:甘,平。
归经:归脾、胃、大肠经。
功效:润肠通便。

郁李仁:《神农本草经》
性味:辛、苦、甘,平。
归经:归脾、大肠、小肠经。
功效:润肠通便,利水消肿。

桃仁:《神农本草经》
性味:苦、甘,平。有小毒。
归经:归心、肝、大肠经。
功效:活血祛瘀,润肠通便,止咳平喘。

杏仁:《神农本草经》
性味:苦,微温。有小毒。
归经:归肺、大肠经。
功效:止咳平喘,润肠通便。

泽泻:《神农本草经》
性味:甘,寒。
归经:归肾、膀胱经。
功效:利水渗湿,泄热。

茯苓:《神农本草经》
性味:甘、淡,平。
归经:归心、脾、肾经。
功效:利水渗湿,健脾,宁心。

金银花:《新修本草》
性味:甘,寒。
归经:归肺、心、胃经。
功效:清热解毒,疏散风热。

连翘:《神农本草经》
性味:苦,微寒。
归经:归肺、心、小肠经。

功效:清热解毒,消肿散结,疏散风热。

蒲公英:《新修本草》
性味:苦、甘,寒。
归经:归肝,胃经。
功效:清热解毒,消肿散结,利湿通淋。

紫花地丁:《本草纲目》
性味:苦、辛,寒。
归经:归心、肝经。
功效:清热解毒,凉血消肿。

赤芍:《开宝本草》
性味:苦,微寒。
归经:归肝经。
功效:清热凉血,散瘀止痛。

牡丹皮:《神农本草经》
性味:苦、辛,微寒。
归经:归心、肝、肾经。
功效:清热凉血,活血祛瘀。

黄芩:《神农本草经》
性味:苦,寒。
归经:归肺、胆、脾、胃、大肠、小肠经。
功效:清热燥湿,泻火解毒,止血,安胎。

黄连:《神农本草经》
性味:苦,寒。
归经:归心、脾、胃、胆、大肠经。
功效:清热燥湿,泻火解毒。

黄柏:《神农本草经》
性味:苦,寒。
归经:归肾、膀胱、大肠经。
功效:清热燥湿,泻火解毒,除骨蒸。

青黛:《药性论》
性味:咸,寒。
归经:归肝、肺经。
功效:清热解毒,凉血消斑,清肝泻火,定惊。

大青叶:《名医别录》
性味:苦,寒。
归经:归心、胃经。
功效:清热解毒,凉血消斑。

板蓝根:《新修本草》
性味:苦,寒。
归经:归心、胃经。
功效:清热解毒,凉血,利咽。

山豆根:《开宝本草》
性味:苦,寒。有毒。
归经:归肺、胃经。
功效:清热解毒,利咽消肿。

桂枝:《名医别录》
性味:辛、甘,温。
归经:归心、肺、膀胱经。
功效:发汗解肌,温通经脉,助阳化气。

细辛:《神农本草经》
性味:辛,温。有小毒。

归经:归肺、肾、心经。

功效:解表散寒,祛风止痛,通窍,温肺化饮。

制川草乌:《神农本草经》

性味:辛、苦,热。有大毒。

归经:归心、肝、肾、脾经。

功效:祛风湿,温经止痛。

赤石脂:《神农本草经》

性味:甘、涩,温。

归经:归大肠、胃经。

功效:涩肠止泻,收敛止血,敛疮生肌。

禹余粮:《神农本草经》

性味:甘、涩,平。

归经:归胃经。

功效:涩肠止泻,收敛止血,止带。

附子:《神农本草经》

性味:辛、甘,大热。有毒。

归经:归心、肾、脾经。

功效:回阳救逆,补火助阳,散寒止痛。

肉桂:《神农本草经》

性味:辛、甘,大热。

归经:归肾、脾、心、肝经。

功效:补火助阳,散寒止痛,温经通脉,引火归原。

九、结语

糖尿病属中国传统医学消渴的范畴。历代医家认为本病的病因病理主要在于燥热阴伤。笔者认为,本病始终以阴虚为本,燥热为标,夹瘀阻络是其必然。病初多为燥热阴伤,病久则肾虚益气阴损。其病位虽与五脏有关,但主要在肺、胃、肾三脏,尤以肾为重。故治疗应以养阴滋阴清热、活血化瘀贯穿治疗的始末,且要三脏兼顾,缺一不可。故笔者用生地、白芍、葛根、瑞雪、沙参、麦冬、玄参等滋阴生津,以滋化源;用黄柏、黄芩、知母、麦冬、石膏等滋阴清热;用药枣、巴戟天补肾温阳以促阴长,用黄芪、红参、茯苓益气健脾而化生阴液,用坤草、炙水蛭、地鳖虫、丹参等活血化瘀而改变血液黏滞性,改善微循环,增加血流量,软化纤维组织,以纠正糖代谢的紊乱,药证合拍。

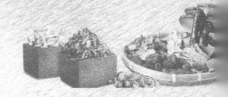

第五章 中风"治未病"为先

——益肾充脑 活血通络

一、概述

中风又名卒中,是病起病急骤,证见多端,变化迅速,与"风性行而数变"的特性相似,古人以中风名之,一直沿用至今。本病临床以猝然昏仆,不省人事,口眼㖞斜,半身不遂,言语不利为主症。据有关资料表明,目前我国有超过1 000万中风患者,每年新发病约270万人,死亡人数超过130万,卒中已成为我国居民第一死亡原因,脑卒中发病率逐年上升,且有年轻化趋势,20～64岁这个年龄层的中风概率已经上升到25%,其中75%的患者伴有偏瘫,25%～50%的患者日常生活不能自理或完全依赖他人。降低中风病患者的病死率、致残率,减少并发症一直是医者的夙愿。中医古典医籍中将中风列为"风、痨、臌、膈"四大难症之首,可见本病治疗之难,但是历代前贤对中风病的探索从未停止,在治疗上发挥了很大作用,且疗效确切。但是如何防治于未然,少发病或不发病,尚各有说辞,笔者出于担当,多年来对中风病的治疗,学习效法前贤各种有效治法,但是心里仍觉不安,能不发中风病该有多好啊。于是在学习摸索中,对中风先兆做了不少临床治疗和观察,认为中风有先兆可察可防,防之得当及时可使患者免于中风之苦。经过笔者50多年的探索认为,中风——"治未病"为先。

二、古典医籍论中风语析

《素问·调经论》曰:"血之与气,并走于上,则为大厥,厥则暴死,气复返则生,不返则死"。

语析:《内经》中未有"中风"之名的记载,但有"大厥"以及其他章节中所言的"仆击"、"薄厥"、"煎厥"、"偏枯"、"偏风"等病名,皆含中风之意,这些记载说明数千年前古人对中风病起急骤以及半身偏瘫等临床症状已有了认识。

《灵枢·刺节真邪篇》:"虚邪偏客于身半,其入深,内居营卫,营卫稍衰,则真气去,邪气独留,发为偏枯"。

语析:《内经》明确提出中风的发病原因:正气不足,营卫虚弱,外邪入中,是引起中风的原因。

《素问·风论》:"风中五脏六腑之俞,亦为脏腑之风,各入其门户,所中则为偏风"。

语析:风邪侵入五脏六腑的腧穴,沿经内传,也可成为五脏六腑的风病。腧穴是机体与外界相通的门户,若风邪从其血气衰弱场所入侵,或左或右,偏着于一处,则成为偏风病。

《素问·生气通天论》:"阳气者,大怒则形气绝,而血苑于上,使人薄厥"。

《素问·通评虚实论》云:"仆击、偏枯,……肥贵人则膏粱之疾也"。

语析:《内经》还认识到本病的发生与体质、饮食、精神刺激等有关。人的阳气,在大怒时就会上逆,血随气升而瘀积于上,与身体其他部位阻隔不通,使人发生薄厥。若伤及诸筋,使筋弛纵不收,而不能随意运动,罹患突然跌倒、半身不遂等疾病的大多为肥丰的贵人,是吃肉类、精米太多所造成的,指出饮食不节是中风原因之一。

汉代张仲景《金匮要略》:"夫风之为病,半身不遂,或但臂不遂者,此为痹,脉微而数,中风使然"。《金匮要略·中风历节病脉证治》:"寸口脉浮而紧,紧则为寒,浮则为虚;寒虚相搏,邪在皮肤;浮者血虚,络脉空虚;贼邪不泻,或左或右;邪气反缓,正气即急,正气引邪,喎僻不遂"。

语析:"中风"病名始见于汉代张仲景的《金匮要略》,自汉以后,虽然后世有许多关于中风的论述,但在病名上皆遵仲景之旨以中风名之,张仲景指出血虚是中风的发病原因,指出络脉空虚,风邪乘虚入中,贼邪不泻以致中风。

隋代巢元方《诸病源候论》:"半身不遂者,脾胃气弱,血气偏虚,为风邪所乘故也。脾胃为水谷之海,水谷之精,化为血气,润养身体,脾胃既弱,水谷之精,润养不周,致血气偏虚,而为风邪所侵,故半身不遂也。"

语析:隋代巢元方遵《内经》之旨,认为脾胃虚弱,气血不足,是中风病半身不遂的主要原因。

唐代孙思邈《备急千金要方》:"偏枯者,半身不遂,肌肉偏不用而痛,言不变智不乱,病在分腠之间……风痱者,身无痛,四肢不收,智乱不甚。言微可知,则可治。甚则不能言,不可治;风懿者,奄忽不知人,咽中塞窒窒然。舌强不能言,病在脏腑……风痹者,形如风状,得脉别也,脉微涩,其证身体不仁。"

语析:唐代孙思邈在《备急千金要方》中将中风发病症状及预后分为"偏枯"、"风痱"、"风懿"、"风痹"四类进行论述,临床上有一定的参考价值。

金元时期刘河间《素问玄机原病式·火类》:"由乎将息失宜而心火暴甚,而肾水衰弱不能制之,则阴虚阳实而热气怫郁,心神昏冒,筋骨不用而卒倒无所知也。"

李东垣《医学发明·中风有三》曰:"故中风者,非外来之风邪,乃本气自病也。凡人年逾四旬,气衰之际,或因忧喜怒伤其气者,多有此疾。"

朱丹溪《丹溪心法·中风》云:"西北二方,亦有真为风所中者,但极少尔。东南之人,多是湿土生痰,痰生热,热生风也。"

语析：本病的病因病机，唐宋以前皆以"外风"学说为主，唐宋以后突出以"内风"立论，至金元时期得到了进一步的发展，金代刘河间主张"心火暴盛，水不制木"，李东垣提出"正气自虚"，朱丹溪则力主"湿痰化热生风"，各有说辞，皆有一定的临床价值。

《医经溯洄集·中风辨》："三子之论，河间主乎火，东垣主乎气，彦修主乎湿……，以予观之，昔人三子之论，皆不可偏废。但三子以相类中风之病，视为中风而立论，故使后人狐疑而不能决。殊不知因于风者，真中风也！因于火、因于气、因于湿者，类中风而非中风也。"

语析：元代王履首次从病因角度将中风分为"真中风"、"类中风"两个类型来区分"外风"致病和"内风"致病。

明代张景岳《景岳全书·杂证谟·非风》："古今相传，咸以中风名之，其误甚矣……意以'非风'名之，庶乎使人易晓而知其本非风证矣"。"非风一证，即时人所谓中风证也。此证多见卒倒，卒倒多由昏愦，本皆内伤积损颓败而然，原非外感风寒所致"。

语析：明清以后对中风的认识进一步深入，张景岳指出中风"非风"论，明确指出狭义的中风证非外感风邪所致，强调"内伤积损"是中风发病的原因而非风寒所致，张氏的"非风"论对中风病的诊断和治疗，具有一定的指导意义。

明代李中梓《医宗必读·总论》："凡中风昏倒，先须顺气，然后治风……最要分别闭与脱二证明白。如牙关紧闭，两手握固，即是闭证……若口开心绝，手撒脾绝，眼合肝绝，遗尿肾绝，声如鼾肺绝，即是脱证。"

语析：考张仲景将中风分为中络、中经、中腑、中脏，而李中梓将中脏腑进一步细分为闭证与脱证，对中风病中脏腑的治疗具有重大指导意义，一直为临床医家所沿用。

清代叶天士《临证指南医案·中风》："类者伪也，近代以来，医者不分真伪……今叶氏发明内风,乃身中阳气之变动。肝为风脏,固精血衰耗,水不涵木,木少滋荣,故肝阳偏亢,内风时起。"

语析:叶天士首创"肝阳化风"学说,为中风病的病因增一思路,并提出滋阴息风、滋阴潜阳等治法,对中风病的治疗有重大的指导意义。

清代王清任《医林改错·半身不遂本源》:"半身不遂,亏损元气,是其本源。"

语析:王清任在其有限的脏腑解剖基础上于《医林改错·半身不遂本源》中将该病定名为"半身不遂",以气虚血瘀立论,此立论切合临床实际,其创立的补阳还五汤至今仍为临床常用的方剂,其疗效确切,贡献极大。

近代医家张伯龙、张山雷,张锡纯等对中风学说进一步发挥,认为该病主要是肝阳化风,气血逆乱,直冲犯脑所致。如张山雷于《中风·诠》中云:"……病源惟何?则肝阳不靖,气火生风,激其气血,上冲犯脑而震扰脑之神经耳。故谓是病为血冲脑经则可,而直以为脑病则不可。"张锡纯将中风分为"脑充血"和"脑贫血"两类病名:"……治内中风证(亦名类中风)血气并走于上者,即西人所谓脑充血证……治内中风证之偏虚寒者,即西人所谓脑贫血病也",更加切合临床实际。

三、中风的病因病机

关于中风的病因病机,历代论述颇多,唐汉之前,多以"内虚邪中立论",如《内经》言:"虚邪偏客",《金匮》谓:"络脉空虚"而得,之后各有论述,《河间六书》主张:"心火暴甚"为因,《东垣十书》认为"正气自虚",《丹溪心法》则认为由于"痰湿生热"所致。《中医内科学》认为,中风是由于脏腑功能失调,在情志过极,劳倦内伤,饮食不节,用力过度,气候骤变的诱发下,致瘀血阻滞,痰热内生,心火亢盛,肝阳暴亢,风火相煽,气血逆乱,上冲犯脑而形成。其病位在脑,与心、肝、脾、肾密切相关。其病因病机主要有正气虚弱,内伤积损、情志过极、化火生风、饮食不节,痰浊内生。其病性为本虚标实,上盛下虚,在本为肝肾阴虚,气血衰弱;在标为风火相煽,痰湿壅盛,气逆血瘀,而阴阳失调,气血逆乱,上犯于脑为其基本病机。

中风之发生,主要因素在于患者平素气血亏虚,心、肝、肾三脏阴阳失调,加之忧思恼怒,或饮酒饱食,或房室劳累,或外邪侵袭等诱因,以致气血运行受阻,肌肤筋脉失于濡养;或阴亏于下,肝阳暴涨,阳化风动,血随气逆,扶痰挟火,横窜经隧,蒙蔽清窍,而形成上实下虚,阴阳互不维系的危急证候。归纳起来主要有以下四个方面:

1. 积损正衰,年老体衰,肝肾阴虚,肝阳偏亢;或思虑烦劳过度,气血亏损,真气耗散,复因将息失宜,致使阴亏于下,肝阳鸱张,阳化风动,气血上逆,上蒙元神,突发本病。正如《景岳全书·非风》篇所说"卒倒多由昏愦,本皆内伤积损颓败而然"。

2. 饮食不节,嗜酒肥甘,饥饱失宜,或形盛气弱,中气亏虚,脾失健运,聚湿生痰,痰郁化热,阻滞经络蒙蔽清窍。或肝阳素旺,横逆犯脾,脾运失司,内生痰浊或肝火内炽炼液成痰,以致肝风夹杂痰火,横窜经络,蒙蔽清窍,突然昏仆,喎僻不遂。此即《丹溪心法·中风》所云:"湿土生痰,痰生热,热生风也"。以及《临证指南医案·中风》所云:风木过动,中土受戕,不能御其所胜……饮食变痰,……或风阳上僭,痰火阻窍,神志不清。

3. 情志所伤,五志过极,心火暴盛,或素体阴虚,水不涵木,复因情志所伤,肝阳暴动,引动心火,风火相煽,气血上逆,心神昏冒,遂致卒倒无知。正如《素问玄机原病式·火类》说:"多因喜怒思悲恐之五志有所过极而卒中者,由五志过极,皆为热甚故也。"

4. 气虚邪中,气血不足,脉络空虚,风邪乘虚入中经络,气血痹阻,肌肉筋脉失于濡养;或形盛气衰,痰湿素盛,外风引动痰湿,痹阻经脉,而致喎僻不遂。如《诸病源候论·风偏枯候》说:"偏枯者,由血气偏虚,则腠理开,受于风湿,风湿客于身半,在分腠之间,使血气凝涩不能润养,久不瘥,真气去,邪气独留,则成偏枯"。

综上所述,中风之发生,病机虽较复杂,但归纳起来不外虚(阴虚、气虚)、火(肝火、心火)、风(肝风、外风)、痰(风痰、湿痰)、气(气逆)、血(血瘀)六端,其中以肝肾阴虚为其根本。此六端在一定条件下,相互影响,相互作用而突然发病。有外邪侵袭而发病者称为外风,又称为真中风或真中;无外邪侵袭而发病者称为内风,又称类中风或类中。从临床看,本病以内因引发者居多(《中医内科学》上海科技出版社,1989年)。

四、中医对中风的证治

《中医内科学》承袭《金匮要略》,从四诊八纲、脏腑阴阳、气血津液辨证将其病期分为急性期、恢复期、后遗症期三个阶段。

(一) 急性期

中经络:

1. 风痰瘀阻证

【症状】头晕,头痛,手足麻木,突然发生口舌㖞斜,口角流涎,舌强言謇,半身不遂,或手足拘挛,舌苔薄白或紫暗,或有瘀斑,脉弦涩或小滑。

【证机概要】风痰上扰,肝阳化风,痹阻经脉。

【治法】息风化痰,活血通络。

【代表方】半夏白术天麻汤合桃仁红花煎加减。前方功能化痰息风,补脾燥湿,温凉并济,补泻兼施,用于风痰上扰,眩晕头痛,胸闷呕恶,舌苔白腻,脉弦滑者。后方活血化瘀,行气散结。

【常用药】半夏、茯苓、陈皮、甘草补脾益气;白术燥湿化痰;桃仁、红花逐水行血;香附、青皮、穿山甲、延胡索理气行血;天麻平息内风;生姜、大枣调和营卫。湿痰偏盛,舌苔白滑者,加泽泻、桂枝利湿化饮;肝阳偏亢者,加钩藤、代赭石潜阳息风。中成药可服血塞通片以活血化瘀。

2. 风阳上扰证

【症状】突感眩晕头痛,耳鸣面赤,腰腿酸软,突然发生口舌㖞斜,言语謇涩,半身不遂,苔薄黄,脉弦细数或弦滑。

【证机概要】肝肾阴虚,痰热内蕴,风阳上扰,经脉痹阻。

【代表方】镇肝息风汤或天麻钩藤饮加减。前方功能镇肝息风,善治阴虚阳亢、肝风内动而致头晕目眩,面赤,肢体活动不利,口舌㖞斜,甚则跌仆,不省人事,脉弦长有力者。后方功能平肝、息风、镇潜,用于阳亢风动,眩晕肢麻者。

【常用药】龙骨、牡蛎、代赭石、珍珠母、石决明、龟板镇肝潜阳;天麻、钩藤、菊花平肝息风;白芍、玄参养阴柔肝;牛膝引血下行;桑叶、菊花清肝泄热等。

中脏腑:

1. 闭证

(1) 阳闭

【症状】除闭证主要症状外,兼见面红气粗,躁动不安,舌红苔黄,脉弦滑有力。

【证机概要】肝阳暴涨,气血上逆,痰火壅盛,清窍被扰。

【治法】清肝息风,豁痰开窍。

【代表方】先服至宝丹或安宫牛黄丸以清心开窍,并用羚角钩藤汤加减。羚角钩藤汤清肝息风,清热化痰,养阴舒筋,用于风阳上扰、窜犯清窍而见眩晕、痉厥和抽搐等症者。至宝丹或安宫牛黄丸以清心开窍。

【常用药】羚羊角、钩藤、珍珠母、石决明以平肝息风;胆南星、竹沥、半夏、天竺黄、黄连清热化痰;菖蒲、郁金化痰开窍。

痰热阻于气道,喉间痰鸣辘辘者,可服竹沥水、猴枣散以豁痰镇惊；肝火旺盛，面红目赤，脉弦劲有力，宜酌加龙胆草、山栀、夏枯草、代赭石、磁石等清肝镇摄之品；腑实热结，腹胀便秘，苔黄厚，宜加生大黄、元明粉、枳实以清热通腑导滞，或用礞石滚痰丸清热涤痰通腑；痰热伤津，舌质干红，苔黄糙者，宜加沙参、麦冬、石斛、生地等滋阴清热。

（2）阴闭

【症状】除闭证主要症状外，兼见面白唇紫或暗，四肢不温，静而不烦，舌质暗淡，苔白腻滑，脉沉滑。

【证机概要】痰浊雍盛，风痰上扰，内闭心神。

【治法】豁痰息风，辛温开窍。

【代表方】急用苏合香丸温开水化开灌服以芳香开窍，并用涤痰汤加减。

【常用药】半夏、茯苓、橘红、竹茹化痰；郁金、菖蒲、胆南星豁痰开窍；天麻、钩藤、僵蚕息风化痰。

2. 脱证

【症状】突然昏仆，不省人事，面色苍白，目合口开，鼻鼾息微，手撒遗尿，汗出肢冷，舌萎缩，脉沉细微欲绝或浮大无根。

【证机概要】元气衰微，精去神脱，阴竭阳亡。

【治法】回阳救阴，益气固脱。

【代表方】立即用大剂参附汤合生脉散加味。

【常用药】人参、附子补气回阳；麦冬、五味子、山萸肉滋阴敛阳。阳不敛阴，阳浮于外，津液不能内守，汗泄过多者，可加煅龙骨、煅牡蛎敛汗回阳；阴精耗伤，舌干，脉微者，加玉竹、黄精以救阴护津。

（二）恢复期和后遗症期

中风病急性期阶段经抢救治疗，神志渐清，痰火渐平，风退瘀除，饮食稍进，渐入恢复期，但恢复期和后遗症有半身不遂、口歪、语言謇涩或失音等症状，此时仍须积极治疗并加强护理。针灸与药物治疗并进，可以提高疗效。药物治疗根据病情可采用标本兼顾或先标后本等治法。

1. 痰瘀阻络证

【症状】口舌㖞斜，舌强语謇或失语，半身不遂，肢体麻木，舌紫暗或有瘀斑，苔滑腻，脉弦滑或涩。

【证机概要】痰瘀互结，脉络痹阻。

【治法】化痰祛瘀，活血通络。

【代表方】温胆汤合四物汤加减。

【常用药】熟地、当归、川芎滋阴补血活血；枳实、半夏、竹茹化痰和胃；茯苓、陈皮益气健脾。

若兼气虚者，加黄芪、党参、白术；心烦者，加山栀、豆豉以清热除烦；眩晕者可加天麻、钩藤以平肝息风；四肢不用明显者，加杜仲、川断、牛膝、桑枝。

2. 气虚血瘀证

【症状】偏枯不用，肢软无力，面色萎黄，舌质淡紫或有瘀斑，苔薄白，脉细涩或细弱。

【证机概要】气虚血滞，脉络痹阻。

【治法】益气养血，化瘀通络。

【代表方】补阳还五汤加减。

【常用药】黄芪以补气养血；桃仁、红花、赤芍、当归养血活血，化瘀通络；地龙、牛膝引血下行兼以通络。

血虚甚者，加枸杞、首乌藤以补血；肢冷，阳失温煦，加桂枝温通经脉；腰膝酸软，加续断、桑寄生、杜仲以壮筋骨、强腰膝。

3. 肝肾亏虚证

【症状】半身不遂，患肢僵硬拘挛变形，舌强不语，或偏瘫，肢体肌肉萎缩，舌红脉细，或舌淡红，脉沉细。

【病机】肝肾亏虚，阴血不足，筋脉失养。

【治法】滋养肝肾。

【代表方】左归丸合地黄引子。

【常用药】干地黄、首乌、枸杞、山萸肉补肾益精；麦冬、石斛养阴生津；当归、鸡血藤养血和络。

若腰酸腿软较甚,加杜仲、桑寄生、牛膝补肾壮腰,若肾阳虚,加巴戟天、肉苁蓉补肾益精附子、肉桂引火归原,夹有痰浊,加菖蒲、远志、茯苓化痰开窍(见《中医内科学》第9版)。

五、"五病说"关于中风的治疗

(一) 治已病

1. 危重型

临床上多表现为突然昏仆,口眼歪斜,神志昏迷,不能言语,肢体偏瘫,脉象洪大,舌质红绛苔黄粗糙,其热重者多兼见面色潮红,身热烦躁,小便短赤,大便秘结；其痰盛者多兼见呼吸深重,鼾声大作,舌苔厚腻；其风重者多兼见肢痉抽搐,舌红苔薄,脉弦细疾。此型CT检查多提示为脑出血或蛛网膜下腔出血。

【治法】辛凉开窍,凉血活血,平肝息风。

【选方】安宫牛黄丸或犀角地黄汤或镇肝息风汤。

【方药】水牛角(代犀角或羚羊角)30～60 g　　生地12 g
　　　　赤芍15 g　丹皮15 g　代赭石30 g　川牛膝12 g
　　　　天竺黄15 g　钩藤30 g　广郁金10 g　生大黄12 g
　　　　夏枯草15 g　石决明30 g

用法:日1剂,水煎,分2次温服。

【加减应用】

(1) 昏迷深重者加泽泻、丹参,重用泽泻配以丹参等活血利水而醒脑。生大黄应后下,意在通腑泻火、活血凉血引上冲之炎火而下行,对挽回危局,大有裨益,然不可久用,中病即止。

(2) 若见有抽搐者可选加全蝎 6 g、白僵蚕 15 g、蜈蚣 2 条、蚕砂 15 g,合用紫雪丹息风止痉。

(3) 痰多昏睡,鼾声重者,可加天南星 10 g,胆南星 5 g,石菖蒲 12 g,合用至宝丹以豁痰开窍。

(4) 面赤身热,气粗长呼,烦躁不安者加牛黄或安宫牛黄丸口服(以上皆鼻饲给药)。

(5) 若见肢体强痉,不省人事,静安不躁,面色淡白,口角流涎,痰声似阻,脉沉不扬,此乃痰湿内盛,上蒙清窍,内闭经络,阳气不得温煦之征,当用温开豁痰法,急用名方苏合香丸合《济生方》涤痰汤加减应用。药用:制半夏 12 g、天南星 10 g、胆南星 5 g、枳实 12 g、茯苓 15 g、竹茹 10 g、广郁金 12 g、石菖蒲 12 g、钩藤 30 g、明天麻 12 g、红参 5 g、甘草 5 g,水煎鼻饲给药。

(6) 症见突然昏仆,不省人事,目合口闭,鼻鼾息微,面白自汗,手撒肢冷,二便失禁,肢体瘘软,脉细欲绝者,此中风之脱证也。当用大剂参附、生脉之类回阳救脱,配合西药急急救之。

2. 缓轻型

患者临床上多有指麻,或肢麻、舌麻、头昏,或头痛、眩晕等前期症状。发病时为神志突然昏糊,一般时间短暂,移时即留下言语謇涩,半身不遂,步履不利,手不能握物,生活不能自理,舌质紫暗或夹有瘀斑瘀点,苔少或薄黄,脉沉弦或弦尺弱。此型患者相关检查多提示脑血栓形成或脑梗死。据临床观察,脑卒中虽有出血性和缺血性之分,但其病理产物皆以血瘀为主。随个体差异,有气虚血瘀、血虚血瘀、阴虚血瘀、阳虚血瘀、寒瘀互结、痰瘀凝滞等不同罢了,其治疗,随其症变而辨治即可。此型患者病势虽缓,然临床症状变化多端,当不可小看,须认真对待。

【治法】益气活血,通经活络。

【选方】补阳还五汤加减。

【方药】黄芪 15~30 g　桃仁 10 g　红花 10 g　当归 10 g
　　　　干地龙 10 g　山萸肉 12 g　巴戟天 12 g　益智仁 12 g
　　　　全虫 6 g　　地鳖虫 12 g　乌梢蛇 10 g　紫丹参 15 g
　　　　远志 12 g　　僵蚕 12 g　　天麻 15 g　　生地 12 g
　　　　广郁金 12 g

【方解】重用黄芪补气，去赤芍凉血活血之味，芪归同煎即当归补血汤，合桃仁、红花养血之中寓以活血化瘀，恐众多活血耗血，故加地鳖虫、干地龙等血肉有情之品活血而不耗血，丹参其性平和，养血活血，共为养血充血，活血化瘀而设。肾开窍于脑，肾亏脑失濡养，挟痰脑络不畅，精气不能上承则言语不利，故加山萸肉、巴戟天、生地滋阴补肾，充脑利窍，用全虫、乌梢蛇、干地龙相伍搜风通络，用僵蚕、天麻祛瘀通络，与远志、广郁金、胆南星、全虫相伍还能增强化痰开窍之力，诸药和合，集益气养血，活血化瘀，滋阴益肾，充脑开窍，化痰通络，熔为一炉，非常符合中风缓轻型的病理机制。

【加减应用】

（1）纳谷不香加焦三仙各 12 g，腹胀者加莱菔子 12 g。

（2）小便失禁者加桑螵蛸 12 g，杏仁 12 g，大便干结者选加火麻仁 12 g，郁李仁 12 g，肉苁蓉 12 g，杏仁 12 g（苁蓉、杏仁同用开肺润肠对老年便秘者尤为适宜）。

（3）适当加强功能锻炼，进行语言训练。

（二）治未病

1. 中风先兆型

中风之证，纵观古今中外，世人言治者多，言防者略。岂不知病发而治，难求完璧，多有后遗症者，给患者及家庭造成不可挽回的痛苦，也给社会造成了沉重的负担。中医学历来提倡未雨绸缪，预防为先，《素问·四气调神大论》曰："不治已病治未病，不治已乱治未乱，此之谓也。夫病已成而后药之，乱已成而后治之，譬尤渴而穿井，斗而铸锥,不亦晚呼",所以笔者提出中风病当以"治未病"为贵,故单列中风先兆为一型。

①目下如卧蚕之起状,蚕体下垂或见水泡状,或见皮肤色暗紫,或皮色晦暗,或见血色成缕,蚕体下缘线和鼻梁坐标,越向下延,则脑血管病越重,即中风先兆也。

②闪过性晕厥。

③步履不稳,走路偏向一侧者,或两腿行走不自主地划十字。

④舌尖麻木,指(趾)端麻木。

⑤突发言语不利,或嘴角抽动,流涎。

⑥微观检测,未病先兆:通过同型半胱氨酸、血流变、头颈部血管彩超、TCD或CTA、头颅CT或MRI等检查,发现血黏度改变、血管内皮受损、动脉硬化程度、血管斑块形成、腔隙性脑梗死等,皆中风先兆也。

以上六条,有两条以上者皆可诊断为中风先兆,以下两条供参考:

⑦动辄气急、心悸、乏力、自汗、头昏、头胀、眩晕,甚则头痛、失眠、烦躁、面红、目赤、肌肉跳动。

⑧舌暗紫,有瘀斑、瘀点,脉沉弦细或涩或尺弱。

2. 中风先兆型的治疗方药(自拟)

【治则】益肾充脑 活血通络。

【治法】益肾充脑,活血利水,化痰通络。

【选方】益肾充脑活血汤(自拟)。

【方药】山萸肉 15～20 g　　山药 20～30 g　　枸杞子 12 g
　　　　生地 12 g　　　　　黄芪 15～30 g(高血压改红参 3～5 g)
　　　　当归 12 g　　　　　丹参 12 g　　　　川芎 12 g
　　　　僵蚕 12 g　　　　　代赭石 30 g　　　泽泻 15～30 g
　　　　水蛭 6～10 g　　　 天麻 12 g　　　　川牛膝 12 g

用法：日1剂，水煎早晚各一次，温服。

【方解】中风的病位主要在脑，与肾相关，病因以虚为本，脑络瘀阻为标，痰为关键，夹风、夹阳化火，各有轻重缓急，急则猝然发病，多为危重型，缓则无定计。但皆有先兆在先，故当立足"治未病"，防为先，方用山萸肉、枸杞子益肾充脑，脑络充养则邪不可干，用黄芪（红参）当归益气养血，气血足则血气流畅，血气流畅则血瘀可以绝，用丹参、川芎、水蛭、地鳖虫活血通络，气行则血行，络通则无留瘀之弊。夫肝肾同源，互有关联，故用生地合山药、枸杞子、山萸肉养肝益肾，滋润脑窍，脑窍脉络滑利，无瘀可停，此乃预防中风图本之举；用泽泻、天麻、怀牛膝、代赭石。泽泻性味甘寒，入肾与膀胱经，用之既能解膀胱之火又能泄肾之热，脑为肾之窍，热去则脑络凉爽。天麻直入肝经，味甘质润，药性平和，可治各种原因所致之肝风内动，不管虚实寒热皆可应用。牛膝苦甘，性平，入脾肾经，苦善泄降，导热下泄，引血下行；代赭石苦寒归心肝，主入肝经，功专苦降，得天麻既能息肝风又能平肝阳，四位相合，有热可消，有火可降。诸药和合，虚补肾强，血瘀无生，痰火无灾，则风无生之地也。所选药物经现代研究，多有扩血管、抗凝、解聚、降黏、降低血管通透性、减轻脑水肿、改善微循环、恢复脑细胞代谢功能、增强肾血流量、软化纤维组织等作用。特别是虫类药，多具有扩张末梢血管、降低血液黏稠度等功效。诸药和合皆有预防和治疗的功效，尤其是预防中风，首当其选。是方经50多年的临床应用，对预防中风及中风先兆型的治疗皆有良好的效果。

六、中风治案举例

1. 中风缓轻型治案

张某，女，50岁。

初诊：1999年6月7日。

患者有高血压病史10年，常头昏、头痛、失眠，平素纳谷好，二便尚调。两天前因劳累情绪波动,自觉头昏左半身无力,今晨起来,左下肢步履不灵,走路偏斜,不由自主手抖流口水,望之形体丰满,目下如卧蚕起之状,蚕体下线过鼻梁1/2,舌中线偏向一侧,神志尚清。检查:心电图正常范围,血压 140/88 mmHg,甘油三酯 1.6 mmol/L,胆固醇 7.0 mmol/L,头颅 CT 提示脑梗死,血糖 12.6 mmol/L。舌质淡红边有瘀斑,苔厚黄,脉弦尺弱。病属中风缓轻型。人因年老肝肾亏虚,肾精不足,脉道不充,血涩不畅,气虚无力,致血留滞,夹瘀阻络,痰瘀互结,痹阻不运,发为此证。治以益肾充脑、祛瘀通络、化痰通络、佐以益气养阴之味合法治之。

方药:

①山萸肉 12 g　　生地 12 g　　黄芪 20 g　　山药 20 g
　当归 12 g　　　红花 10 g　　干地龙 12 g　僵蚕 15 g
　川芎 30 g　　　生半夏 12 g　皂角刺 20 g　水蛭 10 g
　决明子 15 g　　生山楂 15 g

用法:日 1 剂,一日 2~3 次分服。

②NS250 ml 加血塞通 2ml:100 mg,共 5 支,静滴,日 1 次。同时配合抗血小板聚集,降血脂,控制血压等对症治疗。

③猴枣散 0.3 g,冲服,日 2 次。

④美吡哒 5 mg 日 2 次,饭前 30 分钟服用。

二诊:6 月 13 日,经用上法如此治疗一周后,诸证减轻,空腹血糖降至 7.8mmol/L,因方中益肾活血味具,加黄芪、山药、生地相伍益气养阴,亦可控制血糖,且患者目前无明显消渴病症状,故直接停降血糖药物美吡哒。

三诊:6 月 19 日,因虑患者痰湿之体,于方中加白芥子 12 g,天南星 10 g,荷叶 12 g,皂角刺 30 g,重用川芎 15 g,再服七剂,诸症次第消失。

是案先后加减治疗 28 天,半身不遂症状大有改善,借仗助行,此后加用针灸、运动疗法治疗 1 月后,基本痊愈。

按语：缓轻型患者临床上多有指麻，或肢麻、舌麻、头昏、或头痛、眩晕等前期症状。发病时为神志突然昏糊，一般时间短暂，移时即留下言语謇涩，半身不遂，步履不利，手不能握物，生活不能自理，舌质紫暗或夹有瘀斑瘀点苔少或薄黄，脉沉弦或弦尺弱。此型患者相关检查多提示脑血栓形成或脑梗死。据临床观察，脑卒中虽有出血性和缺血性之分，但其病理产物皆以血瘀痰阻为主。其病因多以肝肾亏虚为显，治疗要紧紧抓住"虚"、"瘀"、"痰"三字，随其个体差异，有气虚血瘀、血虚血瘀、阴虚血瘀、阳虚血瘀、寒瘀互结、痰瘀凝滞等不同，随其症变而辨治即可。此型患者病势虽缓，然临床症状变化多端，当不可小看，须认真对待。

2. 中风危重型治案

患者严某，65岁，因气怒突然跌倒在地，呕吐痰涎，烦躁不安，移时而转入昏迷，不省人事，遂入院治疗，体温38.6℃，血压165/98 mmHg。查示：脑脊液压力增高，呈血性。西医诊断：蛛网膜下腔出血。经用NS250 ml加胞磷胆碱钠0.5 g，ATP40 mg，CoA100U，每日1次，静滴。甘露醇250 ml，每日2～4次静滴。治疗5天，诸症平平，邀余会诊，诊时患者仍昏迷不醒，牙关紧闭，肢体强直，气粗酣睡，面红身热，大便5日未行，撬口察视之，舌苔黄燥而干，脉沉弦而滑，体温39.0℃，血压150/85 mmHg，头颅CT片提示脑出血。良由气怒，血苑于上，气血逆乱，上犯于脑，络破血溢，阻于脑窍，神明受扰，气机升降失调，在上为厥，在下为腑气不通，发为中风（闭证）。治拟辛凉开窍、清热凉血、活血止血、祛痰泄浊合法。

方药：

①生地20 g　　　粉丹皮15 g　　　竹茹15 g　　　天竺黄15 g
　生大黄12 g^{后下}　枳实12 g　　　厚朴12 g　　　石菖蒲12 g
　生半夏10 g　　川贝母10 g　　　广郁金12 g　　　生石膏60 g
　双钩藤30 g^{后下}　泽泻30 g　　　水蛭10 g　　　牛膝12 g

羚羊角粉 0.5 g^{冲入药液}

日 1 剂,水煎 400 ml 两次分服,鼻饲给药。

②安宫牛黄丸 1 粒,温水化开鼻饲给药。

③西药继进。

药后 6 小时便泻 1 次,量多奇臭,半小时许,患者自吟一声,身体似欲一动,病有转机,体温下降至 38.5℃,原方继进 1 剂,连用 3 天,至 2 天后神志稍清,闻言会意,转危为安,至用中药第五天患者知饥索食。之后运用上方去安宫牛黄丸、生大黄、生石膏等,配以西药辨证治疗 30 天,好转出院。

按语:危重型患者临床上多表现为突然昏仆,口眼斜,神志昏迷,不能言语,肢体偏瘫,脉象洪大,舌质红绛苔黄糙腻。其热重者多兼见面色潮红,身体烦躁,小便短赤,大便秘结;其痰盛者多兼见肢痉抽搐,舌红苔薄、脉弦数疾。此型 CT 检查多提示为脑出血或蛛网膜下腔出血。治拟辛凉开窍、凉血活血、平肝息风合法。常选用安宫牛黄丸、犀角地黄汤、镇肝息风汤、紫雪散、猴枣散等化裁鼻饲给药。药选犀角或羚羊角(冲服或鼻饲给药用水牛角 30~60 g 代入汤剂先煎),生地 15 g、白芍 15 g、丹皮 20 g、代赭石 50 g、牛膝 15 g、广郁金 12 g、石菖蒲 10 g、天竺黄 15 g、钩藤 30 g、生大黄 12 g^{后下} 组方切中病机,急急救之。昏迷者加泽泻 30 g、丹参 15 g,重用泽泻配丹参贵在活血利水而醒脑。生大黄后下,配合牛膝意在通腑泻火,活血凉血引上冲之炎火下行,对挽回危局,大有裨益,然不可久用,中病即止。诸药和合,中西结合对中风危重型的治疗当属首选,疗效确切,毋庸置疑,否则将贻误病机,机不可失。

3. 中风先兆治案

临床上中风先兆型治案多不胜举,临床上每多可遇见,今举早年治案,是我心有思,一得一失皆我所见,所以心里至今想起,总觉得当时心里少了点什么,这就是我用此二例列为案举的原因吧!

(1) 蒋公案

1993 年 3 月 1 天,于浴室偶遇蒋公永宁,时年 63 岁,望之目下如卧蚕起伏状,蚕体皮色紫暗,垂体下线过鼻梁 1/2 有余。问知两手指麻木,左手为甚。余曰:"古人云:麻木者中风先兆也。"请君明日到医院来。经 TCD 检查提示:两侧大脑中动脉严重狭窄,并附有斑块,椎基底动脉血供差,血流缓慢。遂投自拟益肾充脑活血汤加减治疗。

方药:

山萸肉 12 g	枸杞子 12 g	山药 15 g	黄芪 30 g
丹参 12 g	桃仁 10 g	川芎 10 g	泽泻 15 g
代赭石 20 g	僵蚕 12 g	水蛭 10 g	生地 12 g

用法:日 1 剂,水煎分 2 次温服。上方连用 7 天,手指麻木消失。继服 7 剂,自觉较前神爽有力,纳谷有增。又嘱继服 5 剂,TCD 检查血管斑块消失,目下蚕体缩小,皮色转淡,而免于中风之苦。

(2) 杨公案

1993 年 3 月中旬,隔蒋公案仅半月的 1 天,星期日回老家汤集,下车即遇同里杨公鹤生,他年甫半百,云指麻、唇麻 20 多天,问我何因?我望之他目下入卧蚕之起状,下线已过鼻梁 2/3,我说按医圣张仲景所云此肾亏也,肾开窍于脑,您脑血管有病,麻木又是中风先兆,您当慎重!应到医院检查治疗。他随即答我:"不,我能吃能喝,且在练功,不会有什么病"。过 11 日,其侄杨君来门诊相告:"四爷(即杨鹤生)病了,患脑梗死,住第一人民医院了……"

蒋杨二人均系我小学校友,一病一安,何哉?

4. 中风先兆、血渴

吴某,男,78 岁。

初诊:2014 年 12 月 17 日。

患者是年 11 月 26 日体检示:①脂肪肝;②右肾囊肿;③前列腺增大;④尿毒症;⑤血红蛋白增高;⑥尿酸偏高;⑦血脂异常;⑧血

黏度增高;⑨甘油三酯高。刻诊:望之目下如卧蚕起之状,下线过鼻梁 2/3,呈水泡样,形体较丰,晨起舌前段麻木业两月,气短,脑鸣,步履不稳无力,寐差,易醒,尿频,口干,夜为甚,不想饮水,起床活动后口就不干了,有唾液了,纳谷尚可,大便尚调,日 1～2 行。舌紫暗苔白腻,脉沉弦细尺弱。纵观全案,结合现代检查,证属年老气血不足,肝肾早亏,以肾为主,夹瘀夹痰,夹湿夹毒,痹阻脉,血流不畅,中风当防。治宜益肾充脑,活血通络,化瘀通络,清毒除湿,合法治之。方用益肾充脑活血汤(自拟)合导痰汤、血府逐瘀汤化裁治之。

印象:①中风先兆;②血渴。

方药:

山萸肉 12 g	巴戟天 12 g	枸杞子 12 g	绞股蓝 12 g
法半夏 12 g	天南星 10 g	浙贝 12 g	皂角刺 30 g
泽泻 15 g	丹参 15 g	赤芍 12 g	黄芪 30 g
山药 30 g	王不留行 15 g	桃仁 12 g 打	地鳖虫 10 g
枳实 12 g	茯苓 20 g	生地 10 g	藤梨根 20 g
荷叶 12 g	天麻 15 g	全虫 5 g	牛膝 12 g
泽泻 15 g			

3 剂,日 1 剂,水煎两次温服。

2014 年 12 月 20 日,药后未见未见动静,亦无不适,守方继进。

5 剂,日 1 剂,水煎两次温服。

2014 年 12 月 26 日,上方到第三剂,自觉略有轻松,力气稍增,脉舌如前。

2014 年 12 月 30 日,觉睡眠好转,口干口渴好转,夜间舌头不似以前又干又硬,效不更章,上方加桔梗 10 g、白芥子 15 g,7 剂,煎服法同前。

2015 年元月 8 日,原方 7 剂。

2015 年元月 16 日,原方 7 剂。

2015 年元月 26 日,上方去牛膝、泽泻加小蓟 20 g、瞿麦 15 g,又

7剂后诸证次第减轻,尤其麻木基本消失,口干口渴去之八九,上方调整连续服用两个多月,后停药,未见有中风之兆,改用析要丹参丸,阿司匹林肠溶片等服用。

5. 中风先兆、高血压

(1) 易某,女,61岁。

初诊:2014年11月13日。

既往有高血压病史5年,最高血压达180/100 mmHg,刻诊:头晕,视物模糊,心慌,双手麻木,夜间腰部酸痛,双膝酸痛下蹲困难,纳谷正常,小便频数,量多,大便干结,舌暗红苔薄色微黄,脉沉弦尺弱。辅助检查:TCD示:①左侧大脑中动脉附壁斑块;②椎-基底动脉狭窄;③双侧大脑中动脉前动脉高血流速度半动脉硬化。方用益肾充脑活血汤化裁。

方药:山萸肉15 g 山药30 g 甘杞子12 g 川怀牛膝各12 g
　　　槐花20 g 地榆12 g 双勾30 g 丹参15 g
　　　麦冬15 g 石决明30 g 决明子15 g 水蛭10 g
　　　红花12 g 川芎10 g 生山楂12 g 生军10 g
　　　菊花10 g 白僵蚕15 g 天麻12 g 泽泻20 g
　　　磁石40 g 甘草6 g

5剂,日1剂,水煎两次温服。

2014年11月19日,药后血压160/90 mmHg,诸证减轻未见不良反应,原方加全蝎6 g,杜仲15 g。

5剂,日1剂,水煎两次温服。

2014年11月25日,药进10剂,患者自云好转六成左右,原方继进。

7剂,日1剂,水煎两次温服。

2014年12月3日,上方7剂,日1剂,水煎两次温服。

2014年12月10日,上方7剂,日1剂,水煎两次温服。

2014年12月20日,病家自动停药,近因失眠来诊,舌紫气色暗苔微腻,脉沉弦有力,上方加夜交藤30 g、炙远志12 g、黄芩12 g、佩兰10 g。7剂,日1剂,水煎两次温服。

2014年12月29日,药后无不适,方药对症,上方制小其剂,又服药21剂,嘱停药观察。

(2) 李某,男,57岁。

初诊: 2016年11月13日。

患者平素头晕,胀痛,夜寐差,纳谷正常,二便尚调,今云右手麻木三天,伴有舌尖麻木,舌紫暗尖边有瘀点边有齿痕,脉沉弦显涩尺弱。TCD查示:①左侧大脑中动脉管壁粗糙;②右侧大脑中动脉轻度节段性狭窄伴基底动脉供血不足,血压170/120 mmHg。综上所述,肝肾不足,脑失所养,肝阳上亢,夹瘀阻络,中风当防,治拟益肾充脑,活血潜降为法,用益肾充脑活血汤合活血潜降汤化裁。

印象:①中风先兆;②高血压病;③不寐。

处方:

川怀牛膝各15 g	钩藤30 g	水牛角40 g先煎	泽兰10 g
泽泻30 g	川芎30 g	磁石50 g先煎	天麻12 g
水蛭10 g	生地15 g	山药15 g	茯苓15 g
甘杞子12 g	夜交藤30 g	甘草6 g	

5剂,日1剂,水煎两次温服。

2016年11月19日,药后血压156/106 mmHg,头昏头胀明显减轻,睡眠好转,手麻舌麻未见改善,上方初效,加味再进。

上方加白僵蚕15 g、全虫6 g,7剂,日1剂,水煎两次温服。

2016年11月27日,药后手麻改善,舌麻依然存在,脉沉弦尺弱,舌紫暗舌尖边瘀点边有齿印。

上方加焦白术12 g、陈皮12 g,去泽兰,7剂,日1剂,水煎两次温服。

2016年12月3日,叠进上方加减,诸证次第减轻,药证合参,后以上方加减治疗两月余,唯血压未降至正常,病家要求单用西药降压,但中风先兆得以解除。

5. 中风先兆、高血脂、脑梗

何某,女,69岁。

初诊:2015年1月16日。

2014年8月份查示:脑梗、高脂血症,血压150/80 mmHg。刻诊:头晕,行走不稳,巅顶部头痛,颈部不适,纳谷欠香,眠尚可,二便调,望之目下如卧蚕起之状,舌暗红苔薄白,脉沉弦尺弱。此肾虚夹瘀,脑失濡养为病之本,夹瘀阻络,为病之标。治疗以益肾充脑,活血通络为法。

印象:①中风先兆;②脑梗。

方药:

山萸肉15 g	三角藤15 g	枸杞子12 g	丹参15 g
三七4 g	天麻15 g	泽泻20 g	川怀牛膝各12 g
炒白术12 g	葛根15 g	菊花12 g	川芎20 g
磁石40 g	甘草5 g	焦三仙各12 g	

5剂,日1剂,水煎两次温服。

2015年1月21日,头昏痛好转,时有发作,纳谷渐香,舌暗红苔薄,脉沉弦细弱。上方加王不留行15 g、熟地12 g、葛根改为20 g。

5剂,日1剂,水煎两次温服。

2015年1月27日,药后诸证减轻,唯走路尚不稳,脉舌同前,上方加山药20 g、炙水蛭10 g、僵蚕12 g。5剂,日1剂,水煎两次温服。

2015年2月4日,药后走路不觉不稳,原方不变,继服服用。

6. 中风先兆、高血压

陈某,女,56岁。

初诊:2004年9月16日。

头晕,周身乏力,右脚麻木口角流涎,形体较丰,听诊心音低缓,TCD查示:①椎动脉管壁粗糙;②左侧大脑中动脉前动脉高血流速,追问之,胸闷痛连及后背。55岁绝经,舌暗红苔薄,边有瘀斑,脉沉弦涩,尺弱。综上所述,心肾亏虚,夹瘀阻络,斯成此症,从肾开窍于脑,心主血脉论治,方选益肾充脑活血汤化裁。

印象:①中风先兆;②胸痹(心血不足,心阳不振,夹瘀阻络)。

方药:

山萸肉 12 g	巴戟天 12 g	黄芪 30 g	党参 12 g
丹参 15 g	瓜蒌壳 15 g	薤白头 10 g	制半夏 12 g
茯苓 12 g	麦冬 15 g	卷柏 12 g	川芎 20 g
三七 6 g	磁石 30 g	泽泻 15 g	广郁金 12 g
僵蚕 12 g	生地 12 g	甘草 6 g	

5剂,日1剂,水煎两次温服。

9月22日,自觉胸闷,有压迫感,心慌气喘,舌紫暗苔薄黄,脉沉细尺弱。综上所述,心脾不足,心阳不振,心血不畅发为胸痹,查心电图示:窦性心律,部分导联 S-T 低平。

处方:

山萸肉 12 g	巴戟天 12 g	茯神 15 g	焦白术 10 g
丹参 12 g	柏子仁 12 g	卷柏 12 g	川芎 12 g
三七 6 g	瓜蒌壳 12 g	薤白头 10 g	桂枝 10 g
黄芪 20 g	寿果 12 g	麦冬 20 g	枸杞子 15 g
生地 15 g	生地 15 g	当归 12 g	甘草 3 g
泽泻 15 g	珍珠母 30 g		

3剂,日1剂,水煎两次温服。

9月26日,药后诸证明显好转,次第减轻,原方继用,现仍在治疗中。

7. 中风先兆、高血压、腔梗

朱某,女,67岁。

初诊:2017年5月2日。

自诉,周身乏力半手麻木1月余。

刻诊:患者有高血压病 10 年,血压最高达 165/95 mmHg,平时服用降血压药物(具体不详),血压控制可。1 月前无明显诱因下出现四肢麻木,时重时轻,时有头昏,眼花,走路常右偏,纳食尚可,二便正常,舌红苔薄,脉沉弦尺弱。查头颅＋颅脑 CT:多发腔梗,C4/C5、C5/C6 椎间盘轻度突出。病宗年老肝肾双亏,肝阳上扰,夹痰夹瘀,血流不畅,中风当防。

印象:①中风先兆;②高血压病;③腔梗。

方药:

山萸肉 12 g	枸杞子 12 g	生地 12 g	山药 15 g
地鳖虫 12 g	炙水蛭 6 g	丹参 15 g	天麻 15 g
干地龙 10 g	皂角刺 20 g	白芥子 12 g	白芥子 12 g
泽泻 20 g	川怀牛膝各 12 g	焦白术 12 g	青葙子 12 g
甘草 6 g			

7 剂,日 1 剂,水煎两次温服。

2017 年 5 月 9 日,药后麻木稍缓,突然站起时有黑蒙,心中悬悬欲倒,舌红苔薄黄,脉沉弦涩尺弱,颈椎酸痛。

上方加怀牛膝 15 g、槐花 15 g、地榆 15 g、葛根 30 g。7 剂,日 1 剂,水煎两次温服。

2017 年 5 月 16 日,药后麻木渐消,矢气较多,效不更章。

上方加砂仁 6 g,木香 12 g。7 剂,日 1 剂,水煎两次温服。

2017 年 5 月 16 日,药后诸证次第消失,为巩固疗效,原方继用 7 剂,日 1 剂,水煎两次温服。

8. 中风先兆

孙某,女,68 岁。

初诊:2015 年 3 月 16 日。

患者 2013 年 9 月 20 日曾因脑出血住院治疗,住院 24 天后基本痊愈后出院,生活可自理,查示:脑干、左侧基底节区软化灶;左侧基底节区多发腔隙性脑梗死;老年性脑萎缩。近周未觉肢体无力,纳谷不香寐一般,二便调,今日晨起口角流涎,走路不稳,而来就诊,舌红紫有裂沟苔少花剥,脉沉弦涩。问知近日因家事风波,夜不得寐而病发。结合病史,两次中风先兆,治用益肾充脑活血汤化裁。

印象:中风先兆。

方药:

山萸肉 15 g	巴戟天 12 g	枸杞子 12 g	全虫 6 g
天麻 15 g	川芎 10 g	丹参 15 g	当归 12 g
生地 12 g	玄参 12 g	黄芪 15 g	郁金 12 g
地鳖虫 12 g	泽漆 15 g	泽泻 15 g	生白术 12 g
浙贝 10 g	焦三仙 12 g	玄胡 25 g	威灵仙 20 g
甘草 5 g			

7剂,日1剂,水煎两次温服。

2015年3月19日,药后无不适反应,麻木疼痛小有好转,余症平平,舌脉如前,原方继用3剂。

2015年3月23日,药进6剂,患者自觉轻松有点精神,也想吃吃饭,口角流涎时有,上方加水蛭10 g,党参12 g,5剂,继用。

2015年3月25日,病家云大有好转,诸证减轻,能吃能喝,走路平稳有力,上方去玄胡、威灵仙、广郁金、川芎,5剂,未住院而中风得以解除,病家心喜。

七、临床常用治疗中风的中药择选

1. 祛风通络药择选

防风:《神农本草经》

 性味:辛、甘、微温。

 归经:归膀胱、肝、脾经。

 功效:祛风解表,胜湿止痛

        解痉。

秦艽:《神农本草经》

 性味:苦、辛、微寒。

 归经:归胃、肝、胆经。

功效:祛风湿,舒筋络,退虚热,清湿热。

羌活:《神农本草经》
性味:辛、苦、温。
归经:归膀胱、肾经。
功效:解表散寒,祛风胜湿,止痛。白芷

川芎:《神农本草经》
性味:辛,温。
归经:归肝、胆、心包经。
功效:活血行气,祛风止痛。

白附子:《中药志》
性味:辛、甘。温。有毒。
归经:归胃、肝经。
功效:燥湿化痰,祛风止痉,止痛,解毒散结。

全蝎:《蜀本草》
性味:辛,平。
归经:有毒。归肝经。
功效:息风镇痉,攻毒散结,通络止痛。

僵蚕:《神农本草经》
性味:咸、辛、平。
归经:归肝、肺、胃经。
功效:息风止痉,祛风止痛,化痰散结。

葛根:《神农本草经》
性味:甘、辛、凉。
归经:归脾、胃经。
功效:发表解肌,解热透疹,生津止渴,升阳止泻。

半夏:《神农本草经》
性味:辛、温。
归经:归脾、胃、肺经。
功效:燥痰化湿,降逆止呕,消痞散结;外用消肿止痛。

南星:《神农本草经》
性味:苦、辛、温。有毒。
归经:归肺、肝、脾经。
功效:燥痰化湿,祛风解痉;外用散结消肿。

2. 平肝息风药择选

钩藤:《名医别录》
性味:甘、凉。
归经:归肝、心包经。
功效:清热平肝,息风止痉。

天麻:《神农本草经》
性味:甘、平。
归经:归肝经。
功效:息风止痉,平抑肝阳,祛风通络。

菊花:《神农本草经》
性味:辛、甘、苦、微寒。
归经:归肝、肺经。
功效:疏散风热,平肝明目,清热解毒。

石决明:《名医别录》
　性味:咸、寒。
　归经:归肝经。
　功效:平肝潜阳,清肝明目。
夏枯草:《神农本草经》
　性味:苦、辛、寒。
　归经:归肝、胆经。
　功效:清肝火,散郁结,降血压。
蜈蚣:《神农本草经》
　性味:辛、温。有毒。
　归经:归肝经。
　功效:息风镇痉,攻毒散结,通络止痛。
龙骨:《神农本草经》
　性味:甘、涩、平。
　归经:归心、肝、肾经。
　功效:镇惊安神,平肝潜阳,收敛固涩。
牡蛎:《神农本草经》
　性味:咸、微寒。
　归经:归肝、胆、肾经。
　功效:重镇安神,平肝潜阳,软坚散结,收敛固涩。
龟板:《神农本草经》
　性味:甘、寒。
　归经:归肾、肝、心经。
　功效:滋阴潜阳,益肾健骨,养血补心。
川牛膝:《神农本草经》
　性味:苦、酸、甘,平。
　归经:归肝、肾经。
　功效:活血通经,补肝肾,强筋骨,引火(血)下行,利尿通淋。

3. 柔肝息风药择选

白芍:《神农本草经》
　性味:苦、酸、微寒。
　归经:归肝、脾经。
　功效:养血敛阴,柔肝止痛,平抑肝阳。
玄参:《神农本草经》
　性味:甘、苦、咸,微寒。
　归经:归肺、胃、肾经。
　功效:清热凉血,泻火解毒,滋阴。
天冬:《神农本草经》
　性味:甘、苦、寒。
　归经:归肺、肾、胃经。
　功效:养阴润燥,清肺生津。
生地:《神农本草经》
　性味:甘、苦、寒。
　归经:归心、肝肾经。
　功效:清热凉血,养阴生津,润肠

代赭石:《神农本草经》
性味:苦、寒。
归经:归肝、心经。
功效:平肝潜阳,重镇降逆,凉血止血。

寒水石:《神农本草经》
性味:辛、咸,寒。
归经:归心、胃、肾经。
功效:清热泻火

4. 清热化痰药择选

南星:《神农本草经》
性味:苦、辛、温。有毒。
归经:归肺、肝、脾经。
功效:燥痰化湿,祛风解痉;外用散结消肿。

竹沥:《名医别录》
性味:甘,寒。
归经:归心、肺、肝经。
功效:清热豁痰,定惊利窍。

天竺黄:《蜀本草》
性味:甘,寒。
归经:归心,肝经。
功效:清热化痰,清心定惊

川贝:《神农本草经》
性味:苦、甘、微寒。
归经:归肺、心经。
功效:清热化痰,润肺止咳,散结消肿

黄芩:《神农本草经》
性味:苦、寒。
归经:归肺、胆、胃、大肠经。
功效:清热燥湿,泻火解毒,止血,安胎。

山栀子:《神农本草经》
性味:苦、寒。
归经:归心、肺、胃、三焦经。
功效:泻火除烦,清热利湿,凉血解毒,消肿止痛。

大黄:《神农本草经》
性味:苦,寒。
归经:归脾、胃、大肠、肝、心经。
功效:泻下攻积,清热泻火,止血,解毒,活血祛瘀,清泄湿热。

芒硝:《名医别录》
性味:咸、苦,寒。
归经:归胃、大肠经。
功效:泻下,软坚,清热。

枳实:《神农本草经》
性味:苦、辛,微寒。
归经:归脾、胃、大肠经。
功效:破气消积,化痰除痞。

5. 辛凉开窍药择选

羚羊角:《神农本草经》
性味:咸、寒。
归经:归肝、心经。

功效:平息肝风,清肝明目,清
　　热解毒。
水牛角:《名医别录》
　性味:苦,寒。
　归经:归心,肝经
　功效:清热凉血,解毒,定惊。
菊花:《神农本草经》
　性味:辛、甘、苦、微寒。
　归经:归肝、肺经。
　功效:疏散风热,平肝明目,清
　　热解毒。
夏枯草:《神农本草经》
　性味:苦、辛、寒。
　归经:归肝,胆经。
　功效:清肝火,散郁结,降
　　血压。
白芍:《神农本草经》
　性味:苦、酸。微寒。
　归经:归肝、脾经。
　功效:养血敛阴,柔肝止痛,平
　　抑肝阳。
石决明:《名医别录》
　性味:咸、寒。
　归经:归肝经。
　功效:平肝潜阳,清肝明目。
丹皮:《神农本草经》
　性味:苦、辛、微寒。
　归经:归心、肝、肾经。

功效:清热凉血,活血散瘀。
生地:《神农本草经》
　性味:甘、苦、寒。
　归经:归心、肝肾经。
　功效:清热凉血,养阴生津,
　　润肠。

6. 辛温开窍药择选
白术:《神农本草经》
　性味:甘、苦、温。
　归经:归脾、胃经。
　功效:益气健脾,燥湿利水,止
　　汗,安胎。
木香:《神农本草经》
　性味:辛、苦,温。
　归经:归脾、胃、大肠、胆经。
　功效:行气,调中,止痛。
朱砂:《神农本草经》
　性味:甘、微寒。
　归经:有毒。归心经。
　功效:清心镇静,安神解毒。
冰片:《新修本草》
　性味:辛、苦、微寒。
　归经:归心、脾、肺经。
　功效:开窍醒神,清热止痛。
麝香:《神农本草经》
　性味:辛、温。
　归经:归心、脾经。
　功效:开窍醒神,活血通络,消

肿止痛。

半夏:《神农本草经》
性味:辛、温。
归经:归脾、胃、肺经。
功效:燥痰化湿,降逆止呕,消痞散结;外用消肿止痛。

橘红:《神农本草经》
性味:苦、辛,温。
归经:归肝、胆、胃经。
功效:疏肝破气,消积化滞。

竹茹:《本草经集注》
性味:甘、微寒。
归经:归肺胃经。
功效:清热化痰,除烦止渴。

枳实:《神农本草经》
性味:苦、辛,微寒。
归经:归脾、胃、大肠经。
功效:破气消积,化痰除痞。

7. 益气回阳 扶正固脱
   峻补真阴药择选

人参:《神农本草经》
性味:甘、微苦,微温。
归经:归肺、脾、心经。
功效:大补元气,补脾益肺,生津,安神益智。

附子:《神农本草经》
性味:辛、甘,大热。有毒。
归经:归心、肾、脾经。
功效:回阳救逆,补火助阳,散寒止痛。

牡蛎:《神农本草经》
性味:咸、微寒。
归经:归肝、胆、肾经。
功效:重镇安神,平肝潜阳,软坚散结,收敛固涩。

山茱肉:《神农本草经》
性味:酸、涩,微温。
归经:归肝、肾经。
主治:补益肝肾,收敛固涩。

五味子:《神农本草经》
性味:酸、甘,温。
归经:归肺、心、肾经。
功效:收敛固涩,益气生津,补肾宁心。

巴戟天:《神农本草经》
性味:辛、甘,微温。
归经:归肾、肝经。
功效:补肾助阳,祛风除湿。

肉桂:《神农本草经》
性味:辛、甘,大热。
归经:归肾、脾、心、肝经。
功效:补火助阳,散寒止痛,温经通脉,引火归原。

熟地:《本草拾遗》
性味:甘、微温。

归经:归肝、肾经。
功效:补血养阴,填精益髓。

麦冬:《神农本草经》
性味:甘、微苦,微寒。
归经:归胃、肺、心经。
功效:养阴润肺,益胃生津,清心除烦。

石斛:《神农本草经》
性味:甘、微寒。
归经:归胃、肾经。
功效:益胃生津,滋阴清热。

肉苁蓉:《神农本草经》
性味:甘、咸、温。
归经:归肾,大肠经。
功效:补肾助阳,润肠通便。

石菖蒲:《神农本草经》
性味:辛、苦、温。
归经:归心、胃经。
功效:开窍醒神,化湿和胃,宁神益智。

远志:《神农本草经》
性味:苦、辛、温。
归经:归心、肾、肺经。
功效:安神益智,祛痰开窍,消散痈肿。

8. 活血化瘀药择选

川芎:《神农本草经》
性味:辛、温。

归经:归肝、胆、心包经。
功效:活血行气,祛风止痛。

丹参:《神农本草经》
性味:苦、微寒。
归经:归心、心包、肝经。
功效:活血调经,祛瘀止痛,凉血消痈,除烦安神。

当归:《神农本草经》
性味:甘、平、温。
归经:归肝、心、脾经。
功效:补血调经,活血止痛,润创通便。

鸡血藤:《本草纲目拾遗》
性味:苦、微甘、温。
归经:归肝、肾经。
功效:行气补血,调经,舒筋活络

地龙:《神农本草经》
性味:咸、寒。
归经:归肝、脾、膀胱经。
功效:清热息风,通络,平喘,利尿。

郁金:《药性论》
性味:辛、苦、寒。
归经:归肝、胆、心经。
功效:活血止痛,行气解郁,清新凉血,利胆退黄。

杜仲:《神农本草经》

性味:甘、温。

归经:归肝、肾经。

功效:补肝肾、强筋骨、安胎。

枳壳:《神农本草经》

性味:苦、辛、酸、温。

归经:归脾、胃、大肠经。

功效:破气消积,化痰除痞。

黄芩:《神农本草经》

性味:苦、寒。

归经:归肺、胆、胃、大肠经。

功效:清热燥湿,泻火解毒,止血,安胎。

山栀子:《神农本草经》

性味:苦、寒。

归经:归心、肺、胃、三焦经。

功效:泻火除烦,清热利湿,凉血解毒,消肿止痛。

9. 镇静安神择选药

珍珠母:《日华子本草》

性味:甘、咸、寒。

归经:归心、肝经。

功效:安神定惊,明目消翳,解毒生肌。

龙齿:《神农本草经》

性味:甘、涩,凉。

归经:归心、肝经。

功效:镇静安神。

牡蛎:《神农本草经》

性味:咸、微寒。

归经:归肝、胆、肾经。

功效:重镇安神,平肝潜阳,软坚散结,收敛固涩。

夜交藤:《何首乌传》

性味:甘、平。

归经:归心、肝经。

功效:养血安神。

10. 附:临床治疗中风后遗症临床常用药(药物性味归经功效见上)

黄芪、山萸肉、巴戟天、枸杞子、山药、生地黄、石斛、麦冬、五味子、归尾、赤芍、川芎、三七、红花、全虫、南星、僵蚕、葛根、白芷、半夏、陈皮、火麻仁、郁李仁、桃仁、杏仁、益智仁、桑螵蛸、桑枝、桂枝、肉桂、怀牛膝、川牛膝、续断、桑寄生、杜仲、地龙、水蛭、虻虫、地鳖虫、天竺黄、五味子、党参、白术、大枣、肉桂、谷芽、麦芽、鸡内金。

八、结语

近些年来中风发病率逐年升高,成为继心脏病、癌症之后第三大疾病,本病多起病急骤,高病死率、高致残率,一旦发病多留有后遗症。中医学本着"不治已病治未病"的思想,把疾病消灭于萌芽状态。经过笔者 50 多年的探索认为,中风——"治未病"为先。中风先兆的发生应引起足够的重视,基于"肾虚夹瘀、脑失充养"的病机学说,益肾充脑、活血通络,清热利湿,凉血爽脑是首要治疗途径,肾强脑充,则脑络通畅;瘀血除,则气血畅,热无所依,火无所生,风自息也,先兆可解,而免中风之灾。

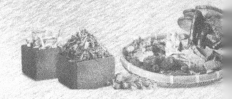

第六章 外感热病

——退热为先 一方加减

一、概述

外感发热是指感受六淫之邪或温热疫毒之气,导致营卫失和,脏腑阴阳失调,出现病理性体温升高,兼见发热的一类外感病证。外感发热,古代常名之为"发热"、"寒热"、"壮热"等。外感热病是临床上的常见病,如中医的感冒、风温、乳蛾、咳嗽、痢疾、湿温、胁痛、热痹、淋证等见有高热者;临床上基本包括西医学的各种内科急性感染和传染性疾患,如上感、流行性感冒、急性扁桃体炎、肺炎、急性气管炎、急性胃肠炎、急性胆系感染、急性细菌性疾病、伤寒、风湿热、急性尿路感染、疟疾等高热者。治疗上中医多宗叶天士的卫气营血辨证纲领和吴鞠通的三焦辨证理论进行辨证施治。卫气营血辨证和三焦辨证为外感高热的治疗立了法门,至今一直为临床所用,疗效确切。外感热病,皆以发热为其共性,所以治疗总则当以退热为先,热退则病除大半,今就外感热病退热为先论述兹。

二、古典医籍论外感热病语析

《素问·生气通天论》:"冬伤于寒,春必病温"。

语析:此为中医温病伏邪学说的渊薮。

《素问·生气通天论》:"体若燔炭,汗出而散。"

语析:语指邪在卫分的治疗方法,一般对外感风寒表证而言。

《素问·五常政大论》:"少阴司天,热气下临,肺气上从,白金起用,草木生,喘呕寒热……大暑流行,甚则疮疡燔灼,金铄石流。"

语析:草木生,大暑流行,热甚于春夏也。金铄石流,热淫于秋冬也。

南宋·严用和《济生方》:"夫中暑所以脉虚者,盖热伤气而不伤形也。"

语析:暑为阳邪,伤津耗液,且暑热伤气,故多见脉虚,每每乏力,郁郁不得欢也。

金·李东垣《东垣十书》:"动而伤暑,心火大盛,肺气全亏,故身热脉洪大。动而火盛者,热伤气也。白虎加人参汤主之。辛苦人多得之,不可不知也。"

语析:道出暑热伤气的脉象和治疗方药,以及伤暑多系劳苦人之因。

元·朱丹溪《丹溪心法》:"暑证用黄连香薷饮。夹湿加半夏南星,虚加人参黄芪。"

语析:暑为阳邪,暑必夹湿,暑邪伤气,暑邪致病亦当辨证施治。

明末清初·吴又可《温热论》:"温邪上受,首先犯肺,逆传心包,肺主气属卫,心主血属营,辨卫气营血虽与伤寒同,若论治法则与伤寒大异也。"

语析:温邪上受与风寒袭表在卫,径同而质差。寒热伤人两大法门,何况逆传心包,故治法大异也。

《温热论》:"大凡看法:卫之后方言气,营之后方言血。在卫汗之可也;到气才宜清气;入营犹可透热转气;入血则恐耗血动血,直须凉血散血。"

语析:叶天士首创卫气营血辨治纲领,为外感热病的治疗立下了大法。

清·吴鞠通《温病条辨》:"太阴风温、温热、温疫、冬温,初起恶风寒者,桂枝汤主之,但热不恶寒而渴者,辛凉平剂,银翘散主之。"

语析:吴鞠通初探温病分类及病位。

《温病条辨》:"太阴风温,但咳身不甚热,微渴者,辛凉轻剂,桑菊饮主之。"

《温病条辨》:"太阴温病,脉浮洪,舌黄,渴甚,大汗,面赤,恶热者,辛凉重剂白虎汤主之。"

《温病条辨》:"温病由口鼻而入,鼻气通于肺,口气通于胃,肺病逆传则为心包,上焦病不治,则传中焦,胃与脾也;中焦病不治,则传下焦。始上焦,终下焦"。又云:"治上焦如羽,非轻不举;治中焦如衡,非平不安;治下焦如沤,非重不沉"。

语析:吴氏所创三焦辨证纲领,在病之传变、治疗、方药等各个方面皆又立纲,一直沿用至今。如以上诸文鞠通用辛凉轻剂桑菊饮、辛凉平剂银翘散、辛凉重剂白虎汤,世称"辛凉三剂",用治上焦温病。轻剂以桑叶、菊花为主,质地轻清,疏散上焦风热;平剂以银花、连翘为主,质轻味辛,清宣透表,既有风热,令之热退;重剂重用石膏,质重气轻,用量倍于它药,宣清泄热以除烦。综观三方,轻以宣肺,平以泄卫,重以清热泄热,皆鞠通三焦治则。上语录中初起风寒用桂枝汤,多有争议,当属变法,不属外感热病正宗治法,当勿议。至于病传中下焦又当另法,各得其所。

三、外感热病病因病机

外感热病一因外感六淫即风、寒、暑、湿、燥、火乘虚侵袭人体而发。六淫之中,又以风、热、暑、湿、火致外感发热为主要病邪,其风寒燥邪亦能致外感发热,但常有一个化热的病理过程。

二因感受时邪疫毒又称戾气、异气侵袭人体而发。其为一种特殊的病邪,致病力强,具有较强的季节性和传染性。一旦感受,即发高热。

中医认为,病邪、疫毒多从口鼻而入,首先犯肺。传变迅速,或逆传心包,或化燥伤阴,或直中厥阴,闭窍动风,或伤津耗液。这是外感热病伤人致病,引起发热的始终。治疗抓住一个"热"字,在这方面,中医多遵循卫气营血辨证和三焦辨证纲领而施治。

四、中医对外感热病的治疗

(一)卫气营血辨证

清代医学家叶天士首创的论治外感热病的辨证方法,即卫气营血辨证。卫气营血四个证反映了温病过程中病情浅深轻重不同的四个层次,病证的传变规律一般由卫分开始,依次逐渐加深传入气分,深入营分、血分。但由于所感病邪性质有别,病人体质强弱各异,以及治疗是否及时恰当等原因,因此,临床上又会出现不少特殊情况,如有的病在卫分、气分,经治疗邪从外解已愈,不再内传营、血;或初起不见卫分证,一发病即在气分,甚则直入营血;或卫分证未罢,又兼见气分证而致"卫气同病",有的气分证尚在,同时又出现营分证或血分证,而成"气营两燔"或"气血两燔"。更有严重者,热邪充斥表里,遍及内外,出现卫气营血同时累及的局面。因此,卫气营血四个阶段的划分不是绝对的,而是四证互有联系,错杂出现;既有卫气营血发展的一般规律,又寓病情变化的特殊情况,但不论如何变化,终围绕一个"热"字在变,即发热、甚则高烧。治不离其宗,"退热"始终为首要。所以叶天士首创的卫气营血治法云:"在卫汗之可也,到气才可清气,入营犹可透热转气,入血就恐耗血动血,直须凉血散血。"其内涵是治疗外感热病的始终。

1. 卫分证治

(1)卫分证候:是指温热病邪侵犯人体肌表,致使肺卫功能失常所表现的证候。其病变主要累及肺卫或湿热之邪并袭。

临床表现:发热与恶寒并见,发热较重,恶寒(风)较轻。风温之邪犯表,卫气被郁,奋而抗邪,故发热、微恶风寒。风温伤肺,故咳嗽,咽喉肿痛。偏湿温并袭可见头昏、肋闷泛恶。风热上扰,则舌边尖红。风邪在表,故脉浮苔薄,兼热邪则脉数。

(2) 病机分析:本证以温热之邪侵袭,卫表受邪为特征。温热之邪侵袭体表,卫气抗争于肌表故发热;温热侵袭,卫气被遏,温煦失司故恶风寒,由于感受的是温热之邪,故恶风寒程度轻,时间短;温热之邪伤津测口微渴;卫表受邪,开合失司则无汗或少汗;温热之邪上扰清窍则头痛;温热之邪侵袭,经脉不利则身痛;温热犯肺,肺气失宣则咳嗽;咽喉为肺之门户,温热之邪侵袭则咽红肿痛。舌边尖红,脉浮数,为温热之象。

(3) 治则:宣肺解表。具体治法随感受病邪的不同而有区别。如风热犯卫宜辛凉解表,暑湿犯卫宜清暑化湿,湿热犯卫宜清热化湿,燥热犯卫宜清热润燥,风寒犯卫宜辛温解表。

(4) 常见证型

①风温表证

【症状】身热恶风,头痛咳嗽,口渴,脉浮数,舌红苔白。

【治法】辛凉解表宣肺。

【主方】银翘散。

按语:可见于某些流感、感冒、急性扁桃腺炎、急性支气管炎及急性传染病的早期。

②暑温表证

【症状】头痛微恶寒,身重脘闷,肌肤灼热,无汗,口干不欲饮,胸闷咳嗽,脉洪或濡数,舌红、苔微黄腻。

【治法】透表解暑。

【主方】新加香薷饮。

按语:可见于某些流感、感冒、乙型脑炎、中暑等病的早期。

③湿温表证

【症状】头痛胀重,恶寒不甚,身重困倦,面色淡黄,胸闷不饥,午后身热,状若阴虚。苔白不润,脉弦细而濡。

【治法】芳香化湿,宣肺透表。

【主方】藿香正气散。

按语:可见于某些感冒、胃肠型流感、肠伤寒、传染性肝炎、钩端螺旋体病、泌尿系感染等病的早期。

④秋燥表证

【症状】头痛身热,恶寒无汗,口干不甚思饮,舌苔薄白而干,唇裂、咽干、干咳少痰,皮肤干痛,脉浮细数。

【治法】辛凉解表,宣肺润燥。

【主方】桑杏汤加减。

按语:可见于某些流感、感冒、白喉、支气管炎等病的早期。

2. 气分证治

(1)气分证候:是指温热病邪内入脏腑,正盛邪实,正邪剧争,阳热亢盛的里热证候。为温热病邪由表入里,由浅入深的极盛时期。由于邪入气分及所在脏腑、部位的不同,所反映的证候有多种类型,常见的有热壅于肺、热扰胸膈、热在肺胃、热迫大肠,或湿热留恋三焦等。

【临床表现】发热,不恶寒反恶热,舌红苔黄,脉数,常伴心烦、口渴、面赤等症。若兼见咳喘、胸痛、咳吐黄稠痰者,为热壅于肺;若兼心烦、坐卧不安者,为热扰胸膈;若兼自汗、喘急、烦闷、渴甚,脉数而苔黄燥者,为热在肺胃;若兼胸痞、烦渴、下利者,为热迫大肠。

(2)病机分析:风温之邪,侵犯肺胃,或湿留恋三焦。

(3)治则:气分证据邪在肺、胃、大肠之不同,可以表现为气分热盛、胃肠实热、气分湿热,其治法也相应有别,但总不离清泄气热这一原则。气分病证如兼见咳嗽、黄疸、大便脓血等脏腑证候时,可结合脏腑辨证方法等进行分析。

(4)常见证型

①热邪壅肺

【症状】身热,汗出,咳喘,或胸闷、胸痛,舌红苔黄燥,脉数。

【治法】清热宣肺,止咳平喘。

【主方】麻黄杏仁甘草石膏汤。

②肺胃热炽

【症状】壮热恶热,面赤,大汗出,渴喜冷饮,喘急鼻扇,舌红苔黄燥,脉浮洪或滑数有力。

【治法】辛寒清气,泄热保津。

【主方】白虎汤。

③肺胃热炽,津气两伤。

【症状】壮热,大汗出,渴喜冷饮,微喘鼻扇,倦怠乏力,背微恶寒,舌红苔黄燥,脉洪大而芤。

【治法】清气泄热,补气生津。

【主方】白虎加人参汤。

④虚脱亡阳

【症状】身热骤退,大汗不止,喘息气微,精神萎靡,甚或冷汗淋漓,四肢厥冷,面色苍白,舌淡白,脉微细欲绝,或散大。

【治法】补气固脱,回阳救逆。

【主方】生脉散,参附汤,生脉散。

⑤肠腑热结

【症状】日晡潮热,手足汗出,大便秘结,或下利清水,气味恶臭,腹部胀满硬痛拒按,时有谵语,舌红苔黄燥,甚则焦燥,脉沉实有力。

【治法】攻下热结,通腑泄热。

【主方】大承气汤、小承气汤、调胃承气汤。

⑥痰热阻肺,肠腑热结

【症状】潮热,便秘,痰涎壅滞,喘促不宁,舌苔黄腻或黄滑,脉右寸实大。

【治法】化痰宣肺,通腑泄热。

【主方】宣白承气汤。

⑦肺热下移,肠热下利

【症状】身热,咳嗽,下利色黄热臭,肛门灼热,腹不硬痛,舌苔黄,脉数。

【治法】清热止利。

【主方】葛根黄芩黄连汤。

⑧痰热结胸

【症状】高热,面赤,渴欲凉饮,饮不解渴,得水则呕,按之胸下痛,便秘,溲短,舌苔黄滑,脉洪滑。

【治法】清热化痰,降气开结。

【主方】小陷胸加枳实汤。

⑨肺热发疹

【症状】身热,皮肤发出红疹,咳嗽,胸闷,舌红苔薄黄,脉数。

【治法】清热宣肺,凉营透疹。

【主方】银翘散去豆豉加细辛生地丹皮大青叶倍元参方。

3. 营分证治

(1) 营分证候:是指温热病邪内陷的深重阶段。营行脉中,内通于心,故营分证以营阴受损、心神被扰为特点。

临床表现:身热夜甚,口渴不甚,心烦不寐,甚或神昏谵语,斑疹隐现,舌质红绛,脉细数。

(2) 病机分析:营行脉中,内通于心。邪热入营,灼伤营阴,夜与入阴之卫阳相搏,则身热夜甚;邪热蒸腾营阴上潮于口,故口渴不若气分热重口渴之甚;热盛邪陷心包故神昏谵语,带入血分,则外斑疹;治则清营泄热,清心开窍,冀其透热转出气分而解。

(3) 主方:清营汤加紫雪丹,或安宫牛黄丸、至宝丹等。

4. 血分证治

(1) 血分证候:是指温热邪气深入阴分,损伤精血津液的危重阶段,也是卫气营血病变的最后阶段。典型的病理变化为热盛动血,心神错乱。病变主要累及心、肝、肾三脏。临床以血热妄行和血热伤阴多见。

①血热妄行证:是指热入血分,损伤血络而表现的出血证候。

临床表现:在营分证的基础上,更见烦热燥扰,昏狂、谵妄,斑疹透露,色紫或黑,吐衄、便血、尿血,舌质深绛或紫,脉细数。

②血热伤阴证:是指血分热盛,阴液耗伤而见的阴虚内热证候。

临床表现:持续低热,暮热朝凉,五心烦热,口干咽燥,神倦耳聋,心烦不寐,舌上少津,脉虚细数。

(2) 治则:凉血散血。若热盛动风,当予凉肝息风;虚风内动宜滋阴息风。

(3) 常见证型

①血分实热证:指温热病邪,深入血分,血分热盛,闭扰心神,迫血妄行,或燔灼肝经,引动肝风所表现的证候。本证多为血分证的前期阶段,性质为实热证。

【症状】身热夜甚,心烦不寐,更见躁扰不宁,神昏谵语,舌绛紫,脉弦数;或更见斑疹显露,色紫黑,吐血、衄血、便血、尿血;或更见四肢抽搐,颈项强直,角弓反张,目睛上视,牙关紧闭。

【病机分析】邪热由营及血,病势更深一层,症必更重。除身热夜甚,心烦不寐等营分证候之外,因血热内扰心神,则躁扰不宁,或神昏谵语,舌降而兼紫。邪热迫血妄行,溢于脉外则斑疹显露,斑色紫黑,吐血,衄血、便血,尿血等。燔灼肝经,炽伤筋脉,则可引动肝风,导致四肢抽搐、颈项强直,甚至角弓反张、目睛上视、牙关紧闭等。

【治法】凉血散血。

【主方】犀角地黄汤。

②血分虚热证:指血热久羁,耗伤肝肾之阴,虚热不退,机体失养,或虚风内动所表现的证候。本证多为血分证的后期阶段,性质为虚热证。

【症状】持续低热,暮热早凉,五心烦热,或更见口干咽燥,形体干瘦,神疲耳聋,舌干少苔,脉虚细,或更见手足蠕动,瘛疭。

【病机分析】邪热久羁,劫灼阴分,余热未净,则持续低热、暮热早凉、五心烦热。伤阴耗液,穷必及肾,上窍失润,则口干咽燥,舌干少苔;形体失养,则形体干瘦,脉虚细;阴耗精损,不能上充脑髓,神窍失养则神疲耳聋。肝阴亏损,筋脉失濡,虚风内动则手足蠕动,甚或瘛疭。

【治法】滋阴息风。

【主方】三甲复脉汤、大定风珠。

(二) 三焦辨证

三焦辨证是清医学家吴鞠通创立的温病辨治纲领。为治疗温热病开又一辨治大法。与叶天士的卫气营血辨证,一脉相通,一直为临床医家所效法,疗效确切。吴鞠通将温病分上、中、下焦论治,将所有温热病分为温热、湿热两类。

温热类温病:如风温、春温、暑温、秋燥、大头瘟、烂喉痧、温热疫、暑热疫等。这类温病起病较急,热象显著,易伤阴津,传变较快,病程较短,治法以清热驱邪为主。温热类温病在病程中虽可夹湿夹痰,但仅出现于某一阶段,且病变仍以热象较为显著。

湿热类温病:包括湿温、暑湿、伏暑、湿热疫等,这类温病起病较缓,兼备湿热两方面的症候。治疗以清热祛湿为主,如湿邪偏盛遇寒转化为寒湿时,易伤阳气;中后期,湿渐化热或湿从阳热转化,亦易耗伤阴津。

所以鞠通提出三焦温病的治疗原则是:治上焦如羽(非轻不举),治中焦如衡(非平不安),治下焦如权(非重不沉)。

1. 上焦证治

(1) 温热证

①温邪犯肺,肺卫失宣

【症状】发热,微恶风寒,自汗,头痛,口渴,咳嗽,脉动数。

【病机分析】温邪由口鼻而入,鼻气通于肺,肺合皮毛而统卫。温邪犯肺，外则卫气郁阻，内则肺气不宣。温邪外袭，卫气与之相争，故见发热，亦即《素问·调经论》所谓："卫气不得泄越，故发热。"卫气郁阻，肌腠失却温养，故微恶风寒；卫气开合失司，皮毛疏泄，则自汗；头乃诸阳之会，热为阳邪，热蒸于上，经气不利，则头痛；温热伤津，是以口渴；肺气失宣，故而咳嗽；其脉动数者乃外感温热之征。

【治法】辛凉透表。

【主方】桑菊饮、银翘散。吴氏遵《内经》"风淫于内，治以辛凉，佐以苦甘"之则，创辛凉轻剂桑菊饮，辛凉平剂银翘散。轻以宣肺为主，平以泄卫为主，二方用药轻清，以透卫分之邪热，为治疗温病初起，邪在卫分之代表方。临床上可根据情况，随证加减：病在上焦，邪阻胸膈，气机不畅而证见胸闷者加藿香、郁金芳香辟秽，疏利气机；表虚有汗去牛蒡子、荆芥等发散之药，加党参以固卫气；热入气分，病在太阴，肺失宣肃，咳嗽者加杏仁以宣利肺气，热盛加黄芩以清肺热，气粗而喘者，加石膏、知母以清气分大热；邪热入营，证见舌绛烦躁、小便黄赤、吐血、衄血者或发斑发疹者，宜去荆芥、豆豉辛温动血之味，加犀角、玄参、生地、丹皮、侧柏叶、大青叶等以清营泄热，或用犀角地黄汤滋阴清热，凉血止血。

【按语】温病初起，多见苔薄，舌尖边红，吴氏未有言及此症，疑为省文或疏漏之由。临床上普通感冒、流行性感冒、流行性腮腺炎、急性咽喉炎、急性扁桃体炎、急性支气管炎、肺炎、流脑等病之初起见上述证候者，可参考本条辨治。

②热入肺经，气分津伤

【症状】壮热（恶热），大汗，口渴甚，渴喜饮冷，面红赤，舌红苔黄燥，脉洪大。

【病机分析】热邪深入肺经气分，正邪剧烈相争，里热蒸腾于外，则肌肤壮热；热邪蒸迫津液外泄，是以汗多；热盛津伤，故见渴甚津伤故而渴甚而喜冷饮；热邪循经上冲以致面部红赤。舌红苔黄燥，脉洪大者，均为气分无形邪热亢盛之征。

【治法】清气泄热。

【主方】辛凉重剂白虎汤加减。临床上风温、暑温等而见热盛伤津，壮热、口渴、汗多、脉洪大者，皆可用白虎之辛寒，以泻火除烦而保津。正气虚者，宜用人参以固气，清中寓补；热扰骨髓，证见"骨节疼烦，……但热不寒者（温疟条）"，宜加桂枝，温为凉用，引邪外达；夹湿者加苍术以燥湿；邪在气分未解，而入营血者，宜玉女煎（生石膏、知母〈白虎汤主药〉、牛膝、熟地、麦冬）去牛膝加玄参，生地易熟地气营双清；津伤者可加石斛、花粉、芦根等生津之品。

按语：白虎汤临床运用，有治伤寒，有治温病，病虽途异，机理雷同，皆为邪正剧争气分，无形邪热蒸腾人体内外之证，故辨可互参，治可同法。临床上流脑、乙脑、肺炎、肠伤寒、斑疹伤寒、小儿麻疹、中暑等证见上述者，可参本条辨治。

③温毒上冲，充斥头面

【症状】喉咙肿痛，耳前耳后肿，颊肿，面红赤，或喉不痛但外肿，甚则耳聋（俗名大头瘟、蛤蟆瘟）。

【病机分析】外感时行温毒，壅于上焦，窜于头面两颊、咽喉等，故见上症。

【治法】清瘟败毒。

【主方】普济消毒饮。本方有清热解毒、疏风消肿之功效。凡因外感风热疫毒之邪，上攻头面所致的头面红肿灼痛，咽喉肿痛以及头面部的痈疮肿毒等，皆可用本方的治疗。便秘者加生均以泻热通便；初起表证甚者，可加荆防以透邪；表证已罢者，去柴胡薄荷；小儿伴有惊厥先兆时，可加钩藤以平肝息风；用于小儿痄腮，可外敷清热解毒、消肿止痛之剂，如紫金锭、水仙膏等则效果更佳。

按语：本证初起临床多有发热恶寒等表证。而吴氏未言，疑为省文或其所见皆为温毒上冲之中、后期之证。吴氏治温毒选用水仙膏败毒散结，三黄二香散解毒、消肿止痛，和现代民间常用之鸭蛋泥（即腌蛋之咸泥）、蚯蚓白糖液、陈墨汁等外敷治疗小儿腮腺炎，理皆相同,可就其便而选用。

临床上流行性腮腺炎、急性咽炎、急性扁桃体炎、急性中耳炎、淋巴结炎等而见上述证候者,皆可参考本条辨治。

④湿(温)热郁遏,上灼肺系

【症状】喉阻咽痛。

【病机分析】温热之邪或湿热之邪郁遏而上灼于肺,肺系通于喉,肺气闭塞,其火炽盛,故见喉阻咽痛。

【治法】清热利咽。

【主方】银翘马勃散加味。温热之邪或湿热之邪郁遏而上灼于肺系,证见咽喉红肿疼痛者,用本方清热解毒,利咽消肿最为合拍。热甚宜加黄芩以清肺热;口渴宜加花粉生津止渴;便秘可加大黄以通便泻热。

按语:本方和普济消毒饮主治略有不同,前者病证较重,此则较轻。临床上急性咽喉炎、扁桃腺炎等而见上述证候者,可参本条辨治。

⑤太阳温病,邪扰胸膈

【症状】心烦,卧起不安,欲呕不得呕(无大热、自汗、烦渴和胸满便秘之中焦症),舌微黄,寸脉盛。

【病机分析】温邪由卫入气,无形热邪,留扰上焦胸膈,郁而不宣,气机不畅,因心居胸中,胃连隔间,所以胸膈有热,多影响心胃。影响于心,则心烦,卧起不安;影响于胃则欲呕不得呕;由于邪热较甚,病在上焦,故苔黄而寸脉盛。

【治法】宣透膈热,解热除烦。

【主方】用栀子豉汤化裁。无形邪热,留扰上焦胸膈,证见苔黄、心烦、寸脉盛、起卧不安、欲呕不得呕,又无中焦实热见证者,用本方轻清泄热,解热除烦,最为贴切。临床上可酌加黄芩、郁金、萎皮、贝母等以清热解毒、利气宣痹,则效果更好。弱邪热较甚,灼燔胸膈,可易凉膈散凉膈泄热。

【按语】：①若系无形之热和有形之痰，壅阻胸膈；上焦气分不宣，又无中焦实热者，可改用瓜蒂散，吐其痰热，所谓"其在上者因而越之"也；体虚者可加人参补正助吐。目前临床上误服或意服有毒之物者，可效法治之，并可配洗胃法以引毒外出。②临床上病毒感染、肺炎、感冒等见上述症候者，可参考本条论治。

⑥肺热及营，窜络发疹，迫血发斑

【症状】太阴温病发斑疹，身布斑疹、吐血、衄血、便血、尿血、身体灼热、烦躁，甚则神昏谵语或四肢抽搐，舌质深绛，脉细数。

【病机分析】温病邪热内郁，侵袭营血，热邪深入，迫血妄行，则外发斑疹，或为吐血、咳血、衄血、便血、尿血。其病机有浅深之别，热郁阳明，胃热炽盛，内迫营血，外溢肌肤多发斑；肺热郁闭，波及营分，外窜血络多发疹；营血热炽，则身体灼热；心主血，主神明，血分之热扰乱心神，则烦躁不安，甚则神昏谵语；肝为风木之脏，主藏血液，血分之热波及肝经，熏灼经脉，则挛急而见手足抽搐；热入营血，邪热深重，所以舌质深绛而脉显细数。

【治法】清营凉血，透疹化斑。

【主方】透疹用银翘散去豆豉加生地、丹皮、大青叶、玄参方；发斑用化斑汤。热毒甚者加板蓝根、紫草以解血分热毒；气分邪热仍盛者用银翘散合白虎汤清气泄热；热毒化火，充斥气血，用化斑汤合清瘟败毒饮清热泻火、凉血解毒；出血不止者加茜草根、白茅根等凉血止血；血络瘀结者加赤芍、丹参等活血散瘀；热盛动风加钩藤、羚羊角等或合紫雪丹凉肝息风；热闭心包加安宫牛黄丸等清心开窍。

【按语】：一般地说，由于郁热得发而发斑疹，症应见灼热烦躁、吐血、衄血、咳血、尿血、便血、口渴，舌深绛，甚则神昏谵语、惊厥动风、脉细数等症。如兼见心烦闷，甚或耳聋者，是为发斑先兆；如伴有胸闷咳嗽者，则为发疹先兆。斑疹外透，说明邪有外达之机，热势多逐渐下降。临床上斑疹、伤寒、猩红热、流行性脑脊髓膜炎、流行性出血热、败血症等见有上述证候者，可参考本条辨治。

⑦上焦温病,邪热入营

【症状】身热夜甚,心烦躁扰,口反不渴,舌绛而干,寸脉大(斑疹隐隐)。

【病机分析】热邪传入营分,营阴耗损,阴不涵阳,则身热夜甚;"营气通于心"、"心主神明",其热扰乱,则心烦躁扰;营属阴,热邪入阴,蒸腾营气上濡于口,故口反不渴;热邪走窜肌表血络,所以可见斑疹隐隐;舌绛而干,寸脉大者,皆营热蒸腾之征。

【治法】清营泄热。

【主方】清营汤。本方为治邪热入营的代表方,临床上风温、温疫、温热、温毒、冬温、暑温等而见有上述证候者,可用本方清营泄热;气血两燔,易加减玉女煎清热凉血;营血同病,当合犀角地黄汤清营凉血;热盛动风,病势急重,当佐三宝(牛黄丸、紫雪丹、至宝丹)清热解毒,息风开窍。

按语:临床上流脑、乙脑、出血热、败血症、中毒性菌痢、中暑等而见上述证候者,急应效法辨治。

⑧邪热犯肺,逆传心包

【症状】热多昏狂,谵语烦渴,舌赤中黄,脉弱而数。

【病机分析】热邪犯肺未得及解,逆传心包,扰乱神明,营阴受损,是以高热昏狂,谵语烦渴;舌赤中黄,脉弱而数者,皆热在气营之证。

【治法】清气凉营。

【主方】加减银翘散。方用银花、连翘清乎气分之热,犀角、玄参解乎营分之毒,麦冬护阴,对病在气分初入营分,尤为合适,更用竹叶一味,清心除烦兼能凉散上焦邪热,一药双功,既能清气,又能入营,而"透热转气"。若热入心包,神昏谵语严重者,宜用竹叶卷心,则清心除烦之力更强。兼秽浊蒙闭心窍者宜用安宫牛黄丸等以清宫城而安君主。

按语:①吴氏用此方治疗心疟,实系邪热在太阴气分未解,又逆传厥阴包络之症,故治用加减银翘散以清太阴气分和厥阴包络之热。

此和叶天士谓"在汗汗之可也,到气才可清气,入营犹可透热转气",理相一致。②临床上流感、肺炎、乙脑、流脑、中暑等病见上述证候者,可参考本条辨治。

⑨邪入心包,心窍闭阻

【症状】全身灼热,神昏谵语,或昏聩不语,舌謇肢厥。

【病机分析】邪热内陷,阳气郁,阳气郁遏于内,故见全身灼热如焚而四肢厥冷,此即所谓"热深厥深"之理也;邪热内陷心包灼液为痰,阻闭包络,神明被扰,以致神昏谵语或昏聩不语;舌为心之苗,心包热盛,窍机不灵,故见舌謇而言语不利。

【治法】清心开窍。

【主方】清宫汤或同用安宫牛黄丸、至宝丹、紫雪丹。清宫汤专清包络邪热之方,包络乃心之宫城,清包络即所以清宫也,是方意在使心包邪热外透而解。痰热甚者加竹沥、瓜蒌、竺黄或送服猴枣散清热化痰。然临床上邪热内闭心神,此方多不能独功,欲开窍醒神,宜据其热盛、痰盛、风盛之偏而选用三宝,谓"神昏谵语牛黄丸(优于清热开窍),不声不响至宝丹(优于芳香辟秽,化痰开窍),乓乓乓乓紫雪丹(优于息风开窍)",据其病情所需或用清宫汤送服,则效更佳。

临床上,上焦温病,热入心包兼有腑实,即手厥阴手阳明同病者,开窍应佐攻下,方用牛黄承气汤清心开窍,通腑泄热;热在心营,下移小肠,宜用导赤承气汤清心凉营,清肠泄腑;热闭心包,血络淤滞,当清心开窍,佐以大黄、桃仁、生地、丹皮等泄热化瘀为宜。

按语:临床上中毒性肺炎、白喉、伤寒、猩红热、中暑、脑炎、脑膜炎、败血症、中毒性菌痢、特起高热等各种传染病并发中毒性脑炎等而见有上述证候者,可参本条辨治。

⑩暑热入营,肝风内动

【症状】高热(身热),卒然痉厥(当神昏),手足瘛疭(角弓反张),舌绛而脉细数。

【病机分析】暑热炽盛,入营伤阴,肝风内动故见上证(名曰暑痛)。其风火相煽,闭塞清窍,可致神志昏迷,舌绛脉细数者,乃邪热入营必有之症。

【治法】清营凉血,平肝息风。

【主方】清营汤加钩藤、丹皮、羚羊角,亦可与紫雪丹。暑热亢盛,热极动风,用本方清营凉血,加钩藤、丹皮、羚羊角凉肝息风而止痉。如心营热盛,加紫雪丹以增清热息风之功;阳明热盛加石膏、知母辛寒清气;抽搐较甚者加全虫、地龙、僵蚕等镇痉息风。

按语:临床上中暑、肺炎、流脑、乙脑等出现上述证候者,可参考本条辨治。

⑪秋令燥邪,袭于肺胃

【症状】发热头痛,干咳或咳嗽少痰,口鼻干燥,口渴,舌红苔白,右脉数大。

【病机分析】温燥初起,邪袭肺卫,卫气失宣,故见发热头痛,温燥犯肺,肺津受伤,清肃失司,是以干咳少痰,口鼻干燥;热伤胃阴而口渴;舌红苔白,右脉数大者皆燥邪侵袭肺卫之征。

【治法】辛凉润燥。

【主方】桑杏汤。方系透表润燥之代表方,表闭较甚者加薄荷辛凉透表;咽干疼痛者加双花、山豆根、牛蒡子清热利咽;大便燥结加紫菀以清肺通便;若燥伤肺胃之阴,症状较重,出现发热或咳或喘者,宜用沙参麦冬汤或清燥救肺汤,甘寒濡润,肺胃两滋;上焦气分燥热扰及清空者,宜改翘荷汤轻清宣透以泻气分燥热。

按语:清泄燥热有忌用苦寒,以免苦燥伤阴之禁。但若燥如阳明,已从热化,亦可下之以苦寒,随证施治;若燥气延入下焦,而成癥积者,则治法殊异。宜用化癥回生丹或复亨丹治疗。临床上秋凉感冒、肺炎、白喉、小儿麻痹症等早期见有上述证候者,可参考本条辨治。

(2)湿热证

①湿邪困于上焦,郁阻清阳,肺气不宣

【症状】发热不甚,胸中气闷,呃逆作响,头痛身重,舌白,口不渴。

【病机分析】太阴湿温,邪袭于肺,清阳被郁,肺气不宣,故见发热、头痛、气闷、呃逆;湿性下趋,湿阻经络,是以身重痛;因夹湿邪,则舌白不渴。

【治法】清宣肺郁。

【主方】宣痹汤(上焦)。病在上焦太阴,湿困于上。清阳阻郁,当用上焦宣痹汤(枇杷叶 6 g 去毛,郁金 4.5 g,射干 3 g,白通草 3 g,香豆豉 4.5 g),轻宣肺气,肺宣则湿化,湿化则病除。咳嗽加杏仁以宣肺,痰多佐黄芩以清肺;胸闷不快、呃逆甚者,加瓜蒌壳、陈皮枳壳以理气宽胸,湿重加藿香、佩兰、滑石以化湿利湿。

按语:此条虽亦言痹,但与《内经》所言之痹不尽相同,《内经》称之痹有风痹,有湿痹,有热痹,病因属风、寒、湿、热诸邪,痹阻经络所致。而本条所言之痹,纯系湿热之邪,困于上焦,清阳痹阻,肺气不宣之证,病较轻浅,证属温病范畴。

②暑邪犯肺,肺气不宣

【症状】身热微有恶风,有汗(寒从背起),咳嗽频作,渴思饮水,舌苔白。

【病机分析】暑邪犯肺,肺失宣降,则身热恶风,咳嗽频作;暑多兼湿是以苔白;热逼炎熏,则汗出;暑为阳邪,津液受耗,故而渴思饮水。

【治法】宣肺透暑。

【主方】杏仁汤。此属暑温邪在太阴肺卫之轻证,用本方宣肺透暑即可达愈。热重宜加银花、青蒿以清热解暑;夹湿宜加扁豆、藿佩祛暑化湿;合滑石、茯苓等淡渗泄热,则效更佳。

按语:①吴氏将本条纳入温疟类,曰"肺疟"。属暑温在表之轻证,若属暑燔阳明,入营动血或痉厥者,则非本方所能胜任。②临床上夏秋季感冒、急性支气管炎、中暑等见有上述证候者,可参考本条辨治。

③湿热蕴痰,邪壅于肺

【症状】壮热,咳嗽气急,咳吐黄稠脓痰,口干,舌红苔黄,脉滑数。

【病机分析】湿热蕴蒸于太阴,酿痰阻闭于肺,邪热壅肺,肺失宣肃,故见壮热、咳嗽、呼吸急促而吐痰黄稠;热邪耗津,是以口燥咽干;脉舌之征,乃热势亢盛之象。

【治法】清热宣肺,平喘利湿。

【主方】千金苇茎汤加杏仁滑石方。本方为治肺痈之常用方。热毒内盛加双花、连翘、虎杖、鱼腥草以增强清热解毒之功;火热炽盛者加石膏、知母、天花粉清热保津;胸痛加郁金、赤芍活血通络;咳痰黄稠,喘而气急者加杏仁、黄芩、滑石清热宣肺,平喘利湿;若咳喘息促、吐痰涎、脉洪数、右大于左、喉哑者宜易麻杏石甘汤清肺平喘。

按语:喘咳,息促,脉洪数,右大于左,喉哑者。良由邪在肺卫不解,肺热郁蒸,清肃失司所致。此条吴氏虽列入下焦而论,但追其病位,研其病因病机,实在上焦。鞠通先生谓:"此证息促,知在上焦","(脉)右大于左,纯然肺病",故列此论及。

急性支气管炎、肺炎、支气管哮喘合并肺部感染、肺脓疡等病见上述证候者,可参本条辨治。

④暑邪外袭,复感新凉

【症状】身热无汗或有汗,头昏痛或微恶风寒,或胸闷恶心,舌红苔薄腻,脉浮数。

【病机分析】夏月暑邪外袭,太阴受病,复因贪凉感寒,肺气失宣,故身热无汗,头痛而微恶风寒;暑为阳邪,又值炎夏,故新凉之症很快消失而表现热逼腠开,是以有汗;炎热耗津则口干;兼夹湿邪,气机受阻,则胸闷恶心;脉舌之象,乃暑湿相蒸之征。

【治疗】透表清暑。

【主方】新加香薷饮。是方为解表清暑的代表方。热甚宜加黄连、银花、连翘、芦根、青蒿、生扁豆、茯苓等以增强清热解暑之功。若暑温汗后,暑温悉减,减而未止,未传中下焦者,宜用清络饮以芳香透表,清除暑邪;兼咳加桔梗、杏仁、黄芩、知母等清热宣肺,以除余邪;若系夏月感受暑邪,或因贪凉,水湿之气停留于肌肉之间,湿多热少而证见发热、身重疼痛者,宜易清热除湿,水湿去则暑无所附,其热自退;热重湿轻者,宜加白虎加苍术汤,清暑兼以除湿;若太阴暑温汗出过多,脉数大,气息急促欲脱者,用生脉散,酸甘化阴,守阴留阳;舌赤口渴明显者用加减生脉散,清热凉血,滋阴生津;暑易伤气烁津,气虚重者,宜易东垣清暑益气汤,气阴双顾。

按语:伏暑、暑温、湿温证本一源,凡有上述主要证候者,皆可效法辨治。王孟英《温热经纬》之清暑益气汤和李东垣的清暑益气汤,名同而异。临床上感受暑邪而发热,其偏阴虚夹湿者,用王氏清暑益气汤清热解毒,养阴化湿;偏气虚夹湿者,用东垣清暑益气汤,清暑除湿,补气而生津。临床上夏月感冒、流感等见有上述证候者,可参考本条辨治。

2. 中焦证治

中焦温病,主要指足阳明胃、手阳明大肠,以及足太阴脾的病变。在胃,其病理是邪正剧争,胃热亢盛;在肠,是热结肠道,腑气不通;在脾,是湿热困脾,气机郁阻。病在中焦和病在上焦类同,多属实证、热证、急证。

中焦温病,为邪正相争阶段。脾胃居中,位于上下之间,是升降出入的枢纽。温病邪入中焦,主要表现为邪热炽盛和脾胃升降失调,即吴氏所谓"阳明温病"、"太阴温病"是也。治疗以祛邪为主,但必须处处顾护脾胃。用药味薄质轻不达病所,味厚质重反过其位,所以先生提出:"治中焦如衡(非平不安)",用药宜不偏不倚,公正平和,务使邪去而正安。服药宜中病即止,不必尽剂,以防伤及脾胃。如服大承气汤时嘱:"先服一杯,约两时许,得利,止后服,不便,再服","虚者复纳人参二钱,大枣三枚"等嘱,皆为"如衡"之体现。观其《条辨》"如衡"之法,中焦运用颇多,如芳香化湿法、疏运中焦法、通腑泄热法、苦辛通降法、清热化湿法、甘寒养胃法、滋阴清热法等,皆属此类。

(1) 温热证

①阳明温病,里热亢盛

【症状】壮热(身大热,但恶热而不恶寒),面红赤心中烦,汗大出,口大渴,舌质红苔黄燥,脉洪大。

【病机分析】阳明位居中焦,温热之邪由上焦肺向下顺传中焦,则进入阳明气分。邪热入里,热邪旺盛,正邪剧烈抗争,里热蒸迫于外,故身壮热;阳逼津外泄,则汗大出;邪热充斥于里,热盛津伤,则大渴;病在中焦气分而不在其表,故不恶寒但恶热,阳明之脉荣于面,热邪循经上冲,故面红赤;热与火同气,"心受邪迫,汗出而烦",是以心中烦;舌红苔黄燥、脉大皆为里热亢盛之象。

【治法】清气泄热。

【主方】白虎汤。本方为清泄气分邪热而能保津之主方。临床见津气耗损,汗泄过多者,宜加人参益气生津;暑温夹湿,症兼身重者,加苍术以化湿;阳明温病,热毒炽盛,迫灼营血,郁而发斑者,用化斑汤(白虎汤加犀角、玄参)清气泄热、凉血解毒;气血两燔者,宜用玉女煎(即白虎汤去甘草、粳米,加麦冬、生地、牛膝)去牛膝,加玄参以清气血、泄热保津;热毒甚者,加金银花、连翘、鸭跖草、大青叶、板蓝根等以清热解毒;津伤明显者,再加鲜芦根、鲜石斛等生津之品。

按语:临床上流感、流行性脑脊髓膜炎、乙脑、斑疹伤寒、肺炎、中暑、小儿麻疹、小儿夏季热等病见有上述证候者,可参考本条辨治。

②邪留中焦,热伤阴津

【症状】身热不退,脉浮而促(当有口渴,舌红少苔见症)。

【病机分析】阳明温病,热邪稽留中焦不解,耗伤阴津,故症见身热不退、口渴、舌红少苔、脉浮而促。

【主方】减味竹叶石膏汤。本方具有清热护津之功,是治疗热病后期,余热未清之有效方。口渴甚者可加天花粉以增强清热生津之功。

按语:临床上流行性出血热、伤寒、流行性脑膜炎、流行性乙型脑炎等病后期,见有上述证候者,可参考本条辨治。

③邪郁少阳,阴液耗伤

【症状】寒热往来,胸胁苦满,口苦喜呕。暮热早凉,汗出热退,口渴喜饮。

【病机分析】病入中焦,邪热留郁少阳,枢机不利,故症见寒热往来、胸胁苦满、口苦喜呕等症;入暮营气抗邪达于阳分则暮发热,早晨邪归阴分早凉;热邪伤阴,故见汗出热退而口渴喜饮。

【治法】清泄少阳,养阴透邪。

【主方】小柴胡汤、青蒿鳖甲汤。邪入少阳、热轻者用小柴胡汤和解退热;若热较重而津伤者,宜用青蒿鳖甲汤滋阴清热,临床上口渴甚者加天花粉以生津止渴;阴虚火旺、久热不退者,加白薇、地骨皮以退虚热;血虚者加白芍、阿胶以滋阴养血;咳嗽者可加麦冬、川贝母、五味子以敛肺止咳。

按语: 吴氏将此法列入"湿温"附篇。而此法原系仲景为少阳证而设,吴氏借以治少阳疟。笔者认为,此方用于治疗外感热病的机会颇多,疗效也佳,故单列此型;至于青蒿鳖甲汤,吴氏用以治疗少阳疟偏热重者,兹为了便于对照,故一并论述。②临床上疟疾、流感、小儿夏季热、肺结核之潮热、热病后期、亚急性或慢性感染性炎症见有上述证候者,可参本条辨治。

④邪热入里,痰热结胸

【症状】身热面赤,头晕,不恶寒,但恶热,渴欲凉饮,饮不解渴,得水则呕,胸脘痞满,按之疼痛,大便闭,小便短,舌苔黄滑,脉洪滑。

【病机分析】热传中焦与痰浊湿邪搏结于胸中(胃脘),气机阻滞,则成结胸之证。热盛阳明,正邪相争,故身热、不恶寒、但恶热、面赤、头晕、渴欲凉饮,痰热内阻,津液不得上承,故见饮不解渴,故见饮不解渴,痰热结于胸脘,气机阻滞,故胸脘痞满而按之疼痛;邪阻于内,胃失和降,以致上逆为呕,下则大便不通;痰热互结,津气不能输布,故小便短;舌苔黄滑,脉洪滑皆是痰热之象。

本证面赤身热,渴欲凉饮,饮不解渴,有似阳明无形热盛,但舌苔黄滑而黄燥,且胸腹按之疼痛,则非阳明无形热盛之证;大便秘结有似阳明腑实,但腹不胀满疼痛,舌苔不黄厚干燥,故非腑实所致。吴氏从痰热结胸论治,是属的对。叶天士也曾说:"再人之体,脘在腹上,其地位处于中,按之痛,或自痛,或痞胀,当用苦泄,以其入腹近也。必验之于舌,或黄或浊,可与小陷胸汤或泻心汤,随证治之。"也即指此。

【治法】苦辛通降,清热化痰。

【主治】小陷胸加枳实汤。小陷胸汤是仲景《伤寒论》主治痰热结胸之方,剧痛于原方中加枳实以降气开结,则更增其效。若热传肠腑而成阳明腑实者,可适当选用下法;若系肺经邪热下传大肠,而致肠热下利者,可用葛根黄芩黄连汤清热止利。

按语:临床上支气管肺炎、肺炎、胃炎、肠炎等病见有上述证候者,可参本条辨治。

⑤阳明温病,热结腑实

【症状】身热,午后热甚,面目俱赤,语声重浊,呼吸俱粗,大便秘结,或纯利稀水,小便短赤,腹胀满坚,疼痛拒按,甚则烦躁,神昏谵语,舌红苔黄厚干燥,甚则焦黑起芒刺,脉沉实有力或沉数有力。

【病机分析】温病邪传下焦,与肠腑积滞相结而成阳明腑实。邪热入里,正邪剧争,故见身热、午后热甚;邪热与燥屎结于肠腑,传导失司,则大便秘结,或纯利稀水;里热耗津,膀胱气化失司,则小便短赤;阳明里热与有形积滞内结,则腹胀满坚,疼痛拒按;阳明里实,壅塞气机,邪热不得下达。上逆而迫犯神明,则烦躁,甚则神昏谵语;舌红苔黄厚干燥,焦黑起芒刺,脉沉实有力者,均是有形实热内结肠腑之征。

【治法】通腑泻热。

【主方】调胃承气汤、小承气汤,大承气汤,三方统称"三承气汤"。仲景用以主治伤寒阳明腑实证,目的下其燥结,屎下则痞消。鞠通取用治疗温病邪入中焦,燥热与积滞内结阳明,里热亢盛之证,目的"下其郁热",泄热存阴。两者虽同用下法,但其机理迥异。故有伤寒、温病同用通下而有不同之说,如"伤寒一下即已,温病多需再下"、"伤寒下不嫌早,温病下不嫌迟"、"伤寒下剂多猛,温病下剂多轻"等。

按语:临床上流脑、流行性腮腺炎、流行性出血热、肠伤寒、中毒性菌痢、肺炎、急腹症、急性咽喉炎等病见上述证候者,可参考本条辨治。

⑥邪热阻胃,气机失畅

【症状】身热,面赤,干呕,口苦,口渴。

【病机分析】阳明温病,邪热郁阻于胃,胃热亢盛,故身热面赤,口苦而渴;胃气上逆,气机不畅,是以干呕。

【治法】清热降逆。

【主方】黄连黄芩汤。临床上若兼见苔白腻,口不渴者,可加藿香、佩兰叶、白蔻仁、薏苡仁等芳香化湿;若苔燥、便秘而热者,可合承气法治之。

按语:临床上机型胃炎、肠炎、胆囊炎等见有上述证候者,可参本条辨治。

⑦阳明温病,邪入营血

【症状】身热夜甚,心烦躁扰,时或谵语,口不渴,舌绛苔黄燥,脉细数。

【病机分析】温邪传入中焦,热炽营中,营阴耗损,阴不涵阳,则见身热夜甚;营气通心,神明受扰,故心烦躁扰,时或谵语;营热蒸腾,上潮于口,是以口不渴,舌绛苔黄早为营热蒸腾,营阴受损之征。

【治法】清营泄热,透热转气。

【主方】清营汤。若热虽入营而气分邪热尤炽者,可合白虎汤清气泄热;邪热充斥表里,波及营血,从肌表外发红疹者,宜本方合银翘散去荆芥、豆豉加大青叶等宣泄肺热,凉营透疹;热毒炽盛,迫灼营血,郁于肌肤而发斑者,则非清营汤所能胜任,当用化斑汤以清阳明气热,解血分热毒。其他如阳明温毒发痘、阳明温毒发杨梅疮者。治如鞠通所云:"如斑疹法,随其所在而攻之","以上法随其所偏而调之,重加败毒"……

按语:临床上流脑、乙脑、中暑、败血症、流行性出血热等见有上述证候者,可参本条辨治。

⑧阳明温病,邪入心包

【症状】身体灼热,大便不通,神昏舌短,饮不解渴。

【病机分析】邪热稽留中焦,内陷阳明则身体灼热;腑气失畅,则大便不通;阳明邪热既灼心经,又耗肾液,机窍不利,阴津大伤,所以神昏舌短,饮不解渴。

【治法】清心开窍,通腑泄热。

【主方】先与安宫牛黄丸清心开窍,继予承气汤泻阳明腑热。若兼肝风内动,可加羚羊角、钩藤以开窍息风;痰涎壅盛加竹沥、天竺黄清热化痰;凡高热神昏者,脑部血流每因热而致循环障碍,血水同源,水易停蓄,而致脑部水肿,宜加车前子以利水泄热,有助醒脑。

按语:临床上流脑、乙脑、伤寒、猩红热、钩端螺旋体病、急性暴发性肝炎、肝昏迷等病见有上述证候者,可参本条辨治。

⑨燥伤胃阴,津液不足

【症状】口干唇燥,口渴,甚则身热,汗多,烦渴,舌绛而干。

【病机分析】秋燥之邪烁伤胃阴,致津液不足则口干唇燥而渴;甚者燥邪侵入血分,伤阴耗液,亦可导致气血两燔,是以身热,汗多,烦渴,舌绛而干。

【治法】甘寒润燥,滋阴清热。

【主方】轻者五汁饮、玉竹麦门冬汤或牛乳饮;重者主以玉女煎,清滋气血。

按语:①临床上秋令之感冒、支气管炎、肺炎、肺结核等病见有上述证候者,可参本条辨治。②饮食与人体生命息息相关,《神农本草经》记大枣、龙眼、百合、山药、米仁、蜂蜜等食物治疗的功效。其用五汁、牛乳者,亦鞠通效法古人运用"饮食疗法"之典范也。

(2) 湿热证

①湿温之邪,阻遏气机

【症状】头痛怕冷,身重疼痛,身热不扬,午后热甚,面色淡黄,胸闷不饥,口不渴,舌苔白腻,脉濡缓,或弦细而濡。

【病机分析】湿热之邪侵入气分,湿郁热伏,湿重而热轻,则身热不扬;邪阻清阳,故头痛怕冷,身重疼痛;湿中蕴热,热处湿中,阳明旺于申酉,正邪相争,有化热之趋势,故午后其热转甚;湿邪困扰,脾失健运,气机不畅则胸闷不饥,面色淡黄;口不渴,以及舌、脉之象,皆湿重于热之征。

【治法】喧哗畅中,清热利湿。

【主方】三仁汤。本方为治疗湿温初起,或暑湿之邪在气分,且湿重于热的有效方剂。有芳香化浊,理气畅中,清热利湿之功。对湿温郁滞气分,湿重于热,证见身热不扬,舌苔腻,胸闷不饥,头重头痛者乃有效之方。临床上,若热重于湿可加连翘、黄芩、黄连等以泻火清热,若热盛湿阻,可去半夏、厚朴,加生石膏、知母、苍术等以泄热燥湿;若夹有秽浊,可加藿香、佩兰、豆卷以方透化浊;若湿温在表,卫分症状未罢,见有恶寒现象者,可加香薷以解表,有往来寒热者,可加青蒿以和解少阳。

按语:本证多录于上焦篇,但结合临床证多见于中焦。诚如鞠通所云:"再按湿温较诸温病,势虽缓而湿重。上焦最少,病势不甚显张,中焦病最多。"故列入此论。临床上流感、流脑、乙脑、肠伤寒、传染性肝炎、钩端螺旋体病、泌尿系感染等见有上述证候者,可参本条辨治。

②湿热之邪,侵犯中焦

【症状】脘腹胀满,大便不爽,或便溏,身重痛,舌苔白腻或黄腻,脉象模糊。

【病机分析】湿邪郁阻中焦,脾失运化之常,故见脘腹胀满,大便不爽或稀溏;秽湿留着,湿滞气分,气机不畅则身重痛,脉象模糊;湿重于热,是以舌苔白腻,里热熏蒸,久必酿热,所以舌苔又可见黄腻。

【治法】芳香化浊,疏远中焦。

【主方】一、二、三加减正气散。湿热之邪侵袭人体,病变中心多在中焦。中焦湿热郁阻,气机不畅,多以脘痞,胸闷,便溏,身重苔腻为主证。鞠通根据临床表现的证候不同,随机策应,列方五首,即一、二、三、四、五加减正气散。旨在祛除湿邪,疏运中宫。如湿滞食停,脾气不升,胃气不降,用一加减正气散芳香化浊,升降气机;湿郁经络,用二加减正气散宣泄经络之湿;湿邪酿热,用三加减正气散以透热利湿。

至于四、五加减正气散,偏治寒湿之证,故不在此论。

按语:临床上感冒,胃肠炎,伤寒,无黄疸型肝炎,急性黄疸型肝炎中期、后期等病见上述证候者,可参本条辨治。

③(上焦)湿热未清,中虚邪入

【症状】身热身重,头重痛,神识如蒙,舌苔滑,脉缓。

【病机分析】湿热之邪侵犯上焦未得及解,随其中阳虚弱,而内传中焦。湿郁热蒸,故身热;湿为阴邪,阻滞经络,是以头身重痛;湿热内扰,上蒙清窍故神识如蒙(非神昏);苔滑、脉缓皆湿热之象。

【治法】清热祛湿,顾护中阳。

【主方】人参泻心汤。方中干姜、枳实之辛通。以燥湿邪而通经络,黄芩、黄连之苦寒以清湿中之热,人参顾护中阳;若湿热壅滞于胃,和降失司而呃逆者,宜加陈皮、半夏、竹茹以和胃降逆;郁而成痰者,可加瓜蒌和黄芩以清热化痰;头身重痛者,宜佐薏仁、滑石以利湿;热甚加青蒿以助退热;见有阴伤者,可加沙参以护阴。

按语:①神识如蒙,颇似热闭心包,但苔滑、脉缓,则绝非热闭心包之证。再,湿热蒙蔽心包,则苔必黄腻,脉应滑数,而本证苔滑、脉缓与之迥然不同,可资鉴别。②临床上感冒、流感、中暑、急性胃肠炎等病见有上述证候者,可参本条辨治。

④湿热之邪初入中焦,机窍不灵

【症状】不饥不食,机窍不灵(肢体关节和九窍不灵活)。

【病机分析】湿热之邪由口鼻而入,再上则影响清窍,故见机窍不灵;上焦病初传中焦,阻碍气机,脾运胃纳受阻,则不知饥饿,不欲进食;湿热之邪,滞阻经络,是以肢体酸楚不利。

【治法】芳香利窍,化浊开郁。

【主方】三香汤。湿热之邪由上焦初传中焦,病机清浅,故用本方化浊开郁,宣畅气机,使湿热之邪由上焦宣散,不让久留而致病邪向纵深发展,方中用蒌皮、桔梗、枳壳微苦而辛以开上焦,用山栀微苦而寒以清热,用香豉、郁金、降香化上、中二焦之秽浊而开郁,总之使邪由上焦而来仍由上焦而去,此乃治病之良策也。苔白腻宜加苍术、薏仁化湿;犯恶加藿香、佩兰以芳香辟秽。

【按语】临床上夏月感冒、流感、胃肠炎等病属轻浅,且见有上述证候者,可参本条辨治。

⑤暑湿之邪,弥漫三焦

【症状】身热面赤,胸闷脘痞,不甚渴饮,下利稀水,小便短赤,或耳聋,或咳痰带血,舌红赤,苔薄滑。

【病机分析】暑湿之邪弥漫三焦气分,暑湿蒸腾于上,则身热面赤或耳聋;湿邪困阻太阴脾土,是以胸闷脘痞而不甚渴饮;暑湿下迫肠腑,清浊失于泌别,故而下利稀水,小便短赤;暑湿恋肺伤络,清肃无权,所以咳痰带血;舌红赤、苔黄滑乃暑中夹湿,病在气分之象。

【治法】清热(暑)化湿,宣泄三焦。

【主方】三石汤。本方功善宣泄上、中、下三焦暑湿之邪,方用杏仁宣达上焦肺气;石膏、竹茹、银花等清泄中焦,涤暑解毒;滑石、通草、寒水石泄利下焦暑湿。对暑湿弥漫三焦气分,乃的对之方。若暑湿伤肺而吐衄咳喘者,可合清络饮治疗,若暑伤气者,宜用东垣清暑益气汤,清暑利湿,补益中气也;若暑热耗气伤津,宜选用王氏清暑益气汤清暑除热,益气生津。

【按语】：临床上暑令感冒、流感、乙脑、中暑、钩端螺旋体病等，见有上述证候者，可参本条辨治。

⑥湿热交蒸，三焦不利

【症状】胸痞闷，潮热呕恶，烦渴自利，汗出溺短，舌苔灰白。身痛，渴不多饮，或竟不渴，汗出而解，继而复热，舌淡，黄而滑，脉缓。

【病机分析】暑温和伏暑之邪，侵袭三焦，热中挟湿，湿热交蒸，盛于阳明，故见潮热烦渴，汗出溺短，湿邪困阻太阴，气机不宣，则胸脘痞闷而呕恶；暑湿下迫肠腑是以自利；舌苔灰白乃湿之象。鞠通曰："舌白胸痞，自利呕恶，湿为之也；潮热烦渴，汗出溺短热为之也"，即此意。

湿和热相互交蒸，阻于经络，故见身痛；湿重于热是以渴不多饮，或竟不渴；湿热郁蒸之分，外泄则汗出，汗出则邪得以外泄，故热得暂解；但湿性黏腻，蕴滞经络，不能随汗以尽泄，湿蕴则热又生，故见继而复热，鞠通曰："今继而复热者，乃湿热相蒸之汗，湿属阴邪，其气流连，不能因汗而退，故继而复热。脉舌之象，皆湿热之征。"

【治法】清化湿热，宣畅三焦。

【主方】杏仁滑石汤、黄芩滑石汤。二方皆为中焦湿温病之常用方。杏仁滑石汤清热力佳；黄芩滑石汤利湿力好。若湿热郁结而发黄疸者，则用栀子柏皮汤、茵陈蒿汤清热利湿而退黄；湿热与浊痰互结于心下而痞者，用半夏泻心汤去人参、干姜、大枣、甘草加枳实、杏仁方清热除痞为宜。

【按语】①中焦寒湿以及其他如：疟、痢、疸、痹等证皆非温热病证，故不在此论；②临床上伤寒、无黄疸型肝炎、泌尿系感染、中暑、急性肾盂肾炎等疾病见有上述证候者，可参考本条辨治。

⑦湿聚热蒸，闭阻经络

【症状】寒战热炽，骨骱烦疼，舌质灰滞，面目萎黄。

【病机分析】热为阳邪，其性急迫，湿为阴邪，其性黏滞，邪侵入人体经络之后，停留于关节骨骱，湿热蕴蒸，故而寒战热炽，骨骱烦疼；

舌色灰滞,面目萎黄皆湿邪为患之征。

【治法】清利湿热,宣通经络。

【主方】宣痹汤。方用防己清利湿热,通络止痛;辅以滑石、杏仁宣肺利气;蚕砂、半夏、赤小豆除湿化浊;连翘、山栀清泄郁热。湿去热清,经络宣通,通则不痛,则病自除。痛甚宜加海桐皮、片姜黄、地龙等以宣络除湿,祛风止痛;湿热甚者可配三妙丸以增清热燥湿之功;若见关节、肌肉、筋脉疼痛拘挛者,宜加桑枝、秦艽、威灵仙、西河柳、忍冬藤、乳香、没药等以活血通络,除痹止痛;若关节红肿热痛,筋脉拘急,可加石膏、知母、牛膝、水牛角、地骨皮、黄柏等清热解毒,利湿消肿;若属湿邪郁阻经络,下走肠间,热不得泄,湿不得去而见身热疼痛、汗多、便溏者,宜用薏苡竹叶散(薏苡仁、竹叶、飞滑石、白蔻仁、连翘、茯苓、白通草)辛凉以解肌表经络之热,令邪从太阴皮毛而散,淡渗以祛胃肠之湿,使里邪从小便而出,则病可已。

按语:①关于痹的治疗,前人有忌下、收敛、酸寒、苦寒,宜辛散、行气、燥湿、淡湿之说,吴氏于此颇多非议,他在《条辨·中焦湿温》篇大声疾呼:痹症"因于寒者固多,痹之兼乎热者亦复不少";误用辛温,其害立见。故立方宣痹汤(分上中焦两方),皆言其热。临床运用则不可拘执,应随证取割,辨证施治。②临床上风湿病、关节炎等见有上述证候者,可参本条辨治。

3. 下焦证治

下焦温病主要指足少阴肾和足厥阴肝的病变。在肾,其病理是邪热久留,肾阴耗损;在肝,其病理是水不涵木,虚风内动。病在下焦,多属虚多实少之证。

病入下焦为邪正相争的后期,鞠通所谓"中焦病不治则传下焦,肝与肾也"。其又有正虚邪留和正虚邪退之别。下焦温病,属温病后期邪少虚多之阶段。临床表现为邪热伤阴,津枯水竭,肾阴亏耗,肝风内动之重症危候,治宜甘寒咸法,用大剂滋阴潜阳之品,方能挽其虚脱危险之局,用药宜味厚质重,否则难入其下焦。诚如曹炳章所说:"凡温病在上焦者,业已虑其伤阴,况传至下焦乎?故用药纯取重镇厚味滋腻之品"。所以吴氏指出"治下焦如权(非重不沉)"。"如权"之法,在下焦运用最多,诸如滋阴退热法、育阴清热法、滋阴息风法、养阴润燥法等,皆为"非重不沉"之体现。

鞠通用三甲复脉汤咸寒甘润,治热邪深入下焦,阴液亏损,证见痉厥,心中大动,脉细促者。用犀角地黄汤,咸寒苦甘,治少阴温病邪入血分,内有瘀血,清热凉血兼以养阴。用大定风珠酸甘咸寒潜阳之味治热邪久羁,吸烁真阴而见神倦瘛疭,脉气虚弱,舌绛苔少,时时欲脱者。其他诸如三甲复脉汤、专翕大参膏等皆属之下焦温病之大法也。

(1) 温热证

①热入下焦,阴液耗损

【症状】身热面赤,手足心热甚于手足背,口干舌燥,甚则齿黑唇裂,脉虚大。

【病机分析】吴氏谓:"中焦病不治,则传下焦肝与肾也。"温热之邪,久羁不解,每易深入下焦,劫烁肾阴,而致真阴耗损。肾阴受损,阳不潜藏,则虚热内生,而症见身热面赤。手足心主里,手足背主表,里热精伤,经脉失养,故见手足心热甚于手足背;阴液不能上滋则口干舌燥,甚则齿黑唇裂;精伤阴亏,邪少虚多,故脉见虚大。

【治法】滋阴退热。

【主方】加减复脉汤,以滋养肝肾。若虚风内动宜加牡蛎、鳖甲等滋阴熄风;若肝肾阴伤,心阳失守,症见心中震震,舌强神昏,汗自出,心无所主,或脉虚大欲散者,宜用救逆汤(加减复脉汤去麻仁,加生龙骨、生牡蛎)益阴震慑;脉虚大欲散者,加人参以挽欲脱之阳;如阴液元气两伤,症见精神萎靡、食无滋味、夜不安寐、神识不清者,用三才汤以益气养液,两相兼顾。

【按语】临床上伤寒、菌痢、猩红热、大叶性肺炎等见上述证候者,可参本条辨治。

伏厥阴,不能从少阳转出而得热解。夜属阴,邪居阴分,得时气之助,尚可挣扎欲出,而昼属阳,邪气深伏,无能为力,故证见夜热早凉;病邪挣扎欲出而未得出,仍归留于阴分而未得外解,故热退无汗;此均为阴伤未复,余邪留于阴分之征。鞠通曰:"夜行阴分而热,日行阳分而凉,邪气深伏阴分可知。热退无汗,邪不出表,而仍归阴分,更可知矣。故曰热自阴分而来,非上中焦之阳热也",即指此而言。

②邪热留伏,营阴耗损

【症状】夜热早凉,热退无汗,热自阴来。

【病机分析】温病邪气深伏厥阴,不能从少阳转出而得热解。夜属阴,邪居阴分,得时气之助,尚可挣扎欲出,而昼属阳,邪气深伏,无能为力,故证见夜热早凉;病邪挣扎欲出而未得出,仍归留于阴分而未得外解,故热退无汗;此均为阴伤未复,余邪留于阴分之征。鞠通曰:"夜行阴分而热,日行阳分而凉,邪气深伏阴分可知。热退无汗,邪不出表,而仍归阴分,更可知矣。故曰热自阴分而来,非上中焦之阳热也",即指此而言。

【治法】滋阴透邪。

【主方】青蒿鳖甲汤。本方为热性病后期,阴虚而伏热不去,证见夜热早凉,热退无汗的代表方。方中知母、鳖甲、生地、丹皮归入肝经,滋阴凉血,以清血中阴分伏热;青蒿气味芳香透络,善透在里之虚热;临床上小儿夏季热等见有上述症状者,可加白薇、荷梗等以清虚热,则效更好。

按语:①临床上感冒、流感、病毒性肝炎、肠伤寒、小儿夏季热波状热、疟疾、急性粟粒性结核等病之末期,见有上述证候者,可参考本条辨治。②中焦篇立有用本方治疗暮热早凉、汗解渴饮的少阳疟疾而偏于热者,方中无生地而有桑叶、花粉,用宜随证索取。

③热伤肾阴,心火亢盛

【症状】身热,心烦不得卧,舌红苔黄,脉细数。

【病机分析】温病邪热深入下焦手少阴肾,则资助心火亢盛于上,劫烁肾阴而虚竭于下,使肾水不能相济于心,肾水不济则心火愈炽,心火愈炽则肾水愈虚,因而形成上实下虚,阴阳各自为政,心肾不相既济,故证见身热,心烦不得卧;舌红苔黄,脉细数者,乃阴虚火盛之征。

【治法】育阴清热,交通心肾。

【主方】黄连阿胶汤。本方有滋阴降火的作用,临床运用可加女贞子、旱莲草以助滋阴清热之力;阴虚津伤而致咽喉干燥者,可加玄参、鲜石斛以滋阴润燥;火旺见心中者,加竹叶、生地、山栀等以导心火。

按语:①本方系《伤寒论》治少阴热盛的有效方剂。有泄心热、清相火、滋阴除烦之功。对少阴化热,热盛伤阴,心烦不宁之证疗效颇佳。吴氏用以治疗温热病,邪入下焦,伤其肾阴而心火亢盛者,两者病虽两途,但理相一致。②临床上大叶性肺炎、流脑、乙脑、败血症、出血热等病之末期,见有上述证候者,可参考本条辨治。

④热灼阴液,肝失涵养

【症状】身热不甚,口干齿黑,手指蠕动,甚则瘛疭,神倦,心中憺憺大动,心中痛,脉气虚弱(脉细促)。

【病机分析】温病热邪深入下焦,久羁不解,故身热不甚;吸烁真阴,阴液不能上承润口,故口干齿黑;肝主筋脉,阴精耗损,筋脉失养,虚风内动,是以手指蠕动,甚则瘛疭;肾脉络心,肾精充足则阴能上济于心而养其心体,使之心脏有规律的搏动。今肾精亏耗于下,不能荣养心神,则见神疲倦怠、心中憺憺大动、心中痛;心体失养故脉气虚弱。

【主方】三甲复脉汤、大定风珠。三甲复脉汤滋阴潜阳,平息虚风;大定风珠滋养肝肾、潜阳熄风。二方均为病入下焦,肝肾阴伤,虚风内动而见上述证候的常用方。临床根据症状可作如下加减:阴虚液耗,大肠不固而症见大便溏泄者,用一甲复脉汤滋阴清热,涩肠固泄；肝肾阴亏，肝风欲动，症见舌干齿黑，手指但觉蠕动者，用二甲复脉汤，育阴潜阳，以制止痉厥发生，此乃只其欲变，先用药防变之上策也。其辩证关键在于"手指但觉蠕动"一语，当然痉厥已作，本方亦可选用，若肝肾阴亏，虚火上冲，症见四肢厥逆，胃气上逆而呃者，可用小定风珠养阴潜阳，泻火降逆为宜。

按语：①复脉汤又名炙甘草汤，原为仲景治伤寒心气、阴液俱伤，症见心悸、脉结代之方。鞠通加减变通名加减复脉汤、一甲复脉汤、二甲复脉汤、三甲复脉汤以及大定风珠、小定风珠等。皆为温病邪入下焦，肝肾阴虚，邪少虚多而设，用可互参。②临床上流脑、乙脑、伤寒、猩红热、出血热、钩端螺旋体病、爆发型肝炎、中暑、斑疹伤寒、白喉、败血症、中毒性菌痢、肺结核等病后期，见有上述证候者，可参考本条辨治。

⑤热入心包，阴伤动风

【**症状**】神昏痉厥，舌短烦躁，身热甚，面红目赤，口臭，寸口脉大。

【**病机分析**】温病邪入下焦，热毒尚盛，上干心包，扰乱神明，故见神昏烦躁；心包热盛，机窍不利则舌短；热邪内陷，阳气郁遏则身热甚；热邪循阳明经脉上冲是以面目红赤、口臭；病在下焦而痉厥者，良由下焦阴伤，肝脉失养，虚风内动使然；寸脉大乃下焦热邪尚盛之征。

【**治法**】先以清热开窍，继则滋阴息风。

【**主方**】清热开窍用牛黄丸、紫雪丹；滋阴息风用三甲复脉汤。本病虽皆在厥阴，但证情复杂，既有上焦手厥阴见证，又有下焦足厥阴见证，故应治随证变，方因法移。病在手厥阴心包热偏盛者，急用牛黄丸清心开窍；风偏重者用紫雪丹清热息风而开窍。继用三甲复脉汤养阴退热，潜阳息风。鞠通谓："临证细参，勿致倒乱"即指此意。

按语：滋阴息风与凉肝息风作用相异，一则着重扶正，一则着重驱邪，临床务必辨清动风之虚实。否则，差之毫厘，失之千里，其误大也。

⑥暑伤心肾,水火不济。

【症状】心热烦躁,消渴不已,或肌肤麻痹,舌红绛苔黄燥,右脉虚大,左脉小芤。

【病机分析】暑温后期,暑热久羁,气分余热波及心肾,致水火不相既济。其邪热扰心,心火亢炽,则心热烦躁;热灼肾阴,阴液不能上济,则口渴不已;肝主筋而受液于肾,热邪伤阴,筋脉失养,是以肌肤麻痹;舌、脉之象皆阴伤而里有郁热之征。

【治法】清心滋肾。

【主方】连梅汤。本方系黄连阿胶汤化裁而来,用于暑温后期,暑热久羁,气分余邪波及心肾。其心火愈亢,则肾水愈亏,肾水愈亏则心火愈亢。是方旨在清心泻火,滋肾养阴。对暑伤心肾,水火不济是为有效之方。气虚者可加太子参,口渴甚者加天花粉,若热盛扰乱神明而症见烦躁、甚则神志昏迷者,可配服紫雪丹以清热开窍。

按语:临床上流脑、乙脑、败血症、急性胃炎、尿毒症、出血热等病之后期见有上述证候者,可参考本条辨治。

⑦病入下焦,热盛动风

【症状】身热,时欲漱口,不欲咽,大便黑而易。

【病机分析】"中焦病不治,则传下焦肝与肾也"。病入下焦,邪热入血,蒸腾于营分,故身热而口不渴;邪热在里,消灼津液,故但见口干而时欲漱口却不欲咽下;病从中焦而入,一旦邪热独胜或湿从热化,则易伤及肠腑血络,阴伤动血,血随便下,则见大便色黑而易下。

【治法】清热解毒,凉血止血。

【主方】犀角地黄汤。叶天士谓:"入血就恐耗血动血,直须凉血散血。"故以犀角清热凉血而解毒;生地滋阴清热,凉血止血;丹皮凉血散瘀;赤芍和营泄热;加地榆、侧柏叶、白茅根等滋阴凉血,以助止血。

按语:热入营血,症见耗血动血者,可用本方治疗。不论病在上焦、中焦或下焦,治皆同理。临床上急性黄疸肝萎缩、肝昏迷、尿毒症、败血症以及血液病而见上述证候者,可参本条辨治。

⑧病入下焦,热与血结

【症状】少腹坚满,小便自利,夜热昼凉,舌萎饮冷,心烦热,神气忽清忽乱,大便秘,脉沉实。

【病机分析】热邪传入下焦,邪热与血瘀结,故见少腹坚满;病在血分,未及太阳膀胱,故小便自利;邪在血分属阴,是以夜热昼凉;心主血,开窍于舌,血瘀于下而新血又不荣于舌,故见舌萎;心主神明,热入血分,神明受扰,则神气忽清忽乱;热结在里,津气失布,故症见饮冷、心烦热、大便秘、脉沉实,均为邪气隐伏下焦阴分与瘀血相结之征。

【治法】清热化瘀。

【主方】桃仁承气汤、加减桃仁承气汤。本方为活血化瘀、荡热除实之方剂。凡属血热内瘀,或血热内蓄,均可用桃仁承气汤活血化瘀,疏通血分;其甚者,可用抵当汤加减;若为妇女感受温邪而发热,又恰逢经至,热入血室,血热搏结已成蓄血证者,可用加减桃仁承气汤清热逐瘀为宜。

按语:外感热病,适当经至而属下焦温病者,屡见不鲜。治疗稍不慎重,多生变端,或为经水即断,或为热退腹痛,或瘀血互结,热不退而经不净。故治疗妇女经期热病,当以治病为主,佐以活血之味,务使热与瘀离,互不相结,则病可愈。临床上不能认为本方是治蓄血证不治瘀血证,凡见瘀血证候者皆可用本方治之。但虚证当慎。临床急性肾盂肾炎、急性肾炎、发热性、感染性疾病等中、后期兼有血瘀证候者,可参本条辨治。

⑨燥袭下焦,阴液耗伤

【症状】昼凉夜热,或干咳,或不咳,甚则痉厥。

【病机分析】邪侵下焦,日久不愈,损伤肝肾阴液,导致水亏火亢,上盛下虚,故见昼凉夜热、或干咳、或不咳;重者,则水不涵木,肝风内动,而致痉厥。

【治法】养阴润燥。

【主方】三甲复脉汤、大定风珠、专翕大生膏。三方运用应根据病情轻重酌选；病情较轻，病程较短者，宜用三甲复脉汤或大定风珠滋阴润燥，从急而治；而对久虚难以速已者，则用专翕大生膏从缓而治，以冀阴复。

按语：临床上支气管炎、肺炎、结核病等病久阴虚而见有上述证候者，可参考本条辨治。

⑩温病津气欲脱

【症状】身热不甚，汗多（汗自出），神倦，喘渴欲脱，脉气虚弱或结代。

【病机分析】本证鉴于热性病气阴两虚者。临床上，下焦温病，真阴耗损，气亦不足，或因误汗，而汗出过多，势必导致气阴两伤，津液不能内守，故症见身热而汗多或自出。《素问·举痛论》云"灵则腠理开，营卫通，汗大泄"，即此意也；因汗出津气耗伤太过，气虚不足以息，则呼吸短促欲脱；津气耗伤，经脉失却濡煦，则神倦无力；脉气虚弱或结代，皆为正气欲脱之征。

【治法】益气生津，生脉固脱。

【主方】生脉散合救逆汤。本方为益气固脱，敛汗救阴的代表方。临床上若遇阳亦外亡，宜加附子以回阳救逆；汗出不止，重用牡蛎、龙骨止汗以固脱；若邪热仍炽，阴液大伤，则应随其邪之所在而辨证施治。

按语：临床上败血症、流行性出血热、肺炎、大叶性肺炎、小儿麻疹并发肺炎、菌痢等病后期或治不得法而见有上述证候者，可参本条辨治。

（2）湿热证

①湿热弥漫，下闭上阻

【症状】身热不退，神昏窍阻，少腹硬满，大便不下。

【病机分析】湿热久羁，弥漫三焦不解，故身热不退；其邪郁结下焦气分,气机失畅,肠道闭塞不通,所以少腹坚硬胀满,大便不通;浊气不得下行而反上蒸,蒙闭清窍,则神识昏糊;湿夹热邪,上冲于头,是以窍阻不利。

【治法】宣清导浊。

【主方】宣清导浊汤。方中用茯苓、猪苓淡渗以利气化,降浊而助升清;寒水石色白性寒,清气分之热;蚕砂入二肠化浊以升清;皂角味辛性燥,入肺与大肠,既能宣开上窍,又能通利下窍。诸药相合,共奏宣清导浊之功,对湿热秽浊,上蒙清窍,下阻大肠乃的对之方。苔白腻而浊者,宜加藿香、佩兰、砂仁等芳香辟秽,以助化浊。大便秘结不下者,亦可加大黄,以助通下而奏泻浊之功。

按语:临床上胃肠炎、痢疾、肠伤寒等而见有上述证候者,可参本条辨治。

②湿阻下焦,泌别失司

【症状】身热疼痛,热蒸头胀,神识昏迷,小便不通,呕逆,渴不多饮,舌苔白腻。

【病机分析】湿热之邪,郁蒸体内,闭阻经络,则身热疼痛;湿热相蒸,浊气向上,则头胀;湿热中阻,气机不畅,胃失和降,则呕逆;湿邪为患,是以渴不多饮;湿热之邪,郁阻下焦,小肠泌别清浊失职,故小便不通;秽浊之邪,上蒙清窍,所以神识昏迷;舌苔白腻乃湿重热轻之征。

【治法】先芳香开窍,继淡渗利湿。

【主方】开窍用至宝丹,利湿用茯苓皮汤。临床上若小便浑浊,宜加萆薢、六一散等以淡渗利湿之力;若白腻秽浊,宜加藿香、佩兰、白蔻等芳香辟秽;头昏头胀加菊花以清头目;呕逆重者加川连、半夏清热燥湿而和胃气。

按语:①神识昏迷良由秽浊之邪上蒙清窍所致,故用至宝丹芳香辟秽,清热解毒为宜。因非实热内闭心窍,故原书中用安宫牛黄丸实属欠妥;②临床上泌尿系感染、肠伤寒、中暑等见有上述证候者,可参本条辨治。

(三) 温热病常用方药

1. 桑菊饮:《温病条辨》

组成:杏仁6 g,连翘4.5 g,薄荷2.4 g,桑叶7.5 g,菊花3 g,苦梗6 g,甘草2.4 g,苇根6 g。

功用:疏风清热,宣肺止咳。

主治:风温初起。咳嗽,身热不甚,口微渴,苔薄白,脉浮数者。

方义:本证由风温之邪外伤皮毛,上犯于肺,导致肺气不宣所致,治疗以疏风清热,宣肺止咳为主。方中桑叶、菊花甘凉轻清,疏散上焦风热,且桑叶善走肺络、清泻肺热为主药。辅以薄荷助桑、菊疏散上焦之风热;杏仁、桔梗以宣肺止咳;连翘苦寒清热解毒,芦根甘寒清热生津止渴,共为佐药;甘草调和诸药,且有疏风清热、宣肺止咳作用,为使药。

2. 银翘散:《温病条辨》

组成:连翘(一两)30 g,银花(一两)30 g,苦桔梗(六钱)18 g,薄荷(六钱)18 g,竹叶(四钱)12 g,生甘草(五钱)15 g,芥穗(四钱)12 g,淡豆豉(五钱)15 g,牛蒡子(六钱)18 g。

功用:辛凉透表,清热解毒。

主治:温病初起,发热无汗,或有汗不畅,微恶寒,头痛口渴,咳嗽咽痛,舌尖红,苔薄白或薄黄,脉浮数者。现用于急性上呼吸道感染。

方义:方中金银花、连翘辛凉轻宣,透泄散邪,清热解毒为君;薄荷、牛蒡子辛凉散风清热,荆芥穗、淡豆豉辛散透表,解肌散风为臣;桔梗、甘草以清热解毒而利咽喉为佐;竹叶、芦根清热除烦,生津止渴为使。诸药相合,共成辛凉解肌,宣散风热,除烦利咽之功。

3. 白虎汤:《伤寒论》

组成:石膏50 g,知母18 g,甘草6 g,粳米9 g。

功用：清热生津。

主治：气分热盛证。壮热面赤，烦渴引饮，汗出恶热，脉洪大有力。

方义：本方原为阳明经证的主方，后为治疗气分热盛的代表方。本证是由伤寒化热内传阳明经所致。里热炽盛，故壮热不恶寒；胃热津伤，故烦渴引饮；里热蒸腾、逼津外泄，则汗出；脉洪大有力为热盛于经所致。气分热盛，但未致阳明腑实，故不宜攻下；热盛津伤，又不能苦寒直折。方中石膏辛甘大寒，入肺胃二经，功善清解，透热出表，以除阳明气分之热，故为君药；知母苦寒质润，一助石膏清肺胃热，一滋阴润燥。佐以粳米、炙甘草益胃生津。

4. 清营汤：《温病条辨》

组成：犀角（水牛角代替）30 g，生地黄 15 g，玄参 9 g，竹叶心 3 g，麦冬 9 g，丹参 6 g，黄连 5 g，银花 9 g，连翘 6 g。

功用：清营解毒，透热养阴。

主治：热入营分证。身热夜甚，神烦少寐，时有谵语，目常喜开或喜闭，口渴或不渴，斑疹隐隐，脉细数，舌绛而干。

方义：本证多由邪热内传营分，耗伤营阴所致。治疗以清营解毒、透热养阴为主。邪热传营，伏于阴分，入夜阳气内归营阴，与热相结，故身热夜甚；营气通于心，热扰心神，故神烦少寐，时有谵语；邪热深入营分，则蒸腾营阴，使血中津液上潮于口，故本应口渴但不渴；若邪热出入营分，气分热邪未尽，灼伤血络，血溢脉外之征。方中犀角清解营分之热毒，故为君药。生地黄凉血滋阴，麦冬清热养阴生津，玄参滋阴降火解毒，三药共用，既清热养阴，又助清营凉血解毒，共为臣药。温邪初入营分，故用银花、连翘、竹叶清热解毒、营分之邪外达，此即"透热转气"的应用。黄连清心解毒，丹参清热凉血、活血散瘀，可热与血结。以上五味药为佐药。

5. 犀角地黄汤：《小品方》，录自《外台秘要》

组成：犀角（水牛角代替）30 g，生地 24 g，芍药 12 g，丹皮 9 g。

功用:清热解毒,凉血散瘀。

主治:热入血分证。

①热扰心神,身热谵语,舌绛起刺,脉细数。

②热伤血络,斑色紫黑,吐血、衄血、便血、尿血等,舌绛红,脉数。

③蓄血瘀热,喜忘如狂,漱水不欲咽,大便色黑易解等。

方义:本证多由热毒炽盛于血分所致,治疗以清热解毒,凉血散瘀为主。心主血,又主神明,热入血分,一则热扰心神,故身热谵语;二则破血妄行,血不循经,血溢脉外,故吐血、衄血、便血、尿血;三则热毒耗伤血中津液,血变黏稠,运行受阻,成瘀故见舌绛。方中苦咸寒之犀角,凉血清心解毒,为君药。甘苦寒之生地,凉血滋阴生津,一助犀角清热凉血止血,一恢复已失之阴血。赤芍、丹皮清热凉血、活血散瘀,故为佐药。

6. 清瘟败毒饮:《疫疹一得》

组成:生石膏(大剂180～240 g、中剂60～120 g、小剂24～36 g),生地(大剂18～30 g、中剂9～15 g、小剂6～12 g),乌犀角(大剂180～240 g、中剂90～150 g、小剂60～120 g),真川连(大剂12～18 g、中剂6～12 g、小剂3～4.5 g),生栀子、桔梗、黄芩、知母、赤芍、玄参、连翘、竹叶、甘草、丹皮、黄连。

功用:清热解毒,凉血泻火

主治:温疫热毒,气血两燔证。大热渴饮,头痛如劈,干呕狂躁,谵语神昏,视物错瞀,或发斑疹,或吐血、衄血,四肢或抽搐,舌绛唇焦,脉沉数,可沉细而数,或浮大而数。

方义:本证多由疫毒邪气内侵脏腑,外窜肌表,气血两燔所致,治疗以清热解毒,凉血泻火为主。清瘟败毒饮是由白虎汤、犀角地黄汤、黄连解毒汤三方加减而成,其清热泻火、凉血解毒的作用较强。方中重用生石膏直清胃热。胃是水谷之海,十二经的气血皆禀于胃,所以胃热清则十二经之火自消。石膏配知母、甘草,有清热保津之功,加以连翘、竹叶,轻清宣透,清透气分表里之热毒;再加芩、连、栀子(即黄连解毒汤法)通泄三焦,可清泄气分上下之火邪。诸药合用,目的清气分之热。犀角、生地、赤芍、丹皮共用,为犀角地黄汤法,专于凉血解毒,养阴化瘀,以清血分之热。以上三方合用,则气血两清的作用尤强。此外,玄参、桔梗、甘草、连翘同用,还能清润咽喉;竹叶、栀子同用则清心利尿,导热下行。综合本方诸药的配伍,对疫毒火邪,充斥内外,气血两燔的证候,确为有效的良方。

7. 安宫牛黄丸:《温病条辨》

组成:牛黄30 g、郁金30 g、犀角30 g、黄连30 g、朱砂30 g、梅片7.5 g、麝香7.5 g、真珠15 g、山栀30 g、雄黄30 g、黄芩30 g。

功用:清热解毒,豁痰开窍。

主治:温热病,热邪内陷心包,痰热壅闭心窍,高热烦躁,神昏谵语,或舌謇肢厥,或下利脉实,以及中风窍闭,小儿惊厥属痰热内闭心窍者。现用于乙型脑炎、流行性脑脊髓膜炎、中毒性痢疾、尿毒症、脑血管意外、中毒性肝炎、肝昏迷等属痰热昏厥者。

方义:方中牛黄清心解毒,豁痰开窍,犀角清心,凉血解毒,麝香开窍醒神,三味共为君药;黄连、黄芩、栀子清三焦火热,雄黄豁痰,共为臣药;郁金、冰片芳香去秽,通窍开闭,以内透包络,朱砂、珍珠、金箔镇心安神,蜂蜜和胃调中,共为佐使。诸药合用,有清热解毒,豁痰开窍之功。

8. 至宝丹:《灵苑方》引郑感方,录自《苏沈良方》

组成:生乌犀(水牛角代)、生玳瑁、琥珀、朱砂、雄黄各30 g,牛黄、龙脑、麝香各0.3 g,安息香(酒浸,重汤煮令化,滤过滓,净)45 g,金银箔各五十片。

功用:化浊开窍,清热解毒。

主治:痰热内闭心包证。神昏谵语,身热烦躁,痰盛气粗,舌绛苔黄垢腻,脉滑数。亦治中风、中暑、小儿惊厥属于痰热内闭者。

方义:本方证因痰热内闭,瘀阻心窍所致。痰热扰乱神明,则神昏谵语、身热烦躁;痰涎壅盛,阻塞气道,故喉中痰鸣、辘辘有声、气息粗大;舌绛苔黄垢腻,脉滑数为痰热内闭之象。至于中风、中暑、小儿惊厥,皆可因痰热内闭,而见身热烦躁、痰盛气粗,甚至时作惊搐等症。邪热固宜清解,然痰盛而神昏较重,尤当豁痰化浊开窍,故治以化浊开窍、清热解毒为法。叶天士所谓"舌绛而苔黄垢腻,中夹秽浊之气,急加芳香逐之"即是此义。方中麝香芳香开窍醒神;牛黄豁痰开窍,合犀角清心凉血解毒,共为君药。臣以安息香、冰片(龙脑)辟秽化浊,芳香开窍,与麝香同用,为治窍闭神昏之要品;玳瑁清热解毒,镇惊安神,可增强牛黄、犀角清热解毒之力。由于痰热瘀结,痰瘀不去则热邪难清,心神不安,故佐以雄黄助牛黄豁痰解毒;琥珀助麝香通络散瘀而通心窍之瘀阻,并合朱砂镇心安神。原方用金银二箔,意在加强琥珀、朱砂重镇安神之力。

9. **紫雪丹**:苏恭方,录自《外台秘要》

组成:石膏、寒水石、磁石、滑石、犀角、羚羊角、木香、沉香、玄参、升麻、甘草、丁香、朴硝、硝石、麝香、朱砂等十六味药物配制而成(目前各地配制不同,药味和药量各有出入)。

功效:清热开窍,息风止痉。

主治:温热病、热邪内陷心包,症见高热烦躁、神昏谵语、抽风痉厥、口渴唇焦,尿赤便闭,及小儿热盛惊厥。

方义:本证为温热病发展过程中,热邪炽盛,内陷心包,伤及津液,引动肝风所致,其中热邪炽盛为首要病因。方中石膏、滑石、寒水石清热泻火;羚羊角凉肝息风;犀角清心凉血解毒;升麻、玄参、炙甘草清热解毒;朴硝、硝石清热散结;麝香开窍醒神;木香、丁香、沉香宣通气机,以助开窍;朱砂、磁石、金箔重镇安神。

附:自制退热方——柴芩蒿石汤

组成:柴胡、黄芩、青蒿、生石膏。

功效：退热。

主治：感冒、风温初起、无名高热、肺炎、疟疾而见高热或高热不退,有汗或无汗,寒热往来,或单热不寒,口干苦,舌红苔黄,脉数者。

用法：日一剂,分早中晚三次,煎服,随其病情或增为日两剂,6小时一剂煎服。

用量：取小、中、大三种剂量:柴胡10—15—(30～40)g;黄芩4.5—10—15 g;青蒿4.5—10—20 g;生石膏15—30—100 g。

方义：方中柴胡性寒味苦微辛,和解退热为主药,热轻者用小剂量,高热或经治高热不退者用大剂量,一般用中剂量。现代药理学表明,柴胡有明显的退热作用,特别对持张热,或往来寒热者效果尤佳,总之,发热包括感染性发热均可使用柴胡退热;黄芩味苦性寒,能清肺热,配柴胡解热逐邪,对葡萄糖球菌、溶血性链球菌、伤寒、痢疾、百日咳、白喉等均有较强的抑菌作用,且有抑制疟原虫发热、利尿等功用。青蒿苦寒芳香,配柴芩相辅相成,并有清透肝胆经热之力,也能抑制疟原虫生长发育。石膏甘寒而辛,清热泻火、除烦止咳,退热而不发汗。据现代药理研究,青蒿能通过抑制体温调节中枢的亢进而产生有效的解热作用,同时发汗中枢也能抑制,故解热而不发汗。四药相合使热退而无伤津之弊。方中柴胡用力问题,示仿仲景用药之量:大剂量仲景用半斤,中剂量四两,小剂量为大剂量的1/3。如小柴胡汤、柴胡桂枝汤、柴胡加芒硝汤等,就可说明。孰轻孰重,当视病情而定。此外还应随年龄大小相应取用。

五、"五病说"治外感热病——退热为先,一方加减

方名：柴芩蒿石加犀地银翘赤丹薄草汤(自拟)

方药：柴胡30～40 g　　黄芩10～15 g　　青蒿15～30 g
　　　　生石膏30—60—(100～200)g
　　　　犀角(水牛角代)30～60 g

生地 12 g　　　银花 15～30 g　　　连翘 10～20 g
薄荷 12 g^{后下}　　赤芍 10～20 g　　　丹皮 10～20 g
甘草 6 g

用法:日一剂,水煎,分两次温服;病重者,日两剂,一剂两煎,六小时一剂煎服;昏迷者,鼻饲给药。(方中用量,以成人为准,供临床参考。)

功效:退热。主治外感热病体温在 39℃ 以上者;体温 39℃ 以下者亦可用之。

方解:外感热病遵循卫气营血和三焦辨证治疗无疑是大法,但对"在卫汗之可也,到气才可清气,入营犹可透热转气,入血就恐耗血动血,直须凉血散血"和"治上焦如羽(非轻不举);治中焦如衡(非平不安);治下焦如权(非重不沉)","可也""才可""犹可""直须"以及"如羽""如衡""如权"等经典之句,应用时要灵活、把握时机,因为温热邪毒、时行疫疠之气,以外风为首,发病迅速,化热较快,传变亦快。故选方用药要早用、重用,量大剂重方能截断病邪,不失时机的应用大剂辛凉、辛寒、苦寒、咸寒的方药,开达气机,调畅三焦,使邪有出路,去路通畅,方能顿挫鸱张之热;因为外感热病多为感受温热、湿热毒邪所致,邪或在卫分或在气分,或卫分症未罢,而气分症已现,卫气同病,或邪热入营,或气营两燔。根据临床观察,凡外感热病,又多以气分阶段最为多见,发热症状也最为突出,考气分乃营卫之枢纽,此期邪热亢盛,邪正相争,而发高热。有效的治疗气分高热,是最大的选择,故是方重用柴胡、石膏,柴胡性寒微苦微辛,苦降寒清,其性微辛,透表清热,驱逐卫气之邪,石膏甘寒而辛,清气分大热,法取严冰柴芩蒿石汤寓意仲景白虎(汤),和银花、连翘、薄荷、青蒿等相合,法取鞠通银翘散和清营汤,不但清热解毒,尚有透热转气之妙,相须为用。选方先犀角(水牛角代)苦咸寒之品,清解营分之热毒;热伤营阴,故用生地凉血滋阴,甘草益气护津,咸寒与甘寒并用,清营热而滋阴,驱邪扶正兼顾。黄芩清三焦之热,赤芍、丹皮凉血散血,和犀角、生地相合,法取犀角地黄汤,和石膏、生地、犀角、黄芩、赤芍、丹皮、甘草等相合,取其辛以散热、透热,寒以退热,苦以泄热,甘咸寒退热而保津,共奏退热之功,临床上凡外感热病退热当属首选之方。

加减应用:

(1) 两天高热退之不显,不管有无便秘,均加生大黄12克(后下),以通腑泄热于下;

(2) 对温邪逆传心包、气血两燔、高热昏迷或神昏不语,或手足瘛疭,可辨证选加安宫牛黄丸、紫雪丹、至宝丹同时应用。或中西结合,共谋退热。

(3) 纯属风热表证,邪在卫分,可去犀角、生地、赤芍、丹皮;风寒表证不在此论。

六、外感热病治案举例

1. 喉痧(猩红热)案

张某,男,13岁。

初诊:2016年3月7日。

患儿昨日上午发热,经口服"柴胡冲剂",热势未退,因过去有用中药退热而愈之例,病家来门诊,仍要求中药治疗。

刻诊:体温39.6℃,口渴,咽喉疼痛,望之咽喉红肿,全身皮肤满布红疹,色猩红,小便黄赤,大便干,舌质红绛少苔,脉弦数。血常规:WBC:11.3×10^9/L,N%:85%;尿常规:红细胞(++)。病属中医"喉痧"之类,西医病名:猩红热。痧毒之邪,从口鼻而入,蕴于肺肾,上侵喉咙,外发肌肤,内入气分,灼营而动血,发为是病。

治拟清热解毒,退热为先。

方用柴芩蒿石加犀地银翘赤丹薄草汤化裁。

方药:柴胡30 g   黄芩10 g   青蒿10 g   生石膏60 g

   水牛角50 g_{先煎} 银花15 g   连翘10 g   赤芍10 g

丹皮10 g　　玄参10 g　　紫草12 g　　甘草3 g

3剂,一剂2煎,日3次分服。

二诊:3月9日上午,药进其半,热减(T38.5℃),疹色未见明显改变,咽疼好转,别无变化。

处方:原方改石膏用100 g、柴胡40 g;4剂,一日2剂,一剂两煎,6小时1次分服。

三诊:3月11日上午热大退(T37.5℃),全身皮疹渐退,咽痛大减。

处方:原方照用,改日1剂,水煎,3次分服。

四诊:3月13日上午,热退、疹退,皮肤见有脱屑,诸症悉平,复查血常规、尿常规均正常。

处方:原方石膏改30 g,柴胡改30 g;加谷芽、麦芽各12 g,继服5剂。

病告痊愈。(师植医案)

2. 风热感冒(急性扁桃体炎)案

严某,男,25岁。

初诊:2017年3月7日。患者发热恶寒两天,自服三九感冒灵加阿莫仙,热势未退,发热反重。因过去凡有小病,皆用中药治疗,不愿挂水,故又来要求服中药治之。问知头昏、咽痛、口干、自汗、大便干。望之咽喉色红而肿,扁桃体Ⅱ°肿大。测量体温,T39.8℃。舌红苔薄黄,脉弦数。良由外感温热病毒,侵袭肺卫,且有如气之征,病属中医风热感冒(西医急性扁桃体炎),治当急清卫气之热,方用柴芩蒿石加犀地银翘赤丹薄甘汤化裁。

方药:柴胡40 g　　黄芩15 g　　青蒿20 g　　生石膏100 g
　　　水牛角30 g_{先煎}　银花15 g　　连翘12 g　　粉丹皮15 g
　　　赤芍15 g　　桔梗10 g　　杏仁10 g　　薄荷10 g_{后下}
　　　生军12 g_{后下}　甘草5 g

2剂,一剂两煎,6小时一次,温服。

二诊:3月8日,药进一剂,便泻两次,病人自觉发热渐退,体温38℃,诸症亦次第减退。效不更方,上方续进,又2剂,服法同上。

三诊:3月10日。药进热退身凉,体温37.3℃,咽喉部尚觉小痛。调方再进,以善其后。

方药:生石膏50 g　　黄芩12 g　　银花15 g　　连翘12 g
　　　生地12 g　　　玄参12 g　　赤芍15 g　　丹皮15 g
　　　桔梗10 g　　　甘草6 g

2剂,日1剂,水煎,分两次温服。

按语:证属风温之邪上受,犯肺卫而侵气分,卫气同病,用是方卫气同治,宣透清热,相须为用。加生军者,为清除热邪增一出路;用杏仁、桔梗者,开肺止咳,以助退热。诸药和合,切中病机,故效若浮鼓(医植医案)。

3. 乳痈(急性乳腺炎)案

丁某,女,27岁。

初诊:2017年4月5日。患者时值产后33天,初觉乳房疼痛,发热,在医院用西药治疗三天,效不显,即来中医门诊求治。望之左侧乳房局部红肿,疼痛拒按,触及肿块大逾鸭蛋,质硬无波动感,体温40.2℃,伴口渴,便秘结,舌红苔薄黄,脉弦数有力。中医拟诊:乳痈(急性乳腺炎)。良由产后,多食膏粱厚味,加之孩闹气郁,郁火胃热,相燃成痈,虽手触无波动感,恐痈已内存,治拟:清热解毒,退热为先。方用柴芩蒿石加犀地银翘赤丹薄甘汤化裁。

方药:

(1)　柴胡40 g　　　　黄芩12 g　　青蒿30 g　　生石膏60 g
　　　水牛角50 g^{先煎}　银花20 g　　连翘12 g　　丹皮15 g
　　　赤芍15 g　　　　蒲公英50 g　漏芦15 g　　瓜蒌壳12 g
　　　生地12 g　　　　薄荷10 g　　大黄12 g^{后下}　甘草6 g

2剂,日2剂,2煎/剂,6小时一次,温服。

（2）外用:三黄粉60 g,青黛10 g,冰片5 g,人工牛黄10 g。混合,水调外敷,药干脱即换新。

二诊:4月6日,药尽热退,病人自觉轻松,体温37.9℃,脉弦舌红。原方去薄荷。(2剂)

用法:日1剂,两次分服(外用药照用)。

三诊:4月8日,热退身凉,局部肿块亦在渐消中,舌红脉弦。上方去柴胡、青蒿,生军继用不后下。(3剂)

用法:日1剂,2煎,两次分服。

后用是方加减治疗一周而愈,免一刀之苦。

按语:是证邪由阳明气分入营动血无疑,故药到效至。方加蒲公英、漏芦、瓜蒌壳者,以增清热解毒,消肿散结,兼能通乳之功,用生军泻下即所以泻火之意,诸药相伍,岂有热毒不退哉。

4. 小儿感冒(上呼吸道感染)案

胡某,男,10个月。

初诊:1986年4月3日。患者发热4天,体温39.5℃,舌淡苔薄,指纹色紫,微咳便稀,经用西药治疗无效,来本部就诊,拟诊小儿感冒。

方药:柴胡12 g　　黄芩6 g　　青蒿6 g　　生石膏15 g
　　　薄荷3 g

1剂,水煎,6小时一次,温热服(因小儿服药多有浪费,故柴胡用量稍有增加)。

病告痊愈。

按语:小儿为稚阴稚阳之体,容易感受外邪,临床小儿发热极为常见;本病邪在卫分,病邪尚未深入,且小儿脏器清灵,随拨随应,退热功效往往较成人为快,幼儿热退药止。(师植医案)

5. 肺热咳嗽(急性支气管炎)案

王某,男,2岁。

初诊：1986年2月20日。患者5天以来发热反复,体温38.8~39.8℃,咳嗽痰黄,舌红苔黄腻,指纹色紫,拟诊肺热咳嗽。

方药：柴胡20g　　黄芩10g　　青蒿10g　　杏仁10g
　　　　款冬花10g　百部根10g　薄荷10g_{后下}

1剂,一剂两煎,6小时一次,温服。

二诊：热退,但咳未止。上方去柴胡、青蒿,加海浮石10g,甘草3g,1剂,水煎,分量热服。

用法：日1剂,水煎三次分服。

三诊：病家告知。基本不咳,年幼不必再服药,如咳甚,再商(医植医案)。

按语：柴芩蒿石汤一方,对外感发热病在卫分或卫气同病者,在辨证施治中,酌情加减,疗效较显。

6. 痄腮并发疝气(流行性腮腺炎并发睾丸炎)案

刘某,男,27岁。

初诊：1984年3月13日。

病起恶寒发热,左腮肿痛,头痛口干,小便黄赤,大便干燥,曾服土霉素、肌注青、链霉素等治疗五天未效。刻诊：左腮漫肿,灼热未减,反增右侧睾丸肿大如鸡蛋,触之痛甚,阴囊红肿下坠,舌质红苔黄微腻,脉弦数有力。查体：T 40.0℃,白细胞总数10 200/μl,中性80%,淋巴18%,单核2%,病属温毒上冲,夹湿下注,而为此证。治拟清温败毒,利湿消肿。

方药：柴胡30g　　黄芩10g　　连翘10g　　大力子10g
　　　　生地15g　　黄柏10g　　大黄10g　　生石膏60g
　　　　山栀10g　　白僵蚕15g　生薏仁20g　六一散30g

3剂,日一剂,煎服。

二诊：药进一剂,大便得行,身见微汗,发热渐退,T38.0℃,(腋下),口渴渐止,睾痛稍减。上方去大黄、黄连,连服三剂而愈。

按语：考腮部乃足少阳胆经循经部位，温毒巡经上窜，气血壅滞，则发为腮肿。睾丸是足厥阴肝经所络，肝胆者，两相表里，热邪温毒。夹湿下行，壅滞络阻，是以睾丸、阴囊肿胀。是方用药，旨在清温败毒，利湿凉血而消肿，与症合拍，所以效速。方中柴胡重用，乃本人之验，柴胡性寒味苦微辛，用之解表泄热，逐邪于卫气；配黄芩微苦性寒，清热泻火，《本草纲目》谓："治风热、温热、头痛……"又谓"得柴胡退寒热"。石膏甘寒而辛，清热泻火，除烦止渴，退热而无伤津之弊，邪在卫气，用之退热，其效屡验。

7. 发热、胁痛（慢性胆囊炎急性发作）案

王某，男，42岁。

初诊：2016年12月3日。

患者右胁隐痛3年，在淮阴医院查诊为"慢性胆囊炎"，每于发病时间断服用"消炎利胆片"，效果尚好；2天前进食煎鸡蛋后胁痛加重，服药不缓解，伴低热，体温37.0～38.0℃，不思饮食，大便干结。舌红，苔黄腻，脉弦数，拟诊"胁痛"。方用柴芩蒿石汤加减。

方药：柴胡20g　黄芩10g　青蒿15g　杏仁10g
　　　　银花15g　金钱草30g　蒲公英20g　夏枯草20g
　　　　玄胡12g　枳壳15g

3剂，水煎，8小时一次温服。

药后体温渐降，胁痛消失，病告愈。

按语：严师退热方"柴芩蒿石汤"配以胁痛理气止痛、清热利胆方药，治疗肝胆内科常见疾病，如胆囊炎急性发作，效甚好；此方运用后若大便尚干结，可加用生大黄以通腑泄热，使热从下焦而去。

8. 发热、咳嗽（急性上呼吸道感染）案

章某，男，25岁。

初诊：2017年1月18日。

患者冬日骑电动车后受冷，初恶寒，服用中成药后症状未缓解，

逐渐加重。近3日以来高热不退,体温39.0～40.2℃,咳嗽频剧,气粗,喑哑,痰黄稠,口渴,头痛,身楚,身热,舌苔薄黄,脉浮数,拟诊肺热咳嗽。方用柴芩蒿石汤化裁。

方药:柴胡20 g　　黄芩10 g　　青蒿10 g　　杏仁10 g
　　　　款冬花10 g　桔梗10 g　　薄荷10 g_{后下}　牛蒡子10 g
　　　　大贝母10 g　桑叶10 g

2剂,一剂两煎,6小时一次,温服。

二诊:热退大半,咳嗽缓解。上方续用2剂,日1剂,2煎,两次分服。随诊,病告痊愈。

按语:柴芩蒿石汤一方,临床应用颇多,严师予以总结成治疗外感热病一体系,对外感发热病的选方治疗,贡献颇大,值得广泛推广。

9. 发热(下肢急性淋巴管炎)案

蒋某,女,46岁。

初诊:2017年4月7日。

患者有糖尿病病史多年,血糖控制不规范,时有尿路感染、皮肤感染、牙龈感染等并发症发生。本次发病前暴饮暴食,口干,牙龈破溃后出现高热、寒战,伴右下肢疼痛不能行走。

刻诊:体温40.6℃,口渴,牙痛不明显,下肢疼痛,小腿红肿,皮温烫手,小便黄赤,大便干,舌质红绛少苔,脉弦数。血常规:WBC:$15.0×10^9$/L,N%:93%;血培养:革兰阳性球菌(+);右下肢及腹股沟淋巴结彩超:右下肢淋巴管炎。热毒之邪,从口鼻而入,夹湿毒下注,循经进入下肢,外发肌肤,由卫入营,发为是病。

治拟:清热解毒,退热为先。

方选:柴芩蒿石加犀地银翘赤丹薄草汤化裁。

处方:柴胡20 g　　黄芩10 g　　青蒿10 g　　生石膏60 g
　　　　水牛角50 g_{先煎}　银花15 g　连翘10 g　　赤芍10 g
　　　　丹皮10 g　　玄参10 g　　紫草12 g　　甘草3 g

4剂,日4次分服(一方两用,口服汤药后药渣外敷于右小腿红肿处)。

二诊:4月9日上午,药尽,热减(T37.5℃),小腿皮肤仍红,肿痛好转。处方:原方生石膏用80 g 柴胡30 g;4剂,一日2剂,一剂两煎,6小时1次分服。

三诊:4月21日上午,热退、小腿红肿疼痛均消退,复查血常规正常。病告痊愈。

10.发热(胆囊结石、急性胆囊炎)案

崔某,女,62岁。

初诊:2017年6月7日。

患者5年前查出胆囊结石0.7cm,医院外科建议手术切除胆囊,但患者拒绝手术。常年在某中医处使用"蒲公英、金钱草"泡水饮用,平时未发病。3天前受凉后出现右胁疼痛难忍,在县人民医院输液效果差,并发热,体温37.5～38.5℃,尿黄,大便干。病属中医胁痛(西医胆囊结石伴急性胆囊炎),治当清热为先,热退则痛自减,方用柴芩蒿石加犀地银翘赤丹薄甘汤化裁。

方药:柴胡30 g　　黄芩10 g　　青蒿15 g　　生石膏60 g
水牛角20 g_{先煎}　银花15 g　　粉丹皮15 g　　赤芍15 g
生军12 g_{后下}　延胡索15 g　夏枯草20 g　　金钱草60 g
甘草5 g

2剂,12小时一次,温服。

二诊:6月8日,药进一剂,大便通畅、软,病人自觉胁痛减半、发热渐退,体温37.8℃。效不更方,上方续进。

三诊:6月10日,病愈。

按语:外感热病遵循卫气营血和三焦辨证治疗无疑是大法。外感热病多为感受温热、湿热毒邪所致,邪或在卫分或在气分,或卫分症未罢,而气分症已现,卫气同病,或邪热入营,或气营两燔。选方用药要早用、重用,量大剂重方能截断病邪,不失时机的应用大剂辛凉、辛寒、苦寒、咸寒的方药,开达气机,调畅三焦,使邪有出路,去路通畅,方能顿挫鸱张之热。

七、临床常用治疗外感热病的中药择选

1. 散热(退热)药

柴胡:《神农本草经》
　性味:苦、辛、微寒。
　归经:归肝、胆经。
　功效:解表退热,疏肝解郁,升举阳气。

薄荷:《新修本草》
　性味:辛、凉。
　归经:归肺、肝经。
　功效:疏散风热,清利头目,利咽透疹,疏肝行气。

桑叶:《神农本草经》
　性味:甘、苦、寒。
　归经:归肺、肝经。
　功效:疏散风热,清肺润燥,平抑肝阳,清肝明目。

蝉蜕:《名医别录》
　性味:甘、寒。
　归经:归肺、肝经。
　功效:疏散风热,利咽开音,透疹,明目退翳,息风止痉。

菊花:《神农本草经》
　性味:辛、甘、苦、微寒。
　归经:归肺、肝经。
　功效:疏散风热,平抑肝阳,清肝明目,清热解毒。

牛蒡子:《名医别录》
　性味:辛、苦、寒。
　归经:归肺、胃经。
　功效:疏散风热,宣肺祛痰,利咽透疹,解毒消肿。

升麻:《神农本草经》
　性味:辛,微甘,微寒。
　归经:归肺、脾、胃、大肠经。
　功效:解表透疹,清热解毒,升举阳气。

葛根:《神农本草经》
　性味:甘、辛、凉。
　归经:归脾、胃经。
　功效:解肌退热,透疹,生津止渴,升阳止泻。

淡豆豉:《名医别录》
　性味:苦、辛、凉。
　归经:归肺、胃经。
　功效:解表,除烦,宣发郁热。

大豆黄卷:《本经》
性味:味甘,性平。
归经:归脾、胃、肺经。
功效:解表祛暑,清热利湿。

浮萍:《神农本草经》
性味:辛、寒。
归经:归肺、膀胱经。
功效:发汗解表,透疹止痒,利尿消肿。

木贼:《嘉祐本草》
性味:甘、苦、平。
归经:归肺、肝经。
功效:疏散风热,明目退翳。

2. 清热退热药

石膏:《神农本草经》
性味:甘、辛、大寒。
归经:归肺、胃经。
功效:生用:清热泻火,除烦止渴;煅用:敛疮生肌,收湿,止血。

金银花:《新修本草》
性味:甘、寒。
归经:归心、胃经。
功效:清热解毒,疏散风热。

连翘:《神农本草经》
性味:苦,微寒。
归经:归肺、心、小肠经。
功效:清热解毒,消肿散结,疏散风热。

黄芩:《神农本草经》
性味:苦、寒。
归经:归肺、胆、脾、胃、大肠、小肠经。
功效:清热燥湿,泻火解毒,止血,安胎。

知母:《神农本草经》
性味:苦、甘、寒。
归经:归肺、胃、肾经。
功效:清热泻火,滋阴润燥。

芦根:《神农本草经》
性味:甘、寒。
归经:归肺、胃经。
功效:清热泻火,生津止渴,除烦,止呕,利尿。

竹叶:《名医别录》
性味:甘、辛、淡、寒。
归经:归心、胃、小肠经。
功效:清热泻火,除烦,生津,利尿。

淡竹叶:《神农本草经》
性味:甘、淡、寒。
归经:归心、胃、小肠经。
功效:清热泻火,除烦,利尿。

板蓝根:《新修本草》
性味:苦、寒。
归经:归心、胃经。

功效:清热解毒,凉血,利咽。

大青叶:《名医别录》
性味:苦、寒。
归经:归心、胃经。
功效:清热解毒,凉血消斑。

贯众:《神农本草经》
性味:苦、微寒。有小毒。
归经:归肝、脾经。
功效:清热解毒,凉血止血,杀虫。

蒲公英:《新修本草》
性味:苦、甘、寒。
归经:归肝、胃经。
功效:清热解毒,消肿散结,利湿通淋。

紫花地丁:《本草纲目》
性味:苦、辛、寒。
归经:归心、肝经。
功效:清热解毒,凉血消肿。

重楼:《神农本草经》
性味:苦、微寒。有小毒。
归经:归肝经。
功效:清热解毒,消肿止痛,凉肝定惊。

金荞麦:《新修本草》
性味:微辛、涩、凉。
归经:归肺经。
功效:清热解毒,排脓祛瘀。

鱼腥草:《名医别录》
性味:辛、微寒。
归经:归肺经。
功效:清热解毒,消痈排脓,利尿通淋。

山豆根:《开宝本草》
性味:苦、寒;有毒。
归经:归肺、胃经。
功效:清热解毒,利咽消肿。

3. 清虚热(退热)药

青蒿:《神农本草经》
性味:苦、辛、寒。
归经:归肝、胆经。
功效:清透虚热,凉血除蒸,解暑,截疟。

银柴胡:《本草纲目拾遗》
性味:甘、微寒。
归经:归肝、胃经。
功效:清虚热,除疳热。

地骨皮:《神农本草经》
性味:甘、寒。
归经:归肺、肝、肾经。
功效:凉血除蒸,清肺降火。

白薇:《神农本草经》
性味:苦、咸、寒。
归经:归胃、肺、肾经。
功效:清热凉血,利尿通淋,解毒疗疮。

胡黄连：《新修本草》
　　性味：甘、寒。
　　归经：归肝、胃、大肠经。
　　功效：退虚热,除疳热,清湿热。

4. 清热凉血(退热)药

生地黄：《神农本草经》
　　性味：甘,苦,寒。
　　归经：归心、肝、肾经。
　　功效：清热凉血,养阴生津。

玄参：《神农本草经》
　　性味：甘、苦、咸、微寒。
　　归经：归肺、胃、肾经。
　　功效：清热凉血,泻火解毒,滋阴。

牡丹皮：《神农本草经》
　　性味：苦,辛,微寒。
　　归经：归心、肝、肾经。
　　功效：清热凉血,活血祛瘀。

赤芍：《开宝本草》
　　性味：苦、微寒。
　　归经：归肝经。
　　功效：清热凉血,散瘀止痛。

紫草：《神农本草经》
　　性味：甘、咸、寒。
　　归经：归心、肝经。
　　功效：清热凉血,活血,解毒透疹。

5. 平肝息风开窍药

犀角：《神农本草经》
　　性味：酸咸、寒。
　　归经：归心、肝经。
　　功效：清热,凉血,定惊,解毒。

羚羊角：《神农本草经》
　　性味：咸、寒。
　　归经：归肝、心经。
　　功效：平肝息风,清肝明目,清热解毒。

水牛角：《名医别录》
　　性味：苦、寒。
　　归经：归心、肝经。
　　功效：清热凉血,解读,定惊。

山羊角：《医林纂要》
　　性味：咸、寒。
　　归经：归肝经。
　　功效：平肝,镇惊。

牛黄：《神农本草经》
　　性味：苦、凉。
　　归经：归心、肝经。
　　功效：化痰开窍,凉肝熄风,清热解毒。

珍珠：《日华子本草》
　　性味：甘、咸、寒。
　　归经：归心、肝经。
　　功效：安神定惊,明目消翳,解毒生肌。

石决明:《名医别录》
性味:咸、寒。
归经:归肝经。
功效:平肝潜阳,清肝明目。

代赭石:《神农本草经》
性味:苦、寒。
归经:归肝、心经。
功效:平肝潜阳,重镇降逆,凉血止血。

麝香:《神农本草经》
性味:辛、温。
归经:归心、脾经。
功效:开窍醒神,活血通经,消肿止痛。

钩藤:《名医别录》
性味:甘、凉。
归经:归肝、心包经。
功效:清热平肝,息风止痉。

地龙:《神农本草经》
性味:咸、寒。
归经:归肝、脾、膀胱经。
功效:清热息风,通络,平喘,利尿。

僵蚕:《神农本草经》
性味:咸、辛、平。
归经:归肝、肺、胃经。
功效:息风止痉,祛风止痛,化痰散结。

全蝎:《蜀本草》
性味:辛,平;有毒。
归经:归肝经。
功效:息风止痉,攻毒散结,通络止痛。

蜈蚣:《神农本草经》
性味:辛、温;有毒。
归经:归肝经。
功效:息风镇痉,攻毒散结,通络止痛。

天麻:《神农本草经》
性味:甘、平。
归经:归肝经。
功效:息风止痉,平抑肝阳,祛风通络。

苏合香:《名医别录》
性味:辛、温。
归经:归心、脾经。
功效:开窍醒神,辟秽,止痛。

石菖蒲:《神农本草经》
性味:辛、苦,温。
归经:归心、胃经。
功效:开窍醒神,化湿和胃,宁神益智。

6. 其他
(1)滋阴清热药

龟板:《神农本草经》
性味:甘,寒。

归经:归肾、肝、心经。

功效:滋阴潜阳,益肾健骨,养血补心。

鳖甲:《神农本草经》

性味:甘、咸,寒。

归经:归肝、肾经。

功效:滋阴潜阳,退热除蒸,软坚散结。

枸杞子:《神农本草经》

性味:甘,平。

归经:归肝、肾经。

功效:滋补肝肾,益精明目。

黄精:《名医别录》

性味:甘,平。

归经:归脾、肺、肾经。

功效:补气养阴,健脾,润肺,益肾。

玉竹:《神农本草经》

性味:甘,微寒。

归经:归肺、胃经。

功效:养阴润燥,生津止渴。

石斛:《神农本草经》

性味:甘,微寒。

归经:归胃、肾经。

功效:益胃生津,滋阴清热。

麦冬:《神农本草经》

性味:甘、微苦,微寒。

归经:归胃、肺、心经。

功效:养阴润肺,益胃生津,清心除烦。

天冬:《神农本草经》

性味:甘、苦,寒。

归经:归肺、肾、胃经。

功效:养阴润燥,清肺生津。

南沙参:《神农本草经》

性味:甘,微寒。

归经:归肺、胃经。

功效:养阴清肺,益胃生津,补气,化痰。

北沙参:《本草汇言》

性味:甘、微苦,微寒。

归经:归肺、胃经。

功效:养阴清肺,益胃生津。

百合:《神农本草经》

性味:甘,微寒。

归经:归肺、心、胃经。

功效:养阴润肺,清心安神。

(2) 清热化痰药

川贝:《神农本草经》

性味:苦、甘,微寒。

归经:归肺、心经。

功效:清热化痰,润肺止咳,散结消肿。

浙贝:《轩岐救正论》

性味:苦,寒。

归经:归肺、心经。

功效:清热化痰,散结消痈。

竹茹:《本草经集注》

性味:甘,微寒。

归经:归肺、胃经。

功效:清热化痰,除烦止呕。

竹沥:《名医别录》

性味:甘,寒。

归经:归心、肺、肝经。

功效:清热豁痰,定惊利窍。

天竺黄:《蜀本草》

性味:甘,寒。

归经:归心、肝经。

功效:清热化痰,清心定惊。

瓜蒌壳:《神农本草经》

性味:甘,微苦。

归经:归肺、胃、大肠经。

功效:清热化痰,宽胸散结,润肠通便。

(3)凉血止血药

车前子:《神农本草经》

性味:甘,微寒。

归经:归肝、肾、肺、小肠经。

功效:利尿通淋,渗湿止泻,明目,祛痰。

滑石:《神农本草经》

性味:甘、淡,寒。

归经:归膀胱、肺、胃经。

功效:利尿通淋,清热解暑,收湿敛疮。

木通:《神农本草经》

性味:苦,寒。

归经:归心、小肠、膀胱经。

功效:利尿通淋,清心火,痛经下乳。

通草:《本草拾遗》

性味:甘、淡,微寒。

归经:归肺、胃经。

功效:利尿通淋,通气下乳。

瞿麦:《神农本草经》

性味:苦,寒。

归经:归心、小肠经。

功效:利尿通淋,破血通经。

萹蓄:《神农本草经》

性味:苦,微寒。

归经:归膀胱经。

功效:利尿通淋,杀虫止痒。

地肤子:《神农本草经》

性味:辛、苦,寒。

归经:归肾、膀胱经。

功效:利尿通淋,清热利湿,止痒。

海金沙:《嘉祐本草》

性味:甘、咸,寒。

归经:归膀胱、小肠经。

功效:利尿通淋,止痛。

石韦:《神农本草经》
性味:甘、苦,微寒。
归经:归肺、膀胱经。
功效:利尿通淋,清肺止咳,凉血止血。

冬葵子:《神农本草经》
性味:甘、涩,凉。
归经:归大肠、小肠、膀胱经。
功效:利尿通淋,下乳,润肠。

灯芯草:《开宝本草》
性味:甘、淡,微寒。
归经:归心、肺、小肠经。
功效:利尿通淋,清心降火。

茵陈:《神农本草经》
性味:苦、辛,微寒。
归经:归脾、胃、肝、胆经。
功效:清利湿热,利胆退黄。

金钱草:《本草纲目拾遗》
性味:甘、咸,微寒。
归经:归肝、胆、肾、膀胱经。
功效:利湿退黄,利尿通淋,解毒消肿。

虎杖:《名医别录》
性味:微苦,微寒。
归经:归肝、胆、肺经。
功效:利湿退黄,清热解毒,散瘀止痛,化痰止咳。

垂盆草:《本草纲目拾遗》
性味:苦、淡、微酸,微寒。
归经:归心、肝、胆经。
功效:利湿退黄,清热解毒。

(5)泻火通便药

大黄:《神农本草经》
性味:苦,寒。
归经:归脾、胃、大肠、肝、心包经。
功效:泻下攻积,清热泻火,凉血解毒,逐瘀通经。

芒硝:《名医别录》
性味:咸、苦,寒。
归经:归胃、大肠经。
功效:泻下攻积,润燥软坚,清热消肿。

番泻叶:《饮片新参》
性味:甘、苦,寒。
归经:归大肠经。
功效:泻下通便。

芦荟:《药性论》
性味:苦,寒。
归经:归肝、胃、大肠经。
功效:泻下通便,清肝,杀虫。

八、结语

结语当是概括性的简而言之,今天不,今天我要多啰嗦几句。据我50多年来对外感热病单就"退热"而言,所思所为,终得一方,用于退热,疗效自为满意,故写出以代结语。

外感热病属中医温病学范畴,其病因主要是外感六淫或疫疬之气从皮毛或口鼻而入,正邪抗争,而引起发热,根据热势,中医分发热、大热、壮热、实热等症。和现代所有外感热病雷同,基本上概括了现代医学的所有传染病和发热性疾病。外感热病范围广、危害大,具有速变性,和中医所谓"热病最速"理相一致。凡治疗,或用卫气营血辨证,或遵循三焦辨证纲领。目的以"退热"为宗。

笔者在治外感热病方面,常将卫气营血辨证和三焦辨证合二为一、融为一体,在临床上病在上焦属卫分的多用银翘散加减;在中焦属气属营的以白虎汤合清营汤加减;热入血分病属下焦的多用犀角地黄汤;若气血两燔,疫毒、热毒充斥内外上中下三焦,以热盛为主的,用清瘟败毒散加减治疗。

具体应用时,银翘散重用银花、连翘,疏散风热、清热解毒、辟秽化浊,体现了叶氏"在卫汗之可也"和吴氏"治上焦如羽,非轻不举"的治疗原则。热在气分用仲景《伤寒论》白虎汤,清气分热盛为主,方中以石膏为君,辛甘大寒,主入肺卫气分,善清阳明气分之热,清热而不伤阴;邪热传营或热入血分,用鞠通《温病条辨》清营汤、用孙思邈《备急千金要方》犀角地黄汤治之,两方均以犀角、生地为君,清营血之热。清营汤清热凉血中伍以银花、连翘轻清宣透之品,无疑寓有"透热转气"之意,适用于邪初入营尚未动血之证。犀角地黄汤清热凉血药物中伍以赤芍、丹皮泄热散瘀,无疑又寓有"凉血散血"之意,用于热入血分而见耗血动血之证。用余师愚《疫疹一得》清瘟败毒饮清气凉血、清热解毒,治温病气血两燔之证,方中重用生石膏,无疑取其去气分之大热而保津之功用;用犀角、生地、赤芍、丹皮,无疑为清热解毒、凉血散血而设；其中邪热入血，直须凉血散血，巧用黄芩通泄三焦之火，并配连翘以助清气分之热，而通达于卫，和清营汤中银花、连翘同用，意出一辙。综观古今用法，对卫气营血和三焦辨治选方遣药互相联合，相得益彰，无绝对分割之意。从古人治外感热病"在卫汗之可也，到气才可清气，入营犹可透热转气，入血就恐耗血动血，直须凉血散血"和"治上焦如羽、治中焦如衡、治下焦如权"，在治疗的原则上基本一线相统。

联想我临床实习时，受江苏名老中医常熟周本善老师用柴胡八钱一剂热退的启发，经过多年的摸索和实践，拟柴芩蒿石汤（柴胡30—40 g，黄芩10—20 g，青蒿15—30 g，生石膏30—60—100 g）退热效好，于是产生联想：如把《柴芩蒿石汤》和古方合用，一起应用于退热，效果又会怎样呢？

经临床实践，其结果喜人。柴芩蒿石汤和银翘散同用治疗邪热在卫而高热者效果明显增强；和白虎汤合用，清气退热效快；和清营汤、犀角地黄汤，甚至清瘟败毒饮合用，未见不良反应对高热患者反而退热效增。大量的病例，无数的事实，让我再次思考：这是为什么？能否把柴芩蒿石汤揉入上述五方，加减变通，其退热效果又会怎样呢？经过50多年的临床再实践，结果答案是肯定的。追究其因，柴胡性寒味苦微辛，解表泄热，能驱逐卫分气分之邪，在柴芩蒿石汤中是君药。黄芩味苦性寒，清热泻火，尤善清泄肺热，《本草纲目》谓其"治风热湿热头疼，奔豚热痛，火咳，肺痿喉腥，诸失血。"青蒿苦寒芳香，功擅泄热，配黄芩相辅相成，退热之功尤著。石膏甘寒而辛，清热泻火，除烦止渴。四药相合，取其辛以散热、凉以退热、苦以泄降，退热而无伤津之弊。本方对于邪踞卫分、气分每收良效。再翻阅叶氏卫气营血和吴氏三焦辨证所用银翘散、白虎汤、清营汤、犀角地黄汤、清瘟败毒饮，五方石膏皆重用，黄芩亦已相伍登场，唯缺柴胡、青蒿，然此二药皆临床退热之要药。故合之应用于外感热病，退热效好。自谓遵古不泥，学古在巧。遵外感热病卫气营血和三焦辨证的传变规律,热变最速,易耗伤津液,以及逆传心包的病理特点,经揣摩运用,进行优选,最终认为:柴、芩、蒿、石四味在临床上单退热一症而言,不可或缺,用犀角、生地、银花、连翘、薄荷、赤芍、丹皮、甘草等相伍,用于退热,尤其是高热,皆属首选。故将柴芩蒿石汤更名为柴芩蒿石加犀地银翘赤丹薄草汤,用于外感热病包括传染性疾病的退热治疗。是方所选药物,经现代药理研究表明,皆有不同程度的消炎和退热等功效,和中医理相一致,但其中至理,尤其是复方退热的研究,尚待进一步探讨挖掘,进行剂型改革和量化处理,以便更好地服务于外感热病的治疗。

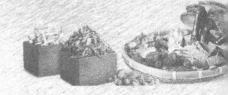

第七章 中医药治癌之路 40 年

——五法一统 辨证选方

一、概述

恶性肿瘤就是我们常说的癌症,是一种死亡率、发病率较高的常见病、多发病,发病的部位涉及五脏六腑、四肢百骸、筋骨皮毛。祖国医学对癌症早有论述,早在公元前 12 世纪《周礼》一书中即已载有专治肿疡的医生,当时称之为疡医。之后代有论述和发展,并且影响至国外,如当今朝鲜、日本,称肿瘤为肿疡学,源本于中国。可见,中医学对肿瘤的认识,历史悠久,源远流长,已有好几千年的历史了。

之后,自秦汉晋唐至宋元明清的历代医家,对肿瘤的认识皆有发展,如瘿、瘤(肉瘤、骨瘤)、癌、积、聚、噎膈、肠蕈、痞块、疢癖、毒疱、翻花、息肉、疣痣、赘、恶血、肉瘤、失荣、乳癌、伏梁、石瘕、肾岩、茧唇、舌菌(舌疳)即舌瘤等,查这些病名与现代医学所描述的肿瘤基本相同或相近。

中医学认为,肿瘤的发病原因和病理机制,主要是脏腑虚损,或因七情之变,或因饮食不节,或因过度劳累,或因年老体衰,或因外邪所袭,引致气血不和,气滞血瘀,痰湿不化,停积体内,阻滞络道,痰与瘀结,郁积生热,毒邪凑之,则痰瘀毒,滞留积聚,轻则生为结节肿块,久而恶变为瘤,即肿瘤,亦癌症也。考中医对肿瘤的治疗,主要是"坚者削之,结者散之,留者攻之,损者益之"等四大法则。四十年来,翻阅古典医籍,学习前人,参阅现代资料,我常用的治疗方法,主要有五法:①扶正固本,增强体质,提高自身免疫功能,此乃治本之法;②活血化瘀,以散肿瘤,以祛瘀毒;③化痰散结,化痰软坚,以祛痰毒;④清热解毒,以祛热毒;⑤利水消肿,以祛湿毒。诸毒入络,瘤疾难解,每加血肉有情之品,破血逐瘀。至于癌症发热,多属里热,轻者可不必多虑,高热者中西结合,对症处理,凡癌症必虚,病因多样,病机复杂,病位多变,难治难愈,据此特点,姑治宜五法一统,加减变通,各担己任,共同发挥治疗效果,此乃最佳选择也。

二、古典医籍论治癌语析

中国古代,在甲骨文中,已有了癌瘤这类疾病的记载。成书于公元100年左右的《说文解字》,已收有不少类似肿瘤病的名称。据段玉裁的《说文解字注》,其中有"疣",它的含义,据说就是《诗经·小雅》中说的:"譬彼坏木,疾用无枝",有肿瘤的"肿"的意思。又如"瘨",《诗经·大雅》中有"胡宁瘨我以旱",瘨是疾病的意思,被解释为腹胀。《周礼》中已还有"疡","肿疡"记载。又如"瘿",已和今日对瘿的理解相似。并分别用"瘿"和"瘻"来区别颈部的瘤和肿。这是祖先最早对关于肿瘤的记述,之后代有发展。

12世纪成书的《卫济宝书》在"痈疽五发"中,"一曰癌","癌疾初发,卻无头绪,只是肉热痛,过一七或二七,忽然紫赤微肿,渐不疼痛,迤逦软熟紫赤色,只是不破"。

语析:语为肿瘤言名正名,前有用"岩"来称谓,语改为癌,今被沿袭之,难得也。癌症属于恶性肿瘤一类,中医对肿瘤的认识可谓历史悠久,源远流长。

春秋战国时期《黄帝内经》对肿瘤这一类疾病,已有了基本的认识。有了接近现代意义的肿瘤病的名称记载,如"膈"、"肠覃"、"石瘕"和"癥瘕积聚"之类。

《素问·至真要大论》云:"隔咽不通,饮食不下,舌本强,食则呕"。

语析:与食管、贲门癌所致咽下食物哽噎感、重则不能咽下等梗阻症状雷同。

《灵枢·百病始生》云:"是故虚邪之中人也,始于皮肤,……留而不去,……息而成积"。

语析:对肿瘤的病因病机作了论述,认为肿瘤形成与正气虚弱、外邪侵袭等均有关系。

《灵枢·九针》云:"四时八风之客于经络之中,为瘤者也。"

语析:认为外邪侵袭,可致肿瘤发生。

《素问·异法方宜论》云:"美其食……其病皆痈疡。"

语析:此处的痈疡,包括了现代医学中的有体表溃疡的肿瘤,指的是饮食不节能致体表肿瘤。

《灵枢·百病始生》云:"内伤于忧怒,则气上逆,气上逆则六输不通,温气不行,凝血蕴里而不散,津液涩渗,著而不去,而积皆成也。"

语析:指的情志不畅,则易患肿瘤疾患,这与现代临床认识肿瘤的病因相符。

《难经·五十六难》:"积者,阴也,故沉而伏,五脏所生,其始发常处,其痛不离积部,肿块上下有所始终,左右有所穷处,死不治。聚者,阳气也,阳伏而动,六腑所生,其始发无根本,其痛无常处,可移动,虽困可治。"

语析:秦越人对积聚病的病位、病性和具体症状作了记述,提出了良、恶性肿瘤的鉴别与预后,对"五脏之积"作了描述,特别提出肿瘤无常处,可移动,其意深也。

《金匮要略·五脏风寒积聚病脉证并治第十一》篇云:"积者,脏病也,终不移;聚者,腑病也,发作有时,展转痛移"。

语析:语中指出肿瘤既有沉寒痼冷,积聚不移的一面,亦有邪毒壅塞,演变无尽的一面,即癌症的转移和扩散。

《金匮要略·呕吐哕下利病脉证治》篇云:"趺阳脉浮而涩,浮则为虚,涩则伤脾,脾伤则不磨,朝食暮吐,暮食朝吐,宿谷不化,名曰胃反。脉紧而涩,其病难治","食已即吐者,大黄甘草汤主之"。

语析:语中论述了类似于胃癌、贲门癌等恶性肿瘤晚期的呕吐症状,病机为阴阳两虚,津气俱亏,实热壅阻,腑气不通的本虚标实证,临床治疗颇为棘手,邪实为主的用大黄甘草汤治之。

《金匮要略·妇人杂病第二十二》篇云:"妇人之病,因虚、积冷、结气,为诸经水断绝,至有历年,血寒积结,胞门寒伤,经络凝坚……在中盘结,绕脐寒疝;或两胁疼痛,与脏相连;或结热中,痛在关元,脉数无疮,肌若鱼鳞,时着男子,非止女身。在下未多,经候不匀,令阴掣痛,少腹恶寒;或引腰脊,下根气街,气冲急痛,膝胫疼烦。奄忽眩冒,状如厥癫;或有忧惨,悲伤多嗔,此皆带下,非有鬼神。"

语析:此泛论妇人三十六病,也当包括妇科肿瘤的病变,其在中在下有关疾病体征的描述不能排除盆腔恶性肿瘤广泛转移的情况,"久则羸瘦"则很可能是晚期恶病质的情况。依据"虚、积冷、结气""血寒积结,胞门寒伤,经络凝坚"的病机治以活血化瘀或兼理气或兼温运。

汉代华佗《中藏经》:"夫痈疽疮肿之所作也,皆五脏六腑蓄毒不流则生矣,非独因荣卫壅塞而发者也。"

语析:华佗认为肿瘤的起因由脏腑"蓄毒"而生。为肿瘤的病因学说明指一门,增一思考,至今仍在指导临床实践。

魏晋至隋唐时期,中医对某些肿瘤如甲状腺肿瘤、乳腺肿瘤及其他内脏肿瘤的病因病机及诊断有了进一步的认识,治疗方法上也呈现多样化,这一时期对中医肿瘤的认识理论逐渐趋于成熟。晋·皇甫谧所著《针灸甲乙经》是一部针灸专著,书中载有大量的使用针灸方法治疗肿瘤疾病如噎膈、反胃等内容,兹不细述。

晋·葛洪《肘后备急方·卷之四·治卒心腹癥坚方第二十六》曰:"凡癥坚之起,多以渐生,如有卒觉,便牢大,自难治也。腹中癥有结积,便害饮食,转羸瘦。"

语析:对癥块的发病过程,作了初步的描述,而且对于腹部癌肿不易早期诊断、临床进展非常迅速、晚期恶病体质等都作了较为细致的观察。书中使用海藻治疗瘿病,一直为今人所沿用于治疗甲状腺肿瘤。

《诸病源候论》云:"症者由寒温失节,致脏腑之气虚弱,而食饮不消,聚结在内……"

语析:正气的盛衰不仅是发病的关键,而且在疾病发生之后、在病情的发展和转归中,正气也起着决定的作用。

《诸病源候论·积聚病诸候》云:"诸脏受邪,初未能成积聚,留滞不去,乃成积聚。"

语析:对癌病的病因病机多认为是由于阴阳失调、七情郁结、脏腑受损等原因,导致气滞血瘀,久则成为"癥瘕"、"积聚"。

《诸病源候论》曰:"乳中结聚成核,微强不甚大,硬若石状"。又说:"肿结皮强,如牛领之皮"。

语析:对乳腺癌的疾病症状较详细描述。《诸病源候论》记载了有关肿瘤病因证候计有169条,分门别类详细记载多种肿瘤疾病病因、病机与症状,如"癥瘕"、"积聚"、"食噎"、"反胃"、"瘿瘤"等病证,表明当时对肿瘤的认识理论已十分成熟,书中还记载运用肠吻合术、网膜血管结扎法治疗肿瘤疾病,这在肿瘤治疗学上有着重要的历史意义,兹不一语之。

唐代《晋书》:"初帝目有瘤疾,使医割之"。

语析:为我国手术治疗癌病的最早记载,伟哉!

唐代孙思邈《千金要方》开始按发病性质和部位对"瘤"进行分类,出现了"瘿瘤"、"骨瘤"、"脂瘤"、"石瘤"、"肉瘤"、"脓瘤"和"血瘤"等分类。和《千金要方》同时代的《外台秘要》中记载了诸多治疗肿瘤的方药,使用大量虫类药物如蜈蚣、全蝎、僵蚕等,为后世使用虫类药物治疗肿瘤提供了借鉴,特别是用羊甲状腺治疗瘿瘤的病例,开创了内分泌治疗肿瘤的方法,对后世有很好的借鉴作用,亦顺而抄习之。

宋金元时期,百家争鸣,医学理论日益丰富,中医防治肿瘤的理论也不断得到充实,对肿瘤的认识也更加全面,从而促进了肿瘤学术的进步和发展。如宋·东轩居士《卫济宝书》中第一次提及"癌"字并论述"癌"的证治,把"癌"列为痈疽"五发"之一,提到用麝香膏外贴治疗"癌发"。外治法治癌应用于实践,给后人以借鉴。

宋·陈自明《妇人良方大全·乳病证治》云:"肝脾郁怒,气血亏损,名曰乳岩"。

语析:阐述了乳腺癌的发生与肝脾关系密切,气机不畅,气血亏损,正气不足可导致多种肿瘤的产生。

宋·《圣济总录·瘿瘤门》云:"瘤之为义,留滞而不去也。气血流行不失其常,则形体和平,无或余赘,及郁结壅塞,则乘虚投隙,瘤所以生。初为小核,寖以长大。若杯盂然,不痒不痛,亦不结强,方剂所治,与治瘿法同,但瘿有可针割,而瘤慎不可破尔。"

语析:论述肿瘤的生成原理,肿瘤之所以生成,是因为气血凝滞不流通。体内气血的流结或某些不正常物质的滞留,可能产生肿瘤疾病。书中载有类似肝肿瘤的肝著、肝壅、肝胀等病的证治。

宋·严用和《严氏济生方》中提及:"过餐五味,鱼腥乳酪,强食生冷果菜,停蓄胃脘……久则积结为癥瘕"。

语析:叙述了胃癌病因,与平素饮食不节相关。

宋·窦汉卿《疮疡经验全书》:"乳岩乃阴极阳衰,虚阳积而与,血无阳安能散,故此血渗于心经,生此疾"。

语析:对乳岩进行了细致的观察,医家认为乳岩属虚证。

金元时期,刘完素力倡寒凉用药以治疗火热病,对后世用清热解毒、清热泻火等法治疗肿瘤具有一定的指导意义，如用凉膈散治疗噎膈就取得了较好的疗效。

张从正《儒门事亲》一书，力主祛除邪气而用攻法，但其在治疗噎膈、反胃等肿瘤类疾病时也非常重视辨证论治。

李杲提出"内伤脾胃，百病由生"的论点，并创立补中益气汤、通幽汤等，对于癌瘤患者有滋补强壮、扶正固本的作用。

朱丹溪倡"相火论"，对"反胃"、"噎膈"等肿瘤类疾病的治疗，主张以"润养津血，降火散结"为主，并创立大补阴丸、琼玉膏等方。在《丹溪心法》中对乳岩、噎膈、积聚痞块的形成、演变、预后和治疗等，也都进行了较为细致的描述。

明·张景岳《景岳全书·积聚》云："凡积聚之治，如经之云者，亦既尽矣。然欲总其要，不过四法，曰攻，曰消，曰散，曰补，四者而已。"

语析：对积聚之治法作了高度概括，分为攻、消、散、补四法。

明·朱崇正《仁斋直指附遗方论·卷二十二·发癌方论》："癌者上高下深，岩穴之状，颗颗累垂……毒根深藏，穿孔透里，男则多发于腹，女则多发于乳，或项或肩或臂，外症令人昏迷。"

语析：对癌的症状、病性描述更为详细，认为癌症是"毒根深藏"造成的，为后世苦寒解毒法治疗癌症提供了理论依据，书中还提出了癌有"穿孔透甲"和易于浸润、转移的病理变化。

明·陈实功《外科正宗》："(乳岩乃)忧郁伤肝，思虑伤脾，积想在心，所愿不得志者，致经络痞涩，聚结成核"。

语析：对乳癌病因病机有细致描述，书中提及"坚硬、木痛、近乳头垒垒遍生疮瘩"等特征，并认为治疗肿疡、肿瘤类疾病要内外并重，尤以调理脾胃为要。

明·李中梓《医宗必读》中"大抵气血亏损，复因悲思忧恚，则脾胃皆伤，血液渐耗，郁气而生痰……噎塞所由成也"。

语析：对癌肿的成因概括为气血亏虚，复因情志失和，血耗气郁，痰湿内生而成。

李时珍的《本草纲目》中记载了丰富的抗肿瘤药物有 100 多种，如贝母、黄药子、海带、夏枯草、半夏、南星、三棱、莪术等，为治癌提供了许多至今在用的方药。

清·王维德《外科证治全生集·治法》："大者，名恶核；小者，名痰核。与石疽初起相同。然其寒凝甚结，毒根最深，却不易溃。"

语析：对恶核一病进行记述。该书还详细记载了内服、外敷药物以治疗乳癌、恶核、石疽等，用阳和汤、犀黄丸、千金托里散内服，蟾蛤外贴，确立了许多有效治癌方。清代已开始强调肿瘤预防、早期发现、及时治疗的重要性。

清·吴谦《医宗金鉴·外科心法要诀》指出："乳岩初起结核隐痛，……耽延继发如堆粟，坚硬岩形引腋胸"。

语析：记录了乳岩晚期癌肿转移累及腋下与胸壁的临床表现。该书还提出，如能早期发现，施治得法，癌疾也是可以治愈而"带疾而终天"的，这与我们现在临床上许多肿瘤患者，如果早期发现、及时治疗，就能带病生存的观念是一致的。

清·高秉均《疡科心得集》云："夫肾岩翻花者，俗名翻花下疳……"

语析：首见"肾岩翻花"病名，又名翻花下疳、阴茎岩，类似阴茎癌。该书描述了"肾岩翻花"发病过程，还把"舌疮"、"失荣"、"乳岩"、"肾岩"列为四大绝症，已充分了解了恶性肿瘤预后不良。

清末以后，西方医学大量传入，对肿瘤的认识开始了中西医的汇通时期，随着现代医学的渗透，中医对肿瘤的认识也有了显著进步和提高。

清末王清任创立的"逐瘀汤"系列对后世活血化瘀法治疗肿瘤提供了有力的理论依据。

唐容川是中西医汇通学派的早期代表，在其所著的《血证论》、《中西汇通医书五种》书中所论"痞滞"证类似胃癌、肝癌、胰腺癌等，他认为痞满、积聚、症瘕等肿瘤类疾病与气血瘀滞脏腑经络有关，提倡活血化瘀治法。

清·张锡纯《医学衷中参西录》中云："噎膈之证，方书有谓贲门枯干者，……其瘀之轻者，但用开胃降逆之药，瘀血亦可些些消散，故病亦可愈，而究之瘀血之根蒂未净，是以有再发之也。"

语析：论胃病噎膈（即胃癌）治法及反胃治法。"治膈食方"中提出用参赭培元汤治疗膈证，阐释了食管癌与胃底贲门癌的病因病机与治则，强调补中逐瘀法则，为扶正固本法治疗癌肿提供了理论依据。

以中西医汇通思路研究肿瘤从清末开始一直影响到现在，特别是近半个世纪以来，中医药领域利用现代技术从实验和临床角度对肿瘤进行了广泛而深入的研究，不断探讨中医治疗肿瘤的新方法，中医肿瘤学已成为一门独立的学科，在治疗肿瘤疾病方面发挥着积极的作用。

三、中医对癌症病因病机的认识

1. 因虚致癌

"邪之所凑，其气必虚"。脏腑亏虚容易导致脏腑生理功能的紊乱和脏腑阴阳、气血的失调。脏腑失调不仅可使气血运行受阻及痰湿内生等而导致疾病的发生、发展，而且脏腑亏虚也是各种致病因素作用机体所造成的必然病理结果和疾病发生的前提。历代许多中医文献指出，肿瘤发病与脏腑功能失调有关，如隋代巢元方《诸病源候论》说："症者，由寒温失节，致脏腑之气虚弱，而饮食不消，聚结在内……"。脏腑功能失调，以脾肾虚损为主。如明代张景岳说："脾肾不足及虚弱失调的人，多有积聚之病"，又说："凡治噎膈大法，当以脾肾为主,治脾者宜从温养,治肾者宜从滋润"。脏腑功能失调,尤其是脾肾功能失调能引起肿瘤。脾为后天之本,肾为先天之本,脾肾虚损则正气虚弱,以致卫外之气无从以生,导致肿瘤产生。

"正气存内,邪不可干",机体的正气在防止包括肿瘤在内的一切疾病发生过程中占主导地位。正气不足可导致多种肿瘤的产生。《医宗必读》指出"积之成也,正气不足而后邪居之"。《素问·通评虚实论》曰:"邪气盛则实,精气夺则虚"。正气的盛衰不仅是发病的关键,而且在疾病发生之后、在病情的发展和转归中,正气也起着决定性的作用。《诸病源候论》曰:"症者由寒温失节,致腑脏之气虚弱,而食饮不消,聚结在内……"。《外证医编》指出:"正气虚则成岩",《妇人良方大全·乳病证治》:"肝脾郁怒,气血亏损,名曰乳岩"。可见,肿瘤的形成与正气亏虚关系重大。

因此,临床上因虚致癌当先重视,根据实践,因癌致虚也不可忽视。中医认为:"邪之所凑,其气必虚。"《灵枢》提出:"壮人无积,虚人有之。"《医宗必读》强调:"积之成也,正气不足,而后邪气踞之。"都说明了中医认为癌证的发生与人的正气强弱密切相关。特别是正气亏虚,脾肾功能渐弱之人。因先、后天不足则正气必然匮乏,不仅无力抵御外邪入侵,而且由于脏腑功能薄弱,还会产生气滞、血瘀、痰浊、郁热等病理因素,内外致病因素结合,即可导致癌症发生。这一看法与西医学认为癌肿的发生是由于机体的免疫功能减退有关的观点相一致。

综上所述,中医认为肿瘤的发病因素是多方面的,有外来的风、寒、燥、湿、热等病邪,有七情内伤的忧怒等情志因素,有饮食不调的食滞痰浊等病理因素,尤为重要的年老体虚脾肾亏虚,使脏腑的气血阴阳失调,无力驱邪散邪,使外来的致病因素与内生的病理产物想搏结,从而导致肿瘤的发生。

2. 饮食致癌

饮食因素方面,主要包括饮食不节,饥饱无常、饮食不洁和饮食偏嗜三个方面,中医认为,饮食不节等因素皆易损伤脾胃,导致脾胃功能异常,运化水液功能失司,水湿内停,阻滞气机,"气行血行,气滞血瘀",瘀血内阻,久之结生包块,发为肿瘤;饮食不洁亦可损伤脾胃,导致诸多病理产物形成。饮食偏嗜如饮酒无度,痰湿内生,郁久化热,湿热下注大肠,停滞下焦,气血壅滞,积于肠道而成积聚;或嗜食辛辣,热结肠道,灼伤阴津,久之气血不畅,瘀滞不散而成积聚。此外,饮食不当亦可引起肿瘤发生,如饮食过烫或常食卤物者易致癌。《医门法律》认为:"滚酒从喉而入,日将上脘饱灼,渐有熟腐之象,而生气不存",便是食管癌的发病原因,据有关资料,广东潮汕地区部分人长期食用热茶及卤制食物,其食管癌、胃癌发生率高,当与饮食相关,凡以上所述,将不可忽视。

3. 情志(失调)致癌

情志因素方面,指的是喜、怒、忧、思、悲、恐、惊七种情志。一般情况下,这七种情志的变化包括了人体对客观外界一切事物的不同反应,属于正常思维和精神活动的范畴,并不会导致疾病的发生。只有在某些特殊的情况下,人体的情志过度变化,如长期持久或突然强烈的情志刺激会影响人体的生理变化,导致体内气血运行失常及脏腑功能失调,引起或促进包括某些肿瘤在内的各种疾病的产生。《素问·阴阳应象大论》说:"人有五脏化五气,以生喜怒悲忧恐",情志活动与五脏有相对应的规律,反之七情太过也会损伤相应的内脏,导致疾病发生。张仲景在《金匮要略》中认为积聚的病因是:"凡忧思郁怒,久不解者,多成此疾"。朱丹溪在《格致余论》认为乳岩是由于"若不得于夫,不得于舅姑,忧怒抑郁,朝夕积累,脾气消沮。肝气横逆"所致。我们在临床上发现,对于平素心情压抑者,其发生乳腺癌发病率较性格开朗者高。七情太过能引起气血运行失常,脏腑功能失调,导致疾病发生,情志不遂是疾病发生发展的主要原因,所谓百病生于气,怒则气上,喜则气缓,悲则气消,思则气结,恐则气下,惊则气乱,寒则气收,热则气泄,劳则气耗。当然,恶性肿瘤也不例外,恶性肿瘤的病因是复杂、多变的,这只是情志致癌的一个方面。

4. 痰湿与瘀致癌

痰湿是指机体失其正常运化而停积于体内的病理产物。水湿痰饮依其性质可分为湿热、寒湿、湿毒、湿浊、痰热、痰浊、饮邪、水肿等。痰既是脏腑病理变化的产物,和瘀血的形成理相一致,也是引起多种疾病的第二病因。痰湿结聚,流注体内脏腑或体表而形成各种各样的痰证,痰随气动,血随气行,若气机阻滞,痰与瘀聚,与毒凝结,走窜项间、腋下、鼠蹊等处,可成"痰核"、"失荣"、"痈疡"等难消之症。元代朱丹溪说:"凡人身上中下有块者多是痰",又说:"痰之为物,随气升降,无处不到"。清代王维德在《外科证治全生集》也指出乳岩是"阴寒结痰"而成。临床上,对于一些体表或皮下不痒不痛,经久不消的肿物,均按痰瘀施治,采用消痰软坚、化瘀通络之法治疗,皆痰瘀学说的具体应用也;而对湿毒则以祛湿解毒治之,往往可使肿块缩小或变软,血水同源,水湿消退,使血液流畅,从而达到改善机体的正常功能,对控制癌瘤浸淫和扩散的效果,将可产生一定的治疗。

5. 热毒致癌

毒邪内蕴实际上是毒邪外侵后导致机体各种病理产物,如痰、湿、瘀血等病理产物久积体内、经络、脏腑,导致气机阻碍,郁而化火,热毒丛生而发病。毒邪致病面很广,如病毒感染,空气、水、土壤受其污染,烟草油烟,化学毒素的扩散,酒、饮料中的各种毒素等都能化火化热;内伤七情和脏腑功能失调,也都能生热化火。上以述及,火为阳邪,最易伤津、动血、灼阴、耗气。火热之邪内蕴体内,客于血肉,壅聚不散,则可酿成痈脓,或郁而不发、无明显体征,或发为肿瘤。所以治疗癌症,始终把清热解毒立为一法,应用于治疗的始末,原因在此,则是应用时当辩证施治,尤其要结合脏腑辨证。

四、中医药治癌治则治法

(一) 治则——扶正祛邪(当注意三点)

1. 整体观

大多数恶性肿瘤的病灶发生在人体的某个部位,所以西医往往偏重于对肿瘤的局部治疗,当然这是治人的病的一种方法,无可非议。但是,中医认为,人体是一个有机的整体,人体的各组织、脏腑、器官在结构上相互关联,功能上相互协调,病理上则相互影响,与整体密不可分,局部的病变往往会影响全身,肿瘤亦不例外,它的形成、发展与全身气血、阴阳、脏腑、经络的失调是息息相关。

同时,人体与自然环境、社会环境也是一个统一的整体,环境的一切变化,如气温有冷有热,气候有燥有湿,地域有高有低等,这些都会影响人体的生理病理改变。

除因病因证治以外,治疗时还要因人、因地、因时制宜。根据病人的年龄、性别、体质、心理等因素,病人所处的地理、社会环境的因素和不同季节、不同时间的阴阳变化、气候特点等等,运用不同的治法,比如老年人应慢治兼养;妇女要注意经、带、胎、产的特殊性;北方患者常兼燥,宜用滋润药;南方病人易患湿,宜兼祛湿;冬天慎用过分寒凉的药;夏天避免过分温煎等,皆不可忽视,尤其对待癌症病人的治疗,整体观是一法宝,不可或缺。

2. 辨证观

中医治疗疾病的基本原则是"辨证施治",就是运用中医学的理论,通过望、闻、问、切四诊的方法,对病人在疾病发展过程中所出现的证候,舌苔脉象,通过审证求因,辨明病症所属性质。比如,根据八纲辨证的理论,辨明病证是属阴还是属阳,在表还是在里,属虚还是属实,属寒还是属热。根据脏腑辨证的理论,辨明疾病在哪一脏,哪一腑。根据气血津液辨证理论,辨明病证是属气分还是血分等等。

其中脏腑辨证十分重要,脏腑辨证是对疾病证候进行分析归纳,借以推究病机,判断疾病的病位、性质、正邪盛衰等情况的一种辨证方法,体现了脏腑生理功能、病理特点。它是其他多种辨证方法的基础。因为,中医在临证时,虽有多种辨证方法,如八纲辨证,气血津液辨证等,它们各自有不同特点,但在确定病位、病机时,无一不与脏腑密切相关。任何致病因素,如外感六淫,或内伤七情,或毒邪瘟疫都是通过影响脏腑功能失调后才能引起疾病表现的,所以,脏腑辨证在临床诊治疾病时具有其他辨证方法无法取代的重要作用。所以辨证同样也是中医治疗肿瘤疾病的基础,只有辨证准确,再施以相对应的治法,才能收到良好的疗效。如癌在肺,肺主一身之气。《素问》说:"百病皆始气血。"气贯百脉而通它脏,尤其与脾心关系密切,故中医有培土生金之说。五行上脾为肺母,脾虚则生湿酿痰,痰随气动聚于肺,影响气机通畅,郁而化火,与痰瘀互结,轻则脏腑功能之变,咳嗽、咳喘,重则变生为癌,所以治则上健脾益气,培土强母,绝其痰源,滋润其子,脾肺共赢,乃一良法也,据此立论,临床上自拟的《培土生金治癌饮》,临床应用治疗肺癌,以及与兹相关的鼻咽癌、咽喉癌、皮肤癌、扁桃体癌、甲状腺癌等,凡未宜手术,或术后,或放、化疗后病康复期,以及个别肺癌晚期病人,在治疗和延长寿命,以及减少因手术、放、化疗所产生的痛苦方面,皆起到了积极的治疗作用。故脏象学说在癌症方面的应用,绝不可少。又如癌在肝系,自拟的《肝癌条达饮》,癌在肾系,自拟的《益肾抗癌饮》,癌在脾胃系,自拟的《新制参苓白术治癌汤》,和加减应用治疗诸多癌症的《普济肿瘤饮》等等,皆自己根据中医学说理论结合临床学习和摸索的结果,40年应用中医药治癌之路,笔者认为五法一统,是治癌有效之法。

3. 扶正祛邪两面观

扶正与祛邪是中医治病的总则,治癌亦不离外。

扶正就是纠正机体正气的虚弱,调动机体的抗病能力,病后康复能力,为祛邪打好基础。中医认为机体的虚弱包括许多方面许多类型,如有气虚、血虚、阴虚、阳虚等。各个脏腑虚弱也有不同表现和种类,所以扶正时,首先要辨明脏腑阴阳虚在何处,证属哪类,方可立法处方。祛邪就是祛除病邪。对于肿瘤病来说,常见的病邪有热毒、瘀毒、痰毒以及湿浊之毒等。治疗首当辨明病邪的性质,侵犯的病位有无兼杂症等,方能找到最佳的祛邪方法,攻补适宜,全靠辨证方能施治。如对早期肿瘤,可以采用攻癌邪为主,扶正为辅的治疗方法。对晚期肿瘤则要采用扶正为主、祛邪为辅的方法。因攻邪太猛往往会损伤正气,而扶正太过又会助长邪气,所以选方用药要时时注意正气与邪气的盛衰,全面以观,方能收到当有的临床效果。

五、"五病说"治癌——五法一统,辨证选方(自拟)

中医药治疗肿瘤主要是扶正固本、清热解毒、活血化瘀、化痰散结(软坚)、利水消肿五法。祖国医学理论指出,"正气存内,邪不可干",意思是说,人之正气不虚,病无可生,凡病处皆虚,虚则邪有可乘之机。此虚在临床上要有两方面解释,病处是因虚致病,整体乃因病致虚,癌症亦不例外。凡肿瘤病人(含良性和恶性)皆有正虚一面,自身免疫功能下降,否则不会生节、结、瘤,更不会变生为癌,这是正虚的一面;癌者,气血不畅不通,夹瘀夹痰夹毒,湿郁而化火。痰本水湿而化,血水同源,病理因素,湿停水滞,久而蕴酿成痰,痰与瘀结,郁而化火成毒,痰(湿)瘀火毒胶结黏滞,耗津损液,轻则成结节漫肿,而成肿瘤,重则痰瘀毒聚结缠胶固,发为恶性肿瘤,即癌也。所以治癌当扶正、清热、活血、化痰、利水五法一统,不可分割,单一应用,则效不好。要注意的是兼病兼证,如癌症兼高血压者,当佐活血潜降之味;兼糖尿病者,当佐益气养阴;兼疼痛者,当佐止痛,凡此等等。其和脏腑学说相关,至关重要。

此外,还有一点要述及的就是关于癌症发热。据临床观察,癌症早期,或已发现,或未被发现,大多无发热现象。如见个别人长期低热,兼有体质下降,出现贫血,女子无因而见月经过少,当引起注意,可行血液癌细胞筛选检查,以防身患癌症的可能。临床癌症的发热,多属里证,或因正虚邪实,气虚发热,或因津液大伤,阴虚发热,或因痰毒、瘀毒、湿毒,蕴结化热而发热等。一般的气虚发热,低烧或自汗;阴虚发热,骨蒸潮热,或五心烦热、盗汗;肝郁发热,午后低热,情志不舒,心烦郁闷,失眠多梦;瘀血发热,发热身痛,痛处尤甚;湿热痰浊发热,热势或高或低,头疼自汗,心烦胸闷,身肿恶心;火毒发热,发热发冷,周身燔热,头痛,病处痛剧,真热假寒;热入营分发热,高热不退,心烦躁动,兼见斑疹出血;热入心包,高热神昏,循衣摸床,狂躁或昏迷。所以,治疗要抓住一个"热"字,热者火毒也,在癌症过程中,热与火,与诸毒是合而为病的一体,在治疗癌症的全过程,即使未见明显发热,体温正常,但热毒始终是随病聚结,故清热解毒作为一法,已纳入五法一统贯穿于治疗的全过程。至于上述诸种发热,尤其是高热者,加用中药辨证退热,或用西药对症退热可也。

五法一统,非五法一方,辨病辨证,因病因症,选方遣药,临床常用的治癌方剂择选如下:

1. 普济肿瘤饮(自拟)

【组成】黄芪 15~30 g　　党参 15 g　　　　茯苓 15 g
　　　　山药 15~30 g　　灵芝 10 g　　　　薜荔果 15~30 g
　　　　白术 12 g　　　　巴戟天 12 g　　　泽漆 15 g
　　　　海藻 15 g　　　　蛇舌草 15~60 g　 半枝莲 30~60 g
　　　　重楼 15~30 g　　莪术 10~30 g　　 炙水蛭 5~10 g
　　　　石见穿 15~30 g　甘草 10 g

【用法】日 1 剂,水煎,分 2 次,温服。

【主治】各种恶性肿瘤、白血病以及良性肿瘤。

【指征】体倦乏力,面色少华,精气神疲乏,纳谷不香,舌质紫气紫暗苔薄白,脉沉细弦涩,尺脉不扬。经体检确诊为恶性肿瘤者(含良性肿瘤和白血病)。

【方解】经云："邪之所凑,其气必虚",意思是说,凡病处皆虚,即病处因虚而病,反之因病致虚,皆寓其中,肿瘤亦不例外,凡肿瘤病人(含良性肿瘤恶性)皆有正虚一面,凡肿块者,皆有体内痰湿与瘀相结之征,痰本水湿而化,血水同源,脾虚不化湿,湿停水滞,郁滞成块,郁则化热成毒,而痰瘀热毒胶固,聚积成结、成块、成瘤,其聚毒甚者则成恶性肿瘤。据理方中用黄芪、党参、山药、茯苓、白术、巴戟天、甘草益气健脾,增强体质,绝痰生之路,更用巴戟天、山药补肾强身,合而强后天,补先天,扶正抗癌。用重楼、半枝莲、白花蛇舌草、石见穿清热解毒,其重楼苦微寒有小毒,清热解毒,消肿止痛,中医历用治疗热毒、疮痈、恶疮、咽肿、蛇伤、高热、惊风,临床久用不衰。现今临床用治脑肿瘤、肺癌、白血病、肝癌、骨肉瘤、肌肉瘤、恶性淋巴瘤及良性肿瘤皆效。方中半枝莲辛凉,清热解毒,利尿,入心、肺二经,心主血,肺主气,气贯全身,血随气行,癌毒所到之处,半枝莲当属首选,故各种肿瘤皆可用之。石见穿苦辛平,入肝,活血化瘀,清热解毒;白花蛇舌草甘淡寒,入胃、大肠、小肠经。清热解毒,利水消积,皆可广泛地用于各种肿瘤。防其热毒鸱张,方中用莪术、水蛭、石见穿等活血化瘀,其莪术苦辛温,破瘀行气,软坚散结,入肝、脾经,据药理研究对肝癌、肺癌、胃癌、肠癌、子宫癌、子宫肌瘤、白血病、血管瘤、甲状腺的良性肿瘤、乳腺的良性肿瘤皆有治疗作用,石见穿乃广谱抗癌药,广泛用于各种肿瘤。海藻、水蛭咸寒软坚,善治痰证结核瘰疬等,合泽漆辛苦微寒,利水消肿,化痰散结,临床泽漆善治水肿、瘰疬、结核、喘咳痰嗽,对淋巴瘤、肝癌、肺癌有直接治疗作用。据药理研究,海藻对肝癌、肺癌、恶性淋巴瘤、腮腺癌都有治疗作用。而水蛭,《本经》谓:"主逐恶血…破血㖞积聚",临床治疗卵巢癌、食管癌、宫颈癌、肝癌、胃癌等皆有效。三药组合莪术、水蛭,共凑活血化瘀、软坚散结、痰化瘀散之功,诸药和合则瘀能散,痰能化,毒可去,热可清,虚可补,标本兼治,诸药和合,对诸多癌症,均可加减应用。

【加减】

（1）癌性胸腹水：选加了哥王 10～15 g，半枝莲 30～60 g，猪苓 15～30 g，马鞭草 15～30 g。

（2）肿瘤骨转移：选加蜈蚣（百脚虫）1.5～3 g，阳虚者补骨脂（破故纸）10～15 g，刺五加 15～30 g。

（3）各种肿瘤疼痛者：轻者威灵仙 30 g，重者选加醋元胡 30 g，仙人掌 30 g，雄黄汤剂 1.5～3 g，吞服 0.15～0.3 g。

（4）癌性水肿：选加木瓜 10～15 g，猪苓 15～30 g，坤草 15～30 g。

（5）化疗或放化疗白细胞减少：选加党参 15 g，薜荔果 15～30 g，补骨脂 10～15 g，刺五加 15～30 g，灵芝 10 g。

（6）癌症术后肠粘连：加皂角刺 15～30 g。

（7）肾癌：选加土茯苓 30～60 g，防己 10～15 g，龟板 10～30 g，清热解毒加天葵子 10～15 g。

（8）泌尿系统肿瘤：加王不留行 15～30 g，山葡萄（野葡萄藤）15～30 g，茯苓 15～30 g。

（9）各种良性肿瘤：可选加王不留行 15～30 g，山慈姑 3～9 g，夏枯草 15～30 g，穿山甲 9～15 g。（去白花蛇舌草、半枝莲、重楼、石见穿。）

（10）妇科肿瘤：加凤尾草 15～30 g（清），泽兰 15～30 g，刘寄奴 15～30 g。减白花蛇舌草、重楼、半枝莲。

（11）食管癌：加硇砂 0.3～0.9 g 冲服，增强化痰畅通之力，黄药子 15～30 g（化痰），急性子 15～30 g（化痰），生半夏 9～15 g（化痰），山慈姑 5～10 g（软坚散结）。去重楼、白花蛇舌草、海藻。

（12）乳腺癌：清热解毒加芙蓉叶 15～30 g，漏芦 9～15 g，蛇莓 15～30 g，蒲公英 30～60 g；活血加留行子 15～30 g，八角莲 3～9 g；软坚加夏枯草 15～30 g，猫爪草 15～30 g；化痰加全瓜蒌 12～30 g，皂角刺 15～30 g。去黄芪、党参、巴戟天、重楼、石见穿、炙水蛭。

（13）肺癌：清热加芙蓉叶 15～30 g，石上柏 15～30 g；活血加：

天龙1~2条,铁树叶15~30 g。去黄芪、巴戟天、石见穿。

(14) 膀胱癌:清热用凤尾草15~30 g,天葵子10~15 g易蛇舌草;利水用山葡萄15~30 g,瞿麦15~30 g,加小蓟15~30 g,石韦15~30 g,土茯苓30~60 g,石燕30 g。去:党参、黄芪、海藻、石见穿、重楼。

(15) 肝癌:清热加蛇莓15~30 g,紫草10~30 g易石见穿,石燕30 g(清热解毒,利水化湿),牛黄0.3~0.6 g冲服;活血加地鳖虫10~15 g,水红花子10~15 g,铁树叶15~30 g;软坚加夏枯草15~30 g,牡蛎30~60 g,海藻15~30 g,山甲9~15 g;利水加泽泻15~30 g,杠板归15~30 g,半边莲30~60 g。扶正加龟板10~15 g,鳖甲10~15 g。

(16) 甲状腺肿瘤:宜加黄药子10~15 g入煎效增(黄药子对甲状腺肿瘤有独特的疗效),皂角刺15~30 g,白芥子10~15 g。去黄芪、党参、巴戟天、石见穿。

(17) 古书中药十八反:"藻遂芫戟俱战草"一语,人用不多,本人在他方和本方中皆用之,未见不良反应且效。

(18) 发热:癌症病人发热多为里热,方中已有清热药物,若属外感以外感处理,高热的当中西结合,对症退热处理,其他癌症发热皆,可仿此处理。

2. 培土生金治癌饮(自拟)

【组成】党参15~30 g　　白术12 g　　　山药15~30 g
　　　　茯苓12 g　　　　天冬10~15 g　　芙蓉叶15~30 g
　　　　蛇舌草30 g　　　石上柏15~30 g
　　　　法半夏10~15 g有生用生　　　　　全瓜蒌15~30 g
　　　　皂角刺15~30 g　　泽漆15~30 g　　铁树叶15~30 g
　　　　甘草6 g

【用法】日1剂,水煎,日2~3次,温服。(方药用量供临床参考)

【功效】健脾益肺,化痰软坚,化瘀散结,清热解毒,利水消肿。

【主治】肺癌以及鼻咽癌、声带癌、咽喉癌、皮肤癌、扁桃体癌、甲状腺癌。未宜手术,或术后放疗、化疗康复期。

【应用指征】体倦乏力,面色㿠白,或萎黄,或咳嗽痰中带血,纳谷不香,脉沉弦细涩,舌质紫气或紫暗,苔薄白或微黄腻。现代检查确诊为肺癌者,或肺癌术后放、化疗恢复期或不宜手术者。

【方解】是方为肺癌而设,考肺居胸中,主气,气贯百脉而通它脏,尤其与脾心关系致密,据中医理论"培土生金"之说,拟方培土生金治癌饮,药用党参、白术、茯苓、山药、天冬健脾益气,培土而强母,滋润其子,渗湿而绝痰源,提高肺金自身免疫功能,此乃扶正抗癌治本之举。据药理研究,党参还有升高白细胞作用,对肿瘤放化疗后,白血球下降者,有升助之功。用全瓜蒌、半夏、泽漆、皂角刺化痰散结,利水消肿;用水蛭血肉有情之品合铁树叶等活血化瘀;用七叶一枝花、芙蓉叶、白花蛇舌草清热解毒;甘草调和药性。诸药和合,熔清热解毒,活血逐瘀,化痰软坚,软坚散结,活血消肿,扶正抗癌于一炉,对肺部肿瘤未行手术者,或术后放疗、化疗者,在治疗和病体恢复,以及防癌转移等方面,都有积极的治疗意义,临床乃有效之方。

【临床加减】

(1) 肺癌,肺燥者,选加百合 10 g,南北沙参各 10 g;咳血者,选加白芨 12~15 g,花蕊石 12 g,仙鹤草 15 g,白茅根 15 g。

(2) 热毒重者,可加半边莲 15~30 g,蛇莓 15~30 g,紫草 15 g,牛黄以增强清毒功效;(牛黄散剂,每次 0.3~0.5 g,一日 1~2 次,温水送下,水不宜过冷)。

(3) 疼痛者,选用全蝎 1.5~3 g 打粉口服,蜈蚣 1.5~3 g,打粉口服;雄黄 0.15~0.3 g 吞服,或和山药打粉吞服,山药用 5 g,雄黄入煎 1.5~3 g,每剂切忌烧焦,姜黄 10~15 g 入煎,醋元胡 20~30 g 入煎。

(4) 纳谷不香,消化力差者,选加香谷芽 15 g,香麦芽 15 g,炙鸡金 10～15 g,焦山楂 10～15 g。

(5) 癌症发热:参考《普济肿瘤饮》方加减条。

3. 肝癌条达饮(自拟)

【组成】夏枯草 15～30 g　生麦芽 15～30 g　郁金 12 g
　　　　白术 12 g　　　　茯苓 12 g　　　　黄芪 15～30 g
　　　　陈皮 12 g　　　　砂仁 6 g^{打后下}　姜半夏 12 g
　　　　草河车 30 g　　　白英 15～30 g　　蛇莓 15～30 g
　　　　炙水蛭 5～10 g　　地鳖虫 10～15 g　炮甲片 5～10 g^{入煎}
　　　　石见穿 15～30 g　莪术 10～15 g　　泽漆 15～30 g
　　　　杠板归 15～30 g　半边莲 30 g　　　甘草 6 g

【用法】日 1 剂,水煎,日 2～3 次分服。

【功效】化脾助运,清肝解毒,活血利水,化痰散结。

【主治】肝癌、胆囊癌、胰腺癌、恶性淋巴瘤、甲状腺癌、肠癌、淋巴肉瘤、肌肉瘤、血管瘤、软组织肿瘤、神经系统肿瘤等各种肿瘤未手术或手术放化疗之后康复期。

【应用指征】确诊是肿瘤者,不宜手术,或术后行放疗、化疗恢复期者。体征面色晦滞或面色少华或无华,无精神,脉弦或涩或细,舌质淡或紫气紫暗紫斑,甚则瘀斑瘀点,苔薄白或花剥或少苔或无苔,或苔白腻,或苔黄腻。

【方解】是方名曰《肝癌条达饮》,原意是肝性喜条达,胆附于肝,内蕴"精汁",肝经络相通,互为表里,生理病理关系密切。肝藏血,肝体阴用阳,血贯周身,无处不到,若肝气抑郁,气机不畅,疏泄失职,轻则肝郁气滞,肝阳肝火,甚则由肝郁气滞,变成肝郁血滞,气血壅结,肝体失和,肝内诸毒积聚,形成肿块。初谓癥瘕,继而瘀血、痰湿,郁而化热,互相胶结,酿毒成块,发为肿瘤,或为良性或为恶性。是方是为肝癌而设,亦治胆囊癌,又因其肝生理与病理与其他脏腑关系密切,如肝木土,木火刑金,肝肾同源,肝气郁滞而癃闭,肝火内扰而致失眠等因素,故是方加减亦可治疗脾系、肺系、肾系之癌症。故用黄芪、白术、茯苓、砂仁、陈皮、半夏等益气健脾,和胃助食,扶正以抗癌,即医圣仲景谓:"见肝之病当先实脾"之意,为治本而说。用广郁金、夏枯草、生麦芽等疏肝解郁,清肝之热,用草河车、白英、蛇莓等直入肝经,助夏枯草清肝解毒。用水蛭、地鳖虫、石见穿、莪术等活血化瘀,穿山甲助夏枯草软坚散结,用皂角刺合半夏化痰散结。其半夏一兼双功,既能和胃助食,又能化痰散结,据肝藏血,血水同源关系,巧用半边莲、扛板归、泽漆活血利水。甘草平和、调其药性。诸药和合,共奏疏肝解郁、活血化瘀、化痰散结、软坚散结、活血消肿、健脾助运之功。

【临床加减】

(1)热重深者选加紫草 15 g、七叶一枝花 15～30 g、牛黄 0.3～0.6 g,冲服,日 1～2 次。

(2)肝阴不足,肝硬化、肝癌、肝肿瘤,可加龟板 10～30 g,鳖甲 10～30 g,扶正散结,软坚散结,一举两得。

(3)肝硬化、肿瘤腹水可选加三白草 30 g,石燕 30 g,马鞭草 15～30 g,了哥王 10 g,猪苓 30 g 等直入肝经,渗湿利水,兼能清热解毒,一举双得。

(4)疼痛甚者,选加醋元胡 30 g,姜黄 10～15 g,全虫 5～10 g,威灵仙 30 g,蜈蚣 1～2 条入煎,白花蛇一条,雄黄 0.15～0.3 g,吞服。化瘀止痛可选藏红花 1.5～3 g(开水冲服)。

(5)癌症发热者,参照《普济肿瘤饮》加减条。

4. 新治参苓白术治癌汤(自拟)

【组成】

人参 3～5 g	黄芪(棉花根)15～30 g	茯苓 10～15 g
白术 12 g	山药 15～30 g	陈皮 12 g
天龙 1～2 条	莪术 12 g	铁树叶 15～30 g
急性子 10～30 g	海藻 15～30 g	山慈姑 5～10 g

楤木 15～30 g	瓜蒌壳 12 g	半夏 12 g
硇砂 0.3～0.9 冲服	半枝莲 15～30 g	石打穿 15～30 g
藤梨根 20 g	芙蓉叶 15～30 g	水杨梅根 10～15 g
甘草 5～10 g		

【用法】日 1 剂,水煎,日 2 次,温服。

【功效】健脾益气,和胃助运,化痰软坚,活血化瘀,清热解毒。

【主治】脾胃系统癌症,如胃癌、食管癌、贲门癌、肠癌、牙龈癌、胰腺癌等。

【方解】凡脾胃系统肿瘤,多因脾胃虚弱为其根本因素,加之因中西药治疗,尤其西药放化疗,多伤及脾胃,故是方用参苓术补气健脾;山药顺其胃性,喜润恶燥,益气养阴;白术、半夏、陈皮顺其脾气,喜燥恶湿,健脾和胃,燥湿化痰;用甘草和参芪相伍,补脾益气,缓急止痛,甘草味甜浓郁,还能缓解方中某些药物的滋味,使之进口入胃不致刺激胃肠而引起呕吐腹痛等不适。诸药相合健脾益气,开胃进食,益气固本以抗癌。方中莪术、急性子、大黄、铁树叶、天龙、楤木(鸟不宿)活血化瘀、消肿止痛;海藻、山慈姑软坚散结;半夏、瓜蒌、硇砂化痰散结;半枝莲、石打穿清热解毒,利水散结。方将活血化瘀,化痰散结,软坚散结,清热解毒等熔为一炉。攻补兼施,攻而不伤其正,补而增强自身抗癌之力,经 40 年临床应用与观察是方对脾胃系统癌症的治疗,含术后或放疗、化疗的以及不宜手术者,对提高患者生活质量,促进康复,减少痛苦,延长寿命等方面都是一个很好治疗方药。

【临床加减】

(1) 呕吐呃逆,方中陈皮辛香而行,功善疏理气机,条畅中焦,使之升降有序,可配生姜 5 g、大枣三枚、竹茹,如《金匮》橘皮竹茹汤,则效增;若属胃阴虚而呕吐者,陈皮其性平和,再加石斛 12 g、麦冬 12 g,顺胃性,调理气机,则呃逆自平。

(2) 若胃虚寒,呕吐频作,陈皮可配生姜 5 g 与甘草同用,如姜橘汤《活幼新书》,则止吐效增。

(3) 若胃寒呃逆,陈皮再加柿蒂 12 g、丁香 5 g、生姜 5 g 同用,如《济生方》柿蒂汤,则呃逆易平。

(4) 虚寒呃逆,陈皮加丁香 3～5 g 与人参 5～10 g 相伍,如丁香柿蒂汤《症因脉治》,其呃亦止。

(5) 胃热呃逆,陈皮加川连 3～5 g、竹茹 10 g 同用,顺其性,去其热,则热呃止。

(6) 痰湿内阻呃逆,陈皮加半夏 12 g、厚朴 10 g,行气化痰,和胃止呃效加。

(7) 若属命门火衰,元气暴脱,上逆下呃,则须陈皮与柿蒂伍附子 10～30 g、人参 15 g、丁香 5 g,温肾补气,使之阳守气固,气机通畅,则逆呃可平。

(8) 纳谷不香,择加焦山楂 12 g,谷麦芽各 15 g,炙鸡内金 12 g,砂仁 5～10 g。

(9) 痛处疼痛甚者:①选加威灵仙 30 g、醋玄胡 20～30 g、仙人掌 30 g。②雄黄汤剂 1.5～3 g(切忌烧焦),吞服 0.15～0.3 g 入丸散中;外用适量。③蜈蚣 1.5～3 g,打粉口服。④全蝎 1.5～3 g,打粉口服,入煎 5～10 g。

(10) 其他加减应用参见《普济肿瘤饮》方。

5. 瓜蒌留行芙蓉汤(自拟)

【组成】全瓜蒌 12～30 g　　皂角刺(天丁)15～30 g　　夏枯草 15～30 g
　　　　猫爪草 15～30 g　　莪术 10～30 g　　　　　　王不留行 15～30 g
　　　　蜂房 5～10 g　　　　了哥王 10 g　　　　　　　天冬 10～15 g
　　　　薜荔果 15～30 g　　　甘草 5 g　　　　　　　　芙蓉叶 15～30 g
　　　　蒲公英 30～60 g　　　漏芦 10～15 g

【用法】日 1 剂,水煎,两次分服。治乳房肿瘤用低剂量,治乳腺癌逐渐选大剂量。

【主治】乳腺肿瘤、乳腺癌,不宜手术或术后放、化疗恢复期患者。

【应用指征】乳腺癌症见乳腺结节或肿块质硬,触之粘连,乳头回缩,有分泌物,伴咽干口渴,或咳黄黏痰,大便干结,术后或放化疗后体质下降,自汗气短,不思纳谷,舌质红苔薄黄腻,脉沉弦或弦数。

【方解】乳房病变皆由肝肾不足,肝胃积热,夹痰夹瘀,郁而化热,痰、瘀、热、毒蕴结而成,久而结块,气血不通,病发为瘤。方用全瓜蒌、夏枯草、蒲公英、芙蓉叶、漏芦清热解毒,化痰散结。其瓜蒌甘微苦寒,归肺胃大肠,清热涤痰,宽胸散结;夏枯草性味辛苦寒,归肝胆经,辛以散结,苦以泄热,清肝泻火,散结消肿。谚云"乳痈去找蒲公英"。治乳房病蒲公英不可或缺,据现代药理研究,蒲公英能激发肌肤的免疫功能;漏芦苦寒直入胃经。清热解毒,历有"下乳散痈漏芦找"之谚;芙蓉叶辛凉,入肝经,清热凉血,消肿排脓。诸药和合,直入病处,清热解毒,消肿散结,非常切合病机,据现代药理研究,其全瓜蒌、夏枯草、蒲公英、芙蓉叶皆有抑瘤抗瘤、增强免疫功能等作用,故取为治乳腺癌首选之药。方中王不留行、莪术活血化瘀力强,穿山甲、猫爪草、夏枯草软坚散结效好,皂角刺助瓜蒌化痰散结效增,了哥王苦微辛寒,有毒,清热利水,化痰散结。薜荔果、麦冬、甘草扶正以抗癌。纵观全方,突出一个"清"字,抓住一个"散"字,把握一个"活"字,不忘一个"补"字,未丢一个"湿"字,攻补兼施,补为攻设,攻为祛邪,临床用之效切。

【临床加减】

（1）有肝郁气滞征加广郁金 12 g,开心果 12 g。

（2）月经不调者,选加制香附、柴胡、当归、川芎、坤草等。

（3）胃火亢盛,可选加生石膏、生地、川连、丹皮等。

（4）不思纳谷,选加焦山楂、谷麦芽、炙鸡内金等。

（5）大便干结者,选加大黄、肉苁蓉、郁李仁、火麻仁等。

（6）放疗、化疗后白细胞减少者,选加党参、补骨脂、灵芝、黄芪等。

（7）高血压者,加川牛膝、槐花、双钩、地榆等。

（8）发热者,参考《普济肿瘤饮》加减应用条。

6. 益肾抗癌饮(自拟)

【组成】山萸肉 15~30 g　　山药 15~30 g　　　黄芪 15~30 g
　　　　焦白术 12 g　　　　野葡萄藤 15~30 g　瞿麦 15~30 g
　　　　土茯苓 30~60 g　　 小蓟 15~30 g　　　皂角刺 15~30 g
　　　　莪术 10~15 g　　　 地鳖虫 12 g　　　 天龙 1~2 条
　　　　天葵子 10~15 g　　 石上柏 15~30 g　　凤尾草 15~30 g
　　　　甘草 5~10 g

【用法】日 1 剂,水煎,分两次,温服。

【功用】益肾治癌,清热解毒,化痰散结,活血化瘀,利水消肿。

【主治】肾癌、脑癌、多发性骨髓癌、膀胱癌、宫颈癌、睾丸胚胎癌、睾丸肿瘤、前列腺癌、骨肉瘤、肠癌等。

【临床指证】头昏乏力,倦怠气弱,或腰痛腿软,或下腹部疼痛,小便不利,女子带下或红白相兼,或带下如屋漏水,或便干结难解,或大便溏泻,或夹黏液,甚则带血,舌淡红苔薄白或舌紫气紫暗或舌红苔薄白或薄黄或腻黄,皆可在不同癌症病人身上出现,脉沉细尺弱或沉涩不扬或弦细弱。检查:确诊系肾系范围之诸癌之症,不宜手术或术后、放疗、化疗恢复期患者,皆可用是方加减治疗。

【方解】肾乃先天之本,人身三宝精气神皆根于肾,源于肾,肾主骨生髓,肾主生殖,肾司二便,肾开窍于脑,肾与膀胱相表里。因于肾有诸多功能及和诸多器官有着密切的联系,不可分割。故肾家一旦亏虚,轻则精神不振,体乏少力,不耐劳累,重则邪入病生,甚则变生它端,发为癌症。是方药选山萸肉,山萸肉归肝肾两经,是药酸微温质润,其性温而不燥,补而不碍,补益肝肾,既能益精,又可补阳,为平补阴阳之要药。据现代药理研究,山萸肉对非特异性免疫功能有增强作用,能抑制腺癌细胞,多放化疗或因化疗及放疗引起的白细胞下降,有其升高作用,与山药、黄芪、白术、甘草相伍,肝肾同补,先天后天兼顾。是肾肝系癌症,扶正抗癌、治癌最好选择。用扛板归、小蓟、猪苓、土茯苓、瞿麦配合、健脾助运,利水渗湿,补中焦,利下焦,直达病处;用天葵子、凤尾草、石上柏清热解毒,直抗癌毒;选地鳖虫、天龙活血化瘀,和方中莪术、皂角刺相合,化痰散结,化瘀散结,相得益彰。共凑补益肝肾,尤其是肾,痰化瘀散,清热解毒,湿祛肿消之功,对肾系诸癌,尤为合拍。

【临床加减】

（1）治肾癌、前列腺癌、睾丸癌、骨肉瘤、多发性骨髓癌,可选加扛板归15～30 g,山葡萄15～30 g,猪苓30 g,增强利水之功。

（2）选加薜荔果15～30 g,补骨脂(破故纸)10～15 g,龟板10～30 g,增强扶正之功。若肾阴虚阳虚甚,山萸肉单身力薄,可选加枸杞子15 g,巴戟天15 g。

（3）选加王不留行15 g可增活血化瘀之力。

（4）治妇科诸肿瘤,如子宫癌、卵巢癌等。可选加八角莲(独叶一枝花)5～10 g,炙水蛭(蚂蟥)0.6～1.5 g研末吞服,以增活血化瘀之力。

（5）治脑肿瘤,加七叶一枝花(重楼)15～30 g(是药清热解毒力强,各种肿瘤皆可选用,因其能镇痉,故为治脑肿瘤所长),用之增强清热解毒之力。

（6）选加牛黄0.3～0.6 g,冲服以增强清热解毒之力。

（7）选加天龙0.5～1.5 g,研末吞服,1～2条煎服,以增活血化瘀之力。亦可选加蜈蚣、全蝎1.5～3 g入煎,或加白花蛇(金钱蛇)1条入煎,皆可增效,又可止痛。

（8）其他见症加减,如发热等,皆参见《普济肿瘤饮》加减条。

六、中医药治癌治案举例

1. 乳癌、子宫癌术后、放化疗后、并发哮喘、糖尿病

张某,女,50岁。

初诊:2014年6月17日,来院门诊,患者有慢性哮喘30多年,糖

尿病史5年,脂肪肝史五年。平时肝功能基本正常,唯谷丙转氨酶单项升高50~60单位,2011年9月行左乳Ca切除术,术后放疗25次,化疗8次。接而于2014年元月体检,又发现子宫内膜癌,于是年2月份即行子宫切除术,手术成功,未再行放化疗。血检资料:血白细胞:$3.3×10^9$/L,红细胞$3.36×10^{12}$/L,血小板:$3.21×10^9$/L,血红蛋白量:41 g/L,因体弱不支,有气无力而来中医门诊,要求中药治疗。

刻诊:头昏无力,稍动即自汗出,微喘心慌,口干不欲饮,面色㿠白微黄,四肢不温,怕冷,夜寐不佳,不思纳谷,大便或干或两三日一行或溏,小便尚调,舌淡紫气苔薄,脉沉细弦尺脉不扬。

综观全案患者肺脾心肾皆虚,手术后伤气伤血,夹瘀阻络。治疗理应扶正活血为治,但追究病史,患者肺肾双亏在先,哮喘30年可作佐证,阴虚内热,夹瘀阻络,是其必然,糖尿病5年可作支撑,先发乳癌继发子宫癌,体虚邪入,因虚致瘀,因虚生痰,痰瘀互结,蕴热结毒,痰瘀热毒胶结成块,而为肿瘤,虽经手术治疗,摘除局部肿块,但死灰复燃,防瘤再生(即转移),继续解毒、活血、祛痰通络,当属在策,故治拟健脾益肾,开胃助食,益气养血,养血活血,化痰通络,稍佐清热解毒之味,诸法相合,冀脾肾强则气血旺,血足血流畅,则瘀无所留,痰无所生之地,其热毒又何来,当然用药还当兼清其热,防毒鸱张。

临床印象:中医:①虚劳;②消渴病;③哮喘。
　　　　　西医:①乳腺癌、子宫癌术后、放化后贫血、白细胞减少症;②糖尿病;③哮喘。

选方:普济肿瘤饮合当归补血汤化裁。

方药:黄芪30 g　　党参15 g　　焦白术12 g　　茯苓15 g
　　　山药30 g　　山萸肉15 g　巴戟天12 g　　枸杞子12 g
　　　五味子10 g　寸冬15 g　　垂盆草15 g　　夏枯草15 g
　　　紫草15 g　　苡仁30 g　　分心木20 g　　薜荔果20 g
　　　炙水蛭5 g　 大贝10 g　　紫丹参15 g　　焦三仙各12 g
　　　夜交藤30 g　皂角刺20 g　蛇莓15 g　　 泽漆15 g

泽兰12 g　　甘草6 g　　　　7剂。

用法:日1剂,水煎,上下午两次,温服。

药进七剂,纳谷稍好,余无进退,原方继进。

2015年11月16日,上方小有出入,药进35剂,纳谷渐增,但仍心慌,四肢无力,耳鸣,手足心凉,出汗,出现欲哭症状,舌质紫暗苔薄腻,脉沉弦细,余症如旧。脾肾双亏,肾虚尤显之征,至于欲哭一症,虽无痛痒,当注意,从苔腻而论,恐温补有过,痰热内生,入心扰神,胆失决断,宜加清化痰热。

上方加:半夏10 g、竹茹10 g、川连4 g、郁金12 g,共10剂。

2016年4月28日,自云药后很好,诸症次第轻减。血检:谷丙转氨酶(—),血白细胞:4.98×10^9/L,红细胞:5.3×10^{12}/L,血红蛋白量:75 g/L,血小板计数:166×10^9/L。

上方去半夏,川连。十剂,日一剂,水煎,上下午两次,温服。

2016年8月11日,近增腹股沟淋巴炎,咽炎,发热两天用西药热已退,谷丙转氨酶再次上升。

上方加:双花15 g、连翘12 g、山豆根12 g、白花蛇舌草20 g。改:垂盆草20 g、紫草20 g。十剂,日一剂,水煎,上下午两次,温服。

2016年8月25日药后诸症消失,谷丙转氨酶正常。调方继进。

方药:黄芪30 g	党参15 g	白术12 g	云苓15 g
山药30 g	山萸肉15 g	巴戟天12 g	枸杞子30 g
劈荔果30 g	麦冬15 g	苡仁30 g	分心木30 g
皂角刺30 g	泽漆15 g	蛇莓30 g	垂盆草20 g
夏枯草20 g	紫草15 g	丹参15 g	炙水蛭10 g
焦三仙各15 g	甘草6 g		

十剂,日一剂,水煎,上下午各一次,温服。

2016年12月8日,治案小结。患者从2014年6月17日—2016年8月25日,叠进上方加减共700余剂,每年查血液癌细胞3~4次,血液分析,白细胞、血小板、血红蛋白等均在正常范围波动,唯谷丙转氨酶曾两次波动于50～60 U,稍用药即转正常。刻下,其人如常人,面色红润,纳谷香,睡眠好,亦能操劳小作,且觉不累,血糖基本正常,饮食不注意会有时显高,哮喘未见发作。再观其案,乳腺Ca术后征已过5年,应该无大碍,子宫内膜CA手术亦3年,未见复发之征。为巩固疗效,制小其剂,继续间断性服用,注意血液癌细胞检查。

处方:党参12 g　　黄芪15 g　　黄精10 g　　云苓12 g
　　　白术10 g　　山药15 g　　苡仁15 g　　灵芝10 g
　　　垂盆草20 g　紫草20 g　　分心木20 g　蛇莓20 g
　　　丹参15 g　　焦三仙各12 g　甘草6 g

继服,隔日一剂。

病家遵嘱,仍在服用中,过5年之后,可酌情停药。(此系师植医案)

2. 肝癌、肝硬化腹水

徐某,男,67岁。

初诊:2016年11月18日。是年10月1日CT检查:肝占位,甲胎蛋白试验阳性,确诊为原发性肝癌,行一次介入治疗,现查:肝癌、肝腹水,来门诊要求中药治疗。

刻诊:右胁、脘腹、脐下胀,业三个月,望之面色萎黄晦滞,心窝处按之疼痛,右胁下按之石硬,腹部叩之有震水声,两小腿水肿,按之凹陷,二便尚调。问知,有饮酒史30年,多次达一斤,常醉酒。舌红苔薄黄,脉沉弦滑尺弱。肝大平脐,质硬,按之痛甚,病由饮食不节,酿毒伤肝,毒与瘀与痰胶阻成结,血流不畅,久而为患,发为是病。

中医:①癥积,②腹水,③水肿。

西医:①肝癌,②肝硬化腹水。

治拟:培土抑木,以增强自身免疫功能,扶正抗癌,活血化瘀,化痰通络,柔肝软坚,清热解毒,渗湿利水,标本同治,熔为一炉。

选方:肝癌条达饮合普剂肿瘤饮化裁。

方药:红参 3 g　　白术 12 g　　茯苓 15 g　　山药 30 g
　　　陈皮 12 g　　砂仁 6 g　　分心木 30 g　　法半夏 12 g
　　　生麦芽 30 g　广郁金 12 g　夏枯草 30 g　　白英 30 g
　　　蛇莓 30 g　　草河车 30 g　石见穿 30 g　　煅石燕 40 g
　　　商陆 10 g　　防己 12 g　　大腹皮 12 g　　炙鸡内金 15 g
　　　红小豆 30 g　杠板归 30 g　半边莲 30 g　　三棱 15 g
　　　莪术 15 g　　炙水蛭 10 g　三七 5 g　　　王不留行 15 g
　　　铁树叶 30 g　地鳖虫 12 g　炮甲片 5 g　　蝼蛄 3 g
　　　泽漆 20 g。

7 剂,日 1 剂,水煎,上下两次分服。

二诊:2016 年 11 月 24 日。药后无什不适,大便溏,日 2 次,腹不痛,腹胀好些,舌红苔薄,脉沉弦涩尺弱。

上方改泽漆 30 g、王不留行 20 g、黄芪 20 g、炙鸡内金 15 g、红参 5 g、丹参 15 g、加槟榔 15 g。10 剂,日一剂,水煎,日两次分服。

三诊:2016 年 12 月 30 日。药后大便溏,日 1~2 次,脐下觉胀业周余。纳谷不香,不知饥饿,寐尚好,小便色黄。舌红有裂沟苔薄白,脉沉弦,余无变化。

上方去商陆。加台乌药 12 g、砂仁 10 g^{打后下}、焦三仙^各 12 g,改黄芪 30 g。7 剂,日一剂,水煎 30~40 分钟,分 2~3 次,温服。

四诊:2017 年 1 月 8 日。药后诸症减轻,病家高兴,觉得有希望,因住安徽合肥,来之不便,要求开方 1 个月

原方 15 剂,煎服法同前。

五诊:2017 年 1 月 20 日。腹胀已消,疼痛尚有,但不甚,能受住。纳谷欠香,大便日 1~2 次,小便调,舌红嫩苔少,中有裂纹,脉沉弦细,唯又增左侧乳房乳晕色黑,乳房质硬触衣疼痛,揣摩再三,从男子乳房属肾,乳头属肝。上方调整再进。

处方：红参 5 g　　制香附 15 g　　茯苓 15 g　　焦白术 12 g
　　　黄芪 30 g　　山药 30 g　　劈荔果 30 g　　分心木 30 g
　　　泽漆 30 g　　王不留行 20 g　　丹参 15 g　　炙水蛭 10 g
　　　三七 5 g　　三棱 15 g　　莪术 15 g　　煅石燕 40 g
　　　浙贝 10 g　　蛇莓 20 g　　漏芦 15 g　　地鳖虫 10 g
　　　铁树叶 30 g　　夏枯草 15 g　　炙龟板 15 g　　蝼蛄 3 g
　　　红小豆 30 g　　槟榔 15 g　　砂仁 10 g　　灵芝 12 g
　　　焦三仙 12 g　　炙鸡内金 12 g　　山萸肉 12 g　　枸杞子 12 g

20 剂，日一剂，水煎，日 2～3 次，温服。

六诊：2017 年 2 月 16 日。药后一切良好，查腹水已消，肿瘤及肝硬化未见改善，原方 30 剂，继进。

七诊：2017 年 4 月 2 日。服上方无不适感，守方继进，因病人有时 1 药服一天半，认为药液仍浓，舍不得倒掉，自云有效，故非每日一剂。上方继续服用，上方×30 剂，煎服法同前。

八诊：2017 年 6 月 3 日。病人无不适，上方又加剂。

九诊：2017 年 10 月 23 日

按语：病家近来自行停药、或一剂药服三天或停几天，中间最多达月余，亦未见大的变化，今日其子由宿迁而来，上述情况，照原方小有出入，取药 30 剂，中药上方治癌，虽说未能治愈，但是有效。

3. 乳癌

沈某，女，45 岁。

初诊：2016 年 3 月 28 日。

2016 年 2 月 22 号行右乳癌改良根治术＋右腋窝前哨淋巴结活检术。有心绞痛史 3 年，多用西药和速效救心丸治疗。2016 年 3 月 2 号出院诊断：右乳浸润性导管癌。

刻诊：现术后情况良好，自无不适，调理为主。唯夜寐时易醒，舌淡红苔薄白，脉沉弦细。

诊断:右乳癌术后征。

方药:黄芪 12 g　　黄精 12 g　　茯苓 15 g　　太子参 12 g
　　　灵芝 10 g　　焦白术 12 g　陈皮 12 g　　山药 15 g
　　　薏仁 30 g　　蒲公英 30 g　漏芦 12 g　　薜荔果 15 g
　　　蛇莓 15 g　　王不留行 15 g　夏枯草 15 g　青贝 12 g
　　　猫爪草 15 g　皂刺 15 g　　甘草 5 g

4 剂,水煎,日一剂,早晚分服。

二诊:2016 年 4 月 1 日药后心处小疼,原有心绞痛发作,舌淡苔薄黄,脉沉弦细。

上方加:党参 15 g、麦冬 15 g、五味子 5 g、丹参 15 g、香附 12 g。七剂,水煎,日一剂,早晚温服。

已服药一年,情况很好,仍在术后治疗中。

4. 肝癌

李某,男,58 岁。

初诊:2015 年 11 月 23 日。

2015 年 11 月 12 日彩超示:肝多发占位(考虑肝癌),胆壁毛糙。CT 示:①右下肺结节灶,建议随访复查;②肝脏病变;③脾大。用西药治疗三个月,效不显。

刻诊:周身奇痒,业六个月,望之面色不华,胁不痛,咳嗽月余,痰色白粘,厌油,纳谷无味,小便黄,大便正常,因痒而难入睡,右大腿外侧麻木,舌紫暗苔薄白,脉沉弦细。肝胆疏泄失常,夹毒夹瘀,阻滞络脉,郁而化火成毒,木火刑金,金属肺,肺主皮毛,斯成此症。

诊断:①肝癌　②身痒(肝毒入肺)。

方药:夏枯草 15 g　铁树叶 15 g　三棱 15 g　　莪术 15 g
　　　地鳖虫 12 g　王不留行 15 g　炙水蛭 10 g　紫草 15 g
　　　半边莲 15 g　泽漆 20 g　　八月札 12 g　制龟板 10 g
　　　黄芪 15 g　　黄精 12 g　　煅石燕 40 g　全蝎 4 g

| 白蒺藜15 g | 白鲜皮15 g | 白花蛇1条 | 陈皮15 g |
| 茯苓15 g | 山药15 g | 焦三仙各12 g。 | |

6剂,日一剂,水煎,早晚温服。

二诊:药后痒稍轻,纳谷好,舌淡质紫斑瘀块,脉沉弦细。上方加大。加入重楼20 g、蛇莓20 g、野葡萄藤20 g、石上柏20 g、蜂房5 g、蝉蜕10 g、浙贝10 g。7剂,日一剂,水煎,早晚温服。

经治疗3月,身痒逐渐好转,食欲好,现仍在治疗当中。

5. 原发性肝癌、肝腹水、病毒性肝炎

刑某,女,64岁。

初诊:2017年2月21日。

患者因"发现双肺结节及肝占位2天"于徐州市肿瘤医院住院治疗。出院诊断:原发性肝癌,腹水,慢性乙型病毒性肝炎。患者从事农耕数十年,劳累伤脾,脾虚木贼,肝脾不和,邪毒内侵,夹瘀夹湿,痹阻气机,聚积成,故是证出焉。综观全案:病入膏肓,治颇棘手,先拟健脾助运、益肾助化图其本,活血排毒、化瘀软坚、渗湿消肿治其标,合法以冀效应。

刻诊:纳谷差,胃作胀,小便不利,大便尚好。腹大如鼓,扣之有振水声,脐部望之平肤,望之周身色黄,巩膜黄不严重,舌淡红苔薄白,脉弦数中空无力,足胫水肿,按之不起。

诊断:

中医:①癥积;②肝炎;③水肿(腹水)。

西医:①原发性肝癌;②腹水;③慢性乙型病毒性肝炎。

方药:黄芪15 g	红参3 g	茯苓15 g	茯苓皮15 g
猪苓30 g	大腹皮10 g	薜荔果30 g	了哥王10 g
煅石燕40 g	幼海马5 g	商陆6 g	土狗3 g
三棱12 g	莪术12 g	炙龟板12 g	制鳖甲12 g
砂仁10 g打,后下	茵陈30 g	苡仁15 g	炙水蛭10 g

地鳖虫 10 g　　铁树叶 30 g　　半边莲 30 g　　杠板归 15 g
泽漆 15 g　　广郁金 12 g　　焦三仙各 12 g　　瞿麦 15 g
炙鸡内金 15 g　　陈皮 12 g　　焦白术 12 g　　山药 20 g
3 剂,水煎分早晚 2 次温服。

二诊:2017 年 02 月 23 日。药后小便不多,腹胀,矢气少,大便正常(女儿代诉)。

原方去炙龟板、鳖甲;商陆改 10 g、土狗改 5 g、杠板归改 30 g、泽漆改 30 g、黄芪改 30 g,加王不留行 30 g、马鞭草 30 g。5 剂,水煎,分早晚 2 次温服。

三诊:2017 年 3 月 2 日。乏力、胃纳好转,黄疸高,巩膜、周身肤黄,小便色深黄、酱油色,尿常规:红细胞 1(+),无周身瘙痒,大便色黄,小便少,周身无明显水肿(女儿代诉)。

上方去商陆,茵陈改 40 g,加金钱草 40 g。8 剂,水煎,分早晚 2 次温服。

经治疗 1 个月,黄疸好转,食欲好,现仍在治疗中。

6. 肺癌、肝血管瘤、脂肪肝、完全右束支传导阻滞

周某,男,59 岁。

初诊:2016 年 3 月 4 日。2015 年 3 月 9 号行右肺上叶癌根治术,右肺上叶切除术+淋巴结清除术,未行放化疗。胸部平扫:右肺上叶癌术后,两肺纵隔及右肺门淋巴结转移,心包腔少量积液,2015 年 3 月 21 号出院。提示:①右上肺癌;②肝血管瘤;③脂肪肝;④完全右束支传导阻滞。

刻诊:咳嗽时右肺处疼痛业二十余日,痰色白,右肩、右太阳穴疼痛十余日,面色无华,纳谷一般,近几日太阳穴疼痛而知寐差,小便调,大便两日一行,质干。舌紫气紫暗苔薄白,脉沉涩弦尺弱。中西合参,诊为肺癌,证属气阴两虚型,肺癌发病多因为患者生活起居失宜,劳倦内伤,导致正气不足,《内经》云:"正气存内,邪不可干,邪之

所凑,其气必虚"。正气亏虚,外邪袭肺,邪毒内结,正虚不足以驱邪外出,恋滞不去,日久导致肺失宣降,气机不畅,故见咳嗽痰多等症状,气滞血瘀,夹痰夹毒,胶着积积聚,诸症而生,观其舌脉,亦为佐证。肺主气,术后伤气,防结节再生(转移),防死灰复燃(复发),五法一统以治之。

诊断:

中医:①咳嗽;②胸痛。

西医:①右上肺癌术后;②肝血管瘤;③脂肪肝;④完全右束支传导阻滞。

方药:黄芪20 g　太子参12 g　南北沙参各10 g　天冬15 g
　　　茯苓12 g　焦白术12 g　陈皮12 g　山药20 g
　　　薏仁30 g　凤尾草15 g　石上柏15 g　紫草15 g
　　　棱术各12 g　铁树叶30 g　法半夏12 g　五点花15 g
　　　皂刺15 g　丹参12 g　蜂房3 g　王不留行12 g
　　　焦三仙各12 g　天龙1条　甘草5 g

3剂,日1剂,水煎,早晚温服。

按语:调治两月,咳嗽好,太阳穴疼痛减轻,服药半年,无什不适,现仍在断续服药调理中。

7. 肺癌

黄某,男,68岁。

初诊:2016年4月18日。2015年9月3号出院诊断:①左肺癌(未行手术);②高血压3级;③多发性结肠息肉;④慢性浅表性胃炎。

刻诊:咳嗽业年余,痰色白,咳嗽时出汗,动则喘,形体丰满,纳谷好,寐差,二便尚调。舌暗红苔薄黄,脉沉弦细,有抽烟史三十余年,已戒烟三年。

病家年已古稀,肺肾早亏,瘀毒停留肺家,治用"五法"一统,随证加减。方用培土生金治癌饮化裁。

诊断：中医：咳喘（肺肾双亏，痰邪壅肺，夹瘀络阻，久而变端）。

西医：右肺癌（未行手术）。

方药：西洋参 3 g　　太子参 15 g　　云苓 20 g　　焦白术 12 g
　　　陈皮 12 g　　　山药 30 g　　　薏仁 30 g　　制天南星 12 g
　　　山萸肉 15 g　　巴戟天 12 g　　干地龙 12 g　丹参 12 g
　　　紫石英 20 g　　皂刺 15 g　　　杏仁 12 g　　铁树叶 20 g
　　　棱术各 12 g　　芙蓉叶 15 g　　重楼 15 g　　石上柏 20 g
　　　款冬花 12 g　　凤尾草 20 g　　天龙二条　　炮甲片 3 g
　　　法半夏 12 g　　瓜蒌壳 12 g　　泽漆 20 g　　甘草 5 g

4 剂，日一剂，水煎，早晚分服。

二诊：药后无不适，舌暗红苔薄黄，脉沉弦细。上方改芙蓉叶 30 g 重楼 30 g 凤尾草 30 g 铁树叶 30 g。7 剂，日 1 剂，水煎，早晚分服。

按语：调治 4 月，咳喘去之大半，今仍在治疗观察中。

8. 右肺上叶癌切除术后、肩胛骨肿瘤待查、腰部结肿

马某，男，60 岁。

初诊：2017 年 3 月 3 日。2016 年 11 月 29 日行右上肺叶癌切除术＋淋巴结清扫，术后未行放化疗。术后病理诊断：腺鳞癌。2017 年 2 月 4 日查 CT 示：右上纵隔旁见带状软组织密度影，两肺有散在斑片状、絮状、磨玻璃状及条索状高密度影，右肺胸膜下有一小结节灶，纵隔内见数枚小淋巴结，右侧胸腔见少量积液。既往有高血压病五六年。综观全案：病位在肺，走窜经骨肌肉，局部剧毒外发，与痰与瘀三者瘀结，发为第二病症，曰肩甲肿瘤，腰上结肿。治拟：培土生金，益肾以抗癌，化痰散结，化痰软坚，活血化瘀，利水消肿，活血止痛，合法治之，病入膏肓，治颇棘手。

刻诊：形瘦，面色少华，有抽烟、饮酒史 30 年。术前每逢冬季咳嗽，近 20 天咳嗽，带泡沫，痰中 1/3 血染，右侧肩胛骨突出似鸡蛋大，

疼痛两月余,腰两侧酸痛,咳嗽时甚,纳谷无味,腹微胀,夜寐、小便尚调,大便一周未行,近服西药通便,药后似有便意,但未行,舌质紫红舌苔花剥白根部微腻,脉沉或弦或结代,显尺弱。触诊:右肩胛骨上肿块一个,大于半掌,触之实硬,疼痛,病家面部痛苦面容皆由此出,另在督脉经右侧,腰阳关上有小结节一个,大似鸽蛋,头色红,追问之腰两侧膝眼疼痛,痛苦亦由此出,勉拟用"五法"一统治之,以观后效。

拟诊:①右肺上叶癌切除术(痰毒、烟毒、瘀毒积聚征);②肩胛骨肿瘤待查(痰、瘀、毒聚积型);③腰部结肿(热毒型);④腰痛,肩胛痛(诸毒阻络,血流阻滞不通型)

选方:培土生金治癌饮普济肿瘤饮化裁。

方药:

太子参15 g	薜荔果15 g	茯苓15 g	焦白术12 g
陈皮12 g	山药20 g	砂仁10 g^{后下}	苡仁30 g
七叶一枝花20 g	凤尾草30 g	天葵子12 g	石上柏30 g
芙蓉叶30 g	紫草20 g	天龙2条	铁树叶30 g
蜂房10 g	牡蛎40 g	海藻30 g	法半夏12 g
皂角刺30 g	了哥王15 g	五点花30 g	天冬15 g
龟板10 g	枸杞子15 g	瓜蒌仁10 g	瓜蒌壳10 g
大黄12 g^{另包后下}	蜈蚣3 g	醋元胡30 g	地鳖虫12 g
王不留行15 g	广木香12 g	桃杏仁^各12 g	甘草10 g
幼海马3 g。			

2剂,水煎分早晚2次或多次分温服。

牛黄2支,每次0.5 g,日2次用低温水冲服。

二诊:患者药后咳嗽明显好转,继服上方×5剂,煎服法同前。

三诊:大便第8日方通,咳嗽腹胀皆松,腰痛、纳谷好转。舌苔根腻微退,花剥亦少;脉沉细尺弱间有结代。上方×5剂,煎服法同前。

目前仍在治疗中。

按语:患者药后诸症次第向好的方向发展,未见不好,尤其咳嗽便通乃佳象也。方药对,乘胜追踪为宜。

9. 结肠癌、食管中上段癌、颈淋巴结炎转移癌

刘某,女,62岁。

初诊:2016年3月18日。2014年上半年行结肠癌术,未行放化疗。2014年下半年行食管中上段癌术,术后行放疗治疗。2015年颈部淋巴结转移癌,行放疗治疗。

刻诊:周身无力,阴天身上疼痛,望之面色晦暗,纳谷寐尚好,二便尚调。舌红苔薄白,脉弦数细。治拟益肾健脾,以增强体质,使正气充足,正能胜邪,则可不发,活血化痰防结节再生,清热解毒而绝死灰复燃,五法一统。

诊断:结肠癌转移食管中上段癌、颈部淋巴结转移癌。

选方:新制参苓白术治癌汤、肝癌条达饮合益肾抗癌饮化裁。

方药:党参12 g　黄芪12 g　黄精12 g　灵芝10 g
云苓12 g　茯苓皮15 g　薏仁20 g　陈皮10 g
山药12 g　藤梨根15 g　山慈姑10 g　法半夏12 g
皂刺12 g　重楼15 g　山葡萄15 g　分心木30 g
浙贝10 g　金钱草20 g　焦三仙各12 g　山萸肉12 g
枸杞子10 g　泽漆15 g　甘草5 g

3剂,水煎,日1剂,早晚分服。

按语:结肠癌、食管癌、颈部淋巴结转移癌三毒并发,三次手术,加之放疗,术后伤气伤血可知,故方选新制参苓白术治癌汤,肝癌条达饮,益肾抗癌饮三方意裁。药后无不适反应,继进7剂。病人觉好。上方加党参12 g云苓12 g薜荔果15 g炙鸡内金12 g,药后自觉有点精神,效不更方,又值老年,是方之后随症小有加减,用量一般不大,未作改变。治疗半年,腿脚有力,精神很好,现尚在调治中。

10. 直肠癌术后证

马某,男,71岁。

初诊：2016年3月28号。

2015年2月3号行直肠癌术，术后未行放化疗。刻下：现刀口处流水，色黄，业月余，肛门有坠感，似要大便，自云：腹中有肠鸣声时不知饥饿，平素纳谷好，寐尚好，二便尚调，舌暗红苔薄白，脉沉弦细，追问知：有饮酒史三十余年，日过半斤。纵观全案，湿毒下注发为此症，影响肠道气机。湿热瘀毒者以邪实为主，治疗则以清热解毒，祛瘀攻积等泻实之法为主，佐以理气健脾。治拟：健脾助运，畅理气机，佐抗癌之味，以防死灰复燃和毒聚结而转移。

诊断：直肠癌术后。

选方：普济肿瘤饮化裁。

方药：黄芪15g　黄精15g　灵芝12g　太子参12g
　　　　云苓15g　焦白术12g　陈皮12g　山药15g
　　　　砂仁10g　薏仁30g　槟榔20g　防风15g
　　　　水杨梅根15g　野葡萄藤15g　分心木15g　苦参15g
　　　　川牛膝15g　槐花15g　地榆15g　浙贝10g
　　　　焦三仙各12g　甘草5g。

8剂，水煎，日1剂，早晚温服。

按语：上方加减，服药两月，手术处已收口，诸症次第消减，现状况良好，但仍在调治中。

11. 食管癌

张某，女，83岁。

初诊：2016年1月25日。2016年1月23日出院诊断：食管癌，未行手术。有慢性浅表性胃炎。胸腹CT提示：1、食管中段癌 2、两肾小囊肿。刻诊：纳谷时食过作刮作堵，胸口处有疼痛感，胸骨亦痛，别无不适，大便或溏或干，舌紫暗苔白腻，脉弦而中空兼数。年老气血早亏，积毒留滞，食管气机失畅，而为噎膈。治拟：益气建中，理气活血，祛毒合法，以观后效。

诊断:中医:膈证(气血亏虚,痰瘀毒阻);西医:食管癌。

选方:新制参苓白术治癌汤化裁。

方药:北沙参 12 g　黄芪 15 g　　茯苓 12 g　焦白术 12 g
　　　山药 15 g　　陈皮 12 g　　法半夏 12 g　厚朴 12 g
　　　天龙 1 条　　藤梨根 15 g　山慈姑 6 g　皂角刺 15 g
　　　黄药子 15 g　韭子 5 g　　 蝉蜕 6 g　　石打穿 20 g
　　　制天南星 5 g　浙贝 10 g　 甘草 3 g。

3剂,日1剂煎服,早晚分服。

另:硇砂 1.8 g,每次 0.3 g,每日两次,温水送服。

二诊:药后无不适,饮食下咽稍好,舌红苔微腻,脉沉弦。

上方改:皂角刺 20 g、黄药子 20 g、韭子 10 g、石打穿 30 g、守宫 2 条。3剂,日1剂,水煎,早晚温服。

另:硇砂 2.4 g,每次 0.4 g,每日两次,温水送服。

按语:治疗五个月,症见好转,说明方药对症,毋庸更章,现在仍服药治疗。

12. 肾癌

李某,男,73岁。

初诊:2015年12月10日,患者于2015年8月18日行左肾癌切除术。

刻下:术后行两次干扰素治疗后自觉不舒,纳谷不香,寐尚好,二便尚调,望之目下如卧蚕起之状,下线过鼻梁 1/2,爪甲不荣,此肝血亏也。舌质暗红苔薄黄,脉弦细尺弱。患者从事脑力行业,年已古稀,伤及肾家,排泄不畅,肾阴肾阳无力抗邪,积毒成瘤,虽动刀切除,但先天之气受损,肾者主一身之阳,生命之根,穷必及肾。姑拟:益肾充脑,健脾助运,先后天共调,以增强自身免疫功(正气),防死灰复燃,解毒(抗癌)之味当用,防转移,活血化瘀,不可或缺,五法一统,以冀效应。

诊断：左肾癌。

选方：益肾抗癌饮化裁。

方药：山萸肉 12g　巴戟天 12g　黄芪 15g　黄精 12g
　　　枸杞子 12g　党参 12g　灵芝 12g　白芍 12g
　　　桑椹子 12g　三七 4g　丹参 12g　防己 12g
　　　土茯苓 30g　天葵子 12g　炙龟板 15g　铁树叶 20g
　　　半枝莲 20g　了哥王 12g　肉桂 4g　焦三仙各 12g
　　　菜菔子 12g　松贝 10g　薏仁 15g。

7剂，日1剂，水煎，早晚各1次温服。

先后服药3月余，后自行停药，今又来断续服药，状态良好，精神佳。

13. 转移性淋巴癌

黄某，男，60岁。

初诊：2016年2月1日。2014年1月查示：转移性淋巴癌，未行手术，放化疗治疗两年。刻诊：颈下（除后颈）按之实硬，转侧不利，木然不痛，皮色暗，两臂上举，前后尚属灵活，望之目下如卧蚕起之状，面色不华，红赤灰滞，爪甲不荣枯萎，二便调，纳谷寐佳，有饮酒史，青年时饮酒，高达一斤，易怒，舌红苔薄黄，中有裂沟，脉沉弦细尺脉弱。综观全案：饮酒伤及脾胃，加之肝失条达，木旺生土，生痰积聚，痰瘀毒互结，停于厥阴、少阳肝胆之经，络脉痹阻，发为此病，名曰：恶性淋巴癌。花甲之年，气血早亏，脾肾双虚，免疫功能下降是其必然，故治拟：益肾健脾，顾其后天，增强体质（提高免疫功能）；活血化瘀，散结软坚，以冀癥结变软；清热解毒，祛其病毒，以及药毒，合法治之，病属棘手，速效不思，但嘱病家，心情舒畅，丢掉"死"字。

选方：普济肿瘤饮合肝癌条达饮化裁。

方药：黄芪 15g　党参 12g　灵芝 12g　茯苓 15g
　　　白术 10g　陈皮 10g　山药 15g　苡仁 20g

重楼 15 g　　羊蹄根 15 g　　炮山甲 3 g　　生牡蛎 30 g
山慈姑 10 g　　浙贝 10 g　　猫爪草 15 g　　海藻 15 g
白僵蚕 10 g　　了哥王 9 g　　制龟板 10 g　　泽漆 15 g
天龙 2 条。

4 剂，日 2 次煎服。

二诊：药后无不适，脉舌如前，上方调整再进。上方去重楼，加野葡萄藤 15 g，改：猫爪草 30 g、羊蹄根 30 g、泽漆 20 g、了哥王 15 g。7 剂，日 2 次煎服。

按语：上方小有加减，服药三月余，颈部渐软，精神渐佳，纳谷二便如常，无不良反应，方药对症，现仍在服药治疗中。

七、临床常用治癌的中药择选

1. 扶正固本治癌药

人参：《神农本草经》
　性味：甘、微苦、微温。
　归经：归肺、脾、心经。
　功效：大补元气，补脾益肺，生津止渴，安神益智。

北沙参：《本草汇言》
　性味：甘、微苦、微寒。
　归经：归肺、胃经。
　功效：养阴清肺，益胃生津。

南沙参：《神农本草经》
　性味：甘、微寒。
　归经：归肺、胃经。
　功效：养阴清肺，益胃生津，补气化痰。

麦冬：《神农本草经》
　性味：甘、微苦、微寒。
　归经：归胃、肺、心经。
　功效：养阴润肺，益胃生津，清心除烦。

天冬：《神农本草经》
　性味：甘、苦、寒。
　归经：归肺、肾、胃经。
　功效：养阴润燥，清肺生津。

女贞子：《神农本草经》
　性味：甘、苦、凉。
　归经：归肝、肾经。
　功效：滋补肝肾，乌须明目。

黄芪：《神农本草经》
　性味：甘，微温。
　归经：归脾、肺经。

功效:补气升阳,益气固表,托毒生肌,利水消肿。

白术:《神农本草经》
性味:甘、苦、温。
归经:归脾、胃经。
功效:补气健脾,燥湿利水,止汗,安胎。

刺五加:《全国中草药汇编》
性味:甘,微苦,温。
归经:归脾、肺、心、肾经。
功效:补气健脾,益肾强腰,养心安神,活血通络。

龟板:《神农本草经》
性味:甘、寒。
归经:归肾、心、肝经。
功效:滋阴潜阳,益肾健骨,养血补心。

鳖甲:《神农本草经》
性味:甘、咸、寒。
归经:归肝、肾经。
功效:滋阴潜阳,退热除蒸,软坚散结。

玉竹:《神农本草经》
性味:甘、微寒。
归经:归肺、胃经。
功效:养阴润燥,生津止渴。

黄精:《名医别录》
性味:甘、平。

归经:归脾、肺、肾经。
功效:补气养阴,健脾润肺,益肾。

枸杞子:《神农本草经》
性味:甘、平。
归经:归肝、肾经。
功效:滋补肝肾,益精明目。

墨旱莲:《新修本草》
性味:甘、酸、寒。
归经:归肝、肾经。
功效:滋补肝肾,凉血止血。

补骨脂:《药性论》
性味:辛、苦、温。
归经:归肾、脾经。
功效:补肾壮阳,固精缩尿,温脾止泻,纳气平喘。

海马:《本草拾遗》
性味:甘、温。
归经:归肝、肾经。
功效:补肾壮阳,调气活血。

桑寄生:《神农本草经》
性味:苦、平。
归经:归肝、肾经。
功效:补肝肾,强筋骨,祛风安胎。

苡仁:《神农本草经》
性味:甘、温。
归经:归脾、胃、肺经。

功效:利水渗湿,健脾,除痹,
清热排脓。

桑螵蛸:《神农本草经》
性味:甘、咸、平。
归经:归肝、肾经。
功效:固精缩尿,补肾助阳。

核桃树枝:《实用抗癌药物手册》
性味:苦、涩、平。
归经:归肺、肾经。
功效:解毒消肿,补肾涩精。

棉花根:《实用抗癌药物手册》
性味:甘、温。
归经:归肺、肾经。
功效:补气,止咳,平喘。

薜荔果:《本草纲目》
性味:甘、平。
归经:归胃、肾经。
功效:活血消肿,补肾通乳。

2. 活血化瘀治癌药

八角莲:《福建民间草药》
性味:甘、微苦、微寒。
归经:归心、肝经。
功效:清热解毒,活血散瘀。

大黄:《神农本草经》
性味:苦、寒。
归经:归脾、胃、大肠、心包、
肝经。
功效:清热凉血,化瘀攻积。

天龙:《实用抗癌药物手册》
性味:咸、寒,有小毒。
归经:归心、肝经。
功效:祛风定惊,化瘀散结。

水红花子:《滇南本草》
性味:咸、微寒。
归经:归肺、胃经。
功效:活血消积。

水蛭:《神农本草经》
性味:咸、寒、平,有毒。
归经:归肝、膀胱经。
功效:活血化瘀,软坚消肿。

石见穿:《本草纲目》
性味:苦、辛、平。
归经:归肝经。
功效:活血化瘀,清热解毒。

羊蹄根:《实用抗癌药物手册》
性味:苦、寒,有小毒。
归经:归心、肺经。
功效:清热解毒,止血通便。

地鳖虫:《神农本草经》
性味:咸、寒,有小毒。
归经:归肝经。
功效:活血散瘀。

王不留行子:《神农本草经》
性味:苦、平。
归经:归肝、胃经。
功效:活血消肿,通经下乳。

急性子:《救荒本草》
　性味:微、苦、温,有小毒。
　归经:归肝、脾经。
　功效:活血通经,软坚消积。

莪术:《药性论》
　性味:苦、辛、温。
　归经:归肝、脾经。
　功效:破瘀行气,软坚散积。

三棱:《本草拾遗》
　性味:苦、辛、温。
　归经:归肝、脾经。
　功效:破瘀行气,软坚散积。

铁树叶:《药性考》
　性味:甘、微、温。
　归经:归心、肝经。
　功效:消瘀止痛。

斑蝥:《神农本草经》
　性味:辛、寒,有毒。
　归经:归肝、胃经。
　功效:破血散结。

楤木:《中华本草》
　性味:甘、微苦、平。
　归经:归胃、肾经。
　功效:活血消肿,祛风止痛。

蜂房:《神农本草经》
　性味:甘、平,有毒。
　归经:归肝、肾、胃经。
　功效:消肿解毒,活血止痛。

蜈蚣:《神农本草经》
　性味:辛、温,有毒。
　归经:归肝经。
　功效:镇惊止痛,解毒消肿。

寻骨风:《植物名实图考》
　性味:苦、平。
　归经:归肝、肾经。
　功效:祛风化湿,通络止痛。

威灵仙:《新修本草》
　性味:辛、温。
　归经:归膀胱经。
　功效:通络止痛,祛风除湿。

3. 化痰散结软坚治癌药

山慈姑:《本草拾遗》
　性味:甘、微辛、寒,有小毒。
　归经:归肝、胃经。
　功效:软坚散结,解毒。

夏枯草:《神农本草经》
　性味:苦、辛、寒。
　归经:归肝、胆经。
　功效:清肝泻火,软坚散结。

牡蛎:《神农本草经》
　性味:咸、涩、微寒。
　归经:归肝、胆、肾经。
　功效:软坚散结,平肝潜阳,固涩制酸。

穿山甲:《名医别录》
　性味:咸、微寒。

归经：归肝、胃经。

功效：活血软坚,排脓消肿。

海藻：《神农本草经》

性味：咸、寒。

归经：归肝、胃、肾经。

功效：软坚散结,消痰利水。

昆布：《名医别录》

性味：咸、寒。

归经：归肝、胃经。

功效：软坚散结,消痰利水。

猫爪草：《中药材手册》

性味：辛、苦、平。

归经：归胆经。

功效：解毒散结。

僵蚕：《神农本草经》

性味：咸、辛、平。

归经：归肝、肺经。

功效：化痰散结,息风解痉。

半夏：《神农本草经》

性味：辛、温。

归经：归脾、胃经。

功效：燥湿化痰,降逆止呕。

瓜蒌：《神农本草经》

性味：甘、寒。

归经：归肺、胃、大肠经。

功效：宽胸散结,化痰下气。

天花粉：《神农本草经》

性味：甘、寒。

归经：归肺、胃、大肠经。

功效：养阴生津,排脓托毒。

皂角刺：《图经本草》

性味：辛、温。

归经：归肝、胃经。

功效：化痰排脓,消肿止痛。

南星：《神农本草经》

性味：苦、辛、温,有毒。

归经：归肺、肝、脾经。

功效：化痰散结,祛风定惊。

硇砂：《唐本草》

性味：咸苦辛温。

归经：归肝、脾、胃经。

功效：软坚消积,化痰散瘀。

黄药子：《滇南本草》

性味：苦、辛、寒。

归经：归心、肝经。

功效：化痰散结,解毒消肿。

八月札：《饮片新参》

性味：苦、平。

归经：归肝经。

功效：理气散结。

马钱子：《本草纲目》

性味：苦、寒,大毒。

归经：归肝、脾经。

功效：通络,消结,止痛。

4. 清热解毒治癌药

七叶一枝花:《神农本草经》
性味:苦、微、寒。
归经:归肝经。
功效:清热解毒,消肿定痛。

山豆根:《开宝本草》
性味:苦、寒。
归经:归心、肺经。
功效:清热解毒。

马勃:《名医别录》
性味:辛、平。
归经:归肺经。
功效:清热解毒,利咽止血。

凤尾草:《植物名实图考》
性味:苦、寒。
归经:归大肠、小肠、肾经。
功效:清热利湿,凉血止血。

龙葵:《药性论》
性味:苦、寒。
归经:归胃、膀胱经。
功效:清热解毒,利尿消肿。

水杨梅根:《植物名实图考》
性味:苦、涩、微寒。
归经:归胃、小肠经。
功效:清热解毒,散瘀止痛。

牛黄:《神农本草经》
性味:苦、甘、寒。
归经:归心、肝经。
功效:清热解毒,镇惊祛痰,开窍。

人工牛黄:《实用抗癌药物手册》
性味:苦、甘、寒。
归经:归心、肝经。
功效:清热解毒,镇惊祛痰,开窍。

天葵子:《滇南本草》
性味:甘、苦、寒。
归经:归心、小肠经。
功效:清热解毒,利尿消肿。

石上柏:《中华本草》
性味:甘、平。
归经:归肺、大肠经。
功效:清热解毒,止血。

半枝莲:《校正本草纲目》
性味:辛、微、寒。
归经:归心、肺经。
功效:清热解毒,利尿。

白花蛇舌草:《广西中药志》
性味:甘、淡、寒。
归经:归胃、大肠、小肠经。
功效:清热解毒,利水消积。

白英:《中华本草》
性味:苦、微、寒。
归经:归肝、胃经。
功效:清热解毒,消肿利水。

苍耳草:《神农本草经》
性味:甘、苦、温。
归经:归肺经。
功效:祛风通窍,散结止痛。

芙蓉叶:《本草纲目》
性味:微辛、微寒。
归经:归肺经。
功效:清热凉血,消肿排脓。

狗舌草:《唐本草》
性味:苦、寒。
归经:归心经。
功效:清热解毒,利尿。

苦参:《神农本草经》
性味:苦、寒。
归经:心、肝、胃、大肠、小肠经。
功效:清热利湿,祛风杀虫。

草河车:《实用抗癌药物手册》
性味:苦、微寒。
归经:归肝经。
功效:清热解毒。

青黛:《药性论》
性味:咸、寒。
归经:归心、胃经。
功效:清热解毒。

蛇莓:《本草纲目》
性味:甘、酸、寒。
归经:归肝、胃经。
功效:清热解毒,散瘀消肿。

紫草:《神农本草经》
性味:甘、咸、寒。
归经:归心、肝经。
功效:清热凉血,解毒透疹。

墓头回:《实用抗癌药物手册》
性味:苦、微酸、涩、寒。
归经:归肝经。
功效:清热燥湿,止血,止带,截疟。

椿根皮:《实用抗癌药物手册》
性味:苦、涩、寒。
归经:归胃、大肠经。
功效:清热燥湿,止泻止血。

漏芦:《神农本草经》
性味:咸、苦、寒。
归经:归胃经。
功效:清热解毒,消肿排脓。

藤梨根:《实用抗癌药物手册》
性味:酸、涩、微寒。
归经:归胃、膀胱经。
功效:清热解毒,祛风除湿。

蜣螂虫:《实用抗癌药物手册》
性味:咸、寒。
归经:归肺、胃、大肠经。
功效:解毒消肿,镇惊破瘀。

干蟾皮:《本草纲目》
性味:辛、微寒,有毒。

功效:解毒消肿,强心利尿,通窍止痛。

射干:《神农本草经》
性味:苦、寒。
归经:归肺经。
功效:清热解毒,利咽,消痰。

竹叶:《神农本草经》
性味:甘、淡寒。
归经:归心、胃、小肠经。
功效:清热,利尿,除烦。

黄芩:《神农本草经》
性味:苦、寒。
归经:归肺、胆、脾、胃、大肠、小肠经。
功效:清热解毒,泻火。

蒲公英:《新修本草》
性味:苦、甘、寒。
归经:归肝、胃经。
功效:清热解毒,消肿散结。

石燕:《唐本草》
性味:甘、微寒。
归经:归肾、膀胱经。
功效:清热解毒,利水化湿。

5. 利水消肿治癌药

了哥王:《岭南采药录》
性味:苦、微辛、寒。
归经:归肺经。
功效:清热利水,化痰散结。

石打穿:《实用抗癌药物手册》
性味:辛、苦、平。
归经:归胃、膀胱经。
功效:清热利水,散结。

半边莲:《本草纲目》
性味:辛、平。
归经:归肺、肝经。
功效:利水消肿,解毒。

杠板归:《实用抗癌药物手册》
性味:酸、平。
归经:归肝、小肠经。
功效:利水消肿,解毒。

泽漆:《神农本草经》
性味:辛、苦、微寒。
归经:归肺、大肠、小肠经。
功效:利水消肿,化痰散结。

野葡萄藤:《实用抗癌药物手册》
性味:甘、平。
归经:归胃、膀胱经。
功效:利尿消肿,凉血止血。

瞿麦:《神农本草经》
性味:苦、寒。
归经:归心、小肠经。
功效:清热利水,破血通经。

6. 止痛药

延胡索:《雷公炮炙论》
性味:辛、苦、温。

归经:归肝、胃、心、肺、脾经。
功效:活血散瘀,理气止痛。

金铃子:《神农本草经》
性味:味酸、苦,性寒,有小毒。
归经:归肝、小肠、膀胱经。
功效:能疏肝,行气,止痛,驱虫。

川楝子:《神农本草经》
性味:味苦,寒。
归经:归肝、小肠、膀胱经。
功效:疏肝泄热,行气止痛,杀虫。

乳香:《名医别录》
性味:味辛、苦,温。
归经:归心、肝、脾经。
功效:活血行气止痛,消肿生肌。

没药:《开宝本草》
性味:味辛、苦,性平。
归经:归心、肝、脾经。
功效:散瘀定痛,消肿生肌。

乌药:《本草拾遗》
性味:味辛,温。
归经:归肺、脾、肾、膀胱经。
功效:行气止痛,温肾散寒。

川芎:《神农本草经》
性味:味辛,温。
归经:入肝、胆经。

功效:行气开郁,祛风燥湿,活血止痛。

当归:《神农本草经》
性味:味甘、辛,性温。
归经:归肝、心、脾经。
功效:补血活血,调经止痛,润肠通便。

白芷:《神农本草经》
性味:味辛,温。
归经:归肺、脾、胃经。
功效:祛风燥湿,消肿止痛。

细辛:《神农本草经》
性味:味辛,温。
归经:归心、肺、肾经。
功效:解表散寒,祛风止痛,通窍,温肺化饮。

羌活:《神农本草经》
性味:味辛、苦,温。
归经:归膀胱、肾经。
功效:散表寒,祛风湿,利关节,止痛。

独活:《神农本草经》
性味:味辛、苦,微温。
归经:归肾、膀胱经。
功效:祛风除湿,痛痹止痛。

吴茱萸:《神农本草经》
性味:味辛、苦,热。
归经:归肝、脾、胃、肾经。

功效:散寒止痛,降逆止呕,助
　　　阳止泻。

高良姜:《名医别录》

性味:味辛,热。

归经:归脾、胃经。

功效:温胃止呕,散寒止痛。

蜈蚣:《神农本草经》

性味:辛、温,有毒。

归经:归肝经。

功效:镇惊止痛,解毒消肿。

八、结语

　　我运用中医药临床治癌,整整四十年了,回顾运用中医药治癌之路40年,有成功有失败。至今,我已虚度八十,运用中医药治癌之路不说成功,但属有效,不可或缺。

　　走上中医药治癌之路,进行临床治疗和观察,追溯起,当从1977年算起,那一年本家三奶奶邵氏,年53岁,因患食管癌,到处求医、挂水、服药皆似效非效,最终无效。家族中,为医者唯我,他们把最后一点希望寄托于我,当时我日夜翻书,用中药试治,效不大,仿古人悟用硇砂加信石口服(硇砂0.5 g,信石0.005 g),连服三天,忽然呕吐大作,呕出七八公分长,用树棒都戳不开的一个似胶状物体,吐后三奶奶反觉舒服,突然能进食。当时走访某西医,医谓:"未大出血,大运也。"一句话给我带来了沉思,也不敢再用了,仍用中药煎服,前后又服了不到两月,三奶奶还是"西去了"。望着活活的病人,能讲能说,一个多月就走了,作为同宗,作为医生,对我是一个莫大的震撼,难道生了癌就一定是死症吗?

　　说也巧,1977年10月22日接到当时清江市卫生局邀请函,邀我出席10月24日上午7点30分在市防疫站会议室召开的知识分子座谈会,学习华国锋主席关于召开全国科技大会的重要指示。记得当时还谈了体会:学习指示,兴高采烈,展望未来,信心百倍。会后卫生局陈新荣同志送给我一本小册子,名叫《实用抗癌药物手册》,上面写有:业务学习公用,这六个字,并盖有卫生局业务组公章,我如获至宝,反复学习,不断揣摩,一味药、一味药地运用,有效的、无效的,药后病症减轻的、加重的,我一一记录,加以研究。当时,社会上癌症病人愈来愈多,病种也愈来愈增,压力很大。此时此刻,我从普济消毒饮中得到灵性,于是自制了一方,名曰《普济肿瘤饮》加减治疗癌症,经过多年临床运用和观察,这张方成了。由于癌症病种的增多,一方万能,当属不可,故又根据脏腑学说,制定了治癌的其他几个方剂,经过临床运用,药物筛选,最终成了今天的诸如:新制参苓白术治癌汤、培土生金治癌饮、肝癌条达饮、益肾抗癌饮、瓜蒌留行芙蓉汤等。是方在临床上,凡属是方主治之癌,因故不能手术的,或术后放疗化疗者,在增强体质,帮助康复,防止死灰复燃(癌症复发),肿瘤再生(癌症转移),减少放化疗带来之苦,提高生活质量,延长寿命,皆起到积极的治疗效果。

后　记

　　走出校门,进入社会,步入临床,天天和病人打交道。治好了,病人笑,己安乐,无效者,病人苦,心不安。记得 1972 年春,在四川白沙医院工作,看一失眠病人,病人主诉:失眠反复,睡不着觉一年多,近三月来,硬是睡不着。用西药安眠,初服有效,继而效减,最后倍加药量方有效,停药复如故,因云服西药有副作用,来找中医治疗,又听说我是南京来的大学毕业生,当时那里山区是没有的,认为我这个大学生一定能治好她的失眠,所以就找我了。

　　问之病史,患者姓牟,女,42 岁,小学老师。望之形体不丰,纳谷二便尚调,就是失眠。细问知,失眠多梦,多梦纷纭,似睡未睡,梦能记得,或梦中害怕,不是掉山下,就是掉河里,或有人手持铁链要捉之,此梦每得一声惊叫而醒,次日晨起头昏,好像未睡一样,懒得很,不想上课。据此我认为,其人形瘦,懒动不想干活,当属气血不足,用归脾汤,补心脾气血,宁心安神,服后似效未效,终无效。再追问知,春节期间,曾因家事发生争执,则更加睡不着。心想失眠当因气郁有关,夫"情志所伤,肝失条达"。用逍遥散治之,服三剂罔效。两次门诊,两次无效。那时我刚上临床,无法,只有翻书,书云:失眠有因心火,心火亢盛,热扰神明而不寐。此患者舌尖不红,无心火之征。还有阴虚火旺,心肾不交而致失眠,可患者无肾阴不足,水不济火之表现。另心虚胆怯,痰热内扰,也能导致不寐,用温胆汤可治,然患者舌苔不腻,舌尖不红,无痰火之扰之征,反复思考,又思及《内经》云:"胃不和而卧不安,半夏秫米汤主之"。于是用半夏秫米(当时用炒苡仁)加陈皮、茯苓、茯神、夜交藤等,皆无效。无奈,我带病人向本单位唐九思老中医请教。他年过七旬,在白沙很有名气,他稍问了几句,就跟我说:"严医,你从痰论治试试。"我说:"唐老,她没有痰的症状。"唐老笑笑说:"古人云:顽疾怪症皆属于痰,她病已年余,梦多怪怪,可属顽症,可从痰论治试试。"我当即请他开个方子,他叫我自己开,我反复请求,最后他说我写,记得头一味药是法半夏三钱,接着陈皮三钱,茯苓神各三钱,枳壳实各三钱,龙齿一两,磁石一两,礞石五钱,天南星三钱,琥珀三钱,甘草一钱五分。三剂。药尽剂,病家见我,面带笑容说:"一剂药以后就能睡了,请你就把这个药开给我服。"此后,本方连服两个三剂而失眠转安。难道古人所说,"痰生百病","百病多因痰作祟","怪病多痰"真有如此灵验吗? 从此以后,临床上我对关于痰的病证尤为留心,对论痰有关的书籍,见到就买,细加咀嚼,尤其是经典著作如《内经》、《金匮》等,凡与痰相关的,我都反复学习,反复细读,一有机会就用,稍有心得就记。看病多了,心得也就多了。如书中的痰论,就是我五十多年的临床心得,我重视痰,当感谢心中的老师——唐九思先生,是他的一句话,把我引到论痰的路上。

瘀血论也是如此。我注意瘀血学说也不是一天了。那是1973年我在四川因出诊被风雪吹落山谷,致一、四腰椎压缩性骨折,组织考虑我不宜山区工作,把我调回苏北平原淮阴工作。当时清江医院(现淮安市第二人民医院)住了一位省里离休的老干部钱某,钱老因病住院,腹胀问题,叠用西药治疗,月余未解,故组织中医会诊。当时有全国名老中医秦正生主任中医师,江苏省省级机关医院何正湘教授,蒋志伊主任中医师(二老系随省农垦局下放到淮阴农垦医院中医科工作的),我和清江市医院袁金隆、孟凡功三人陪同,当记录。三老看过病人,发言不谋而合,都说:"钱老,顿饭稀粥,稍吃点馒头,摸按腹部柔软,无结滞,敲之亦无鼓音,气胀、食滞皆属不可,当从瘀血论治。"记得当时何老还考了我一下,"秘书长(当时我是清江市中医药学会秘书长,蒋老他们都是学会领导人之一),你能不能说说这个理论出自哪里?"想了想,我说:"想不起来。"秦老对着他本院的袁金隆和孟凡功说:"你们二位呢?"他们异口同声说:"我也记不得。"蒋老说:"何老不是要将你们的军,而是要你们多读经典,当记的要强记,当背的要背,熟了才好用。""是,是。"这两个是,是我们三个人的异口同声,何老真好,他接着说:"你们南京中医学院,学习经典,我听说每门经典不都有一个要背的小册子吗?"我和孟凡功说:"是。"何老说:"我想叫你们从张仲景《金匮要略》书中找一条,就是治这个病的指导思想,想想看和瘀血有关的。"孟凡功说:"《金匮》有病人胸满,唇痿,舌青口燥,含水不欲咽等……记不得,都属瘀血。"我接着说:"仲景说:病家言我满,实则不满,此瘀血也。"我话还未完,何老笑着说:"对。"接着说:"医圣张仲景,不愧是医圣,他的话句句是经典,刚才秘书长说的。"我连忙说:"何老,你就叫我小严吧……"何老接着说:"张仲景了不起啊,短短的十三个字,有主诉,有医生的检查,有诊断,看'病家言我满'不就是主诉吗?'实则不满'不就是我们几个人通过四诊得出的结论吗?'此瘀血也'不就是我们的诊断吗? 有了诊断方药不就来了。"两老都哈哈大笑,记得用的是血府逐瘀汤加三七,服两剂即效,五剂胀去七八,据袁金隆讲,后来用参苓白术散加丹参、三七又一周,调理而出院。从此之后,瘀血理论在我脑海里反复荡漾,和痰一样,成了我临床科研的终身课题。

五十多年来通过经典著作的学习,以及诸家关于痰瘀的论述,我是反复阅读,有得即录,直到方药,省内外凡有关痰瘀的学术会议,都积极撰写论文,参加会议,目的不是去炫耀自己,而想从会议上得到启发,得到知识,增加营养,充实自己。几十年来,我深有体会:痰瘀学说,理奥致深,应用很广,在中医病因学里虽说没有,在人身上属病理产物,可它确实又是病因,中医称为第二病因,痰和瘀致病多多,在人之脏腑经络,四肢百骸,筋骨皮毛,五官九窍等,随气血之行,无处不到,无处不有,滞则病生,所以中医历有"痰生百病","久病夹瘀"之说,是中医经验的积累,精华的结晶,灿烂文化的沉淀,作为中医工作者,能认真地弄通痰瘀的病因病机,正确的处方遣药,在临床上能解决一大块问题,给病者送上福音! 所以痰瘀学说在中医药学说上不可小视,更不可忽视,活水源头,当从经典开始,演绎之妙,在乎其心,用心自有心得。晚年了,我写痰论,血瘀论,目的就是一句话:"术非高明术,说由来人说。"精湛的痰瘀学术,当由中医后来者们博采古训,结合临床,编织新说,为继承弘扬中医药学,而更加光辉灿烂,为人类健康事业做出贡献。

五病说即:

①慢性肾炎——治宗脾肾是其关键,活血化瘀治宗始末。

②糖尿病——阴虚为本,燥热为标,夹瘀阻络是其必然。

③中风"治未病"为先——益肾充脑,活血通络。

④外感高热——退热为先,一方加减。

⑤中医药治癌之路四十年——五法一统,辨证择方。

痰和瘀以及五病之说,皆五十多年的临床心得,要说的话还有很多,好在,五病说皆有概述和结语,可作补充,兹不赘述。

是书之出承江苏省中医药局江苏省名老中医药专家传承工作室专用资金资助,深表感谢。对领导、同仁和东南大学出版社的支持,全国基层名老中医药专家传承工作室八十有九的顾克明老中医、叶春晖院长赐序一并致谢。对江苏省名中医严冰学术传承工作室成员:严晓枫(女)、王素芹(女)、张芳芳(女)、李培银、李京民、殷学超、张红颖(女)、翟雪珍(女)、卢殿强、严昊等,参与整理,一并致念。

书中论述,错漏争议,以偏概全,或亦有之,企盼海内外方家贤达,赐墨指正。

严冰

2017年10月1日于亦冰庐阳光书室

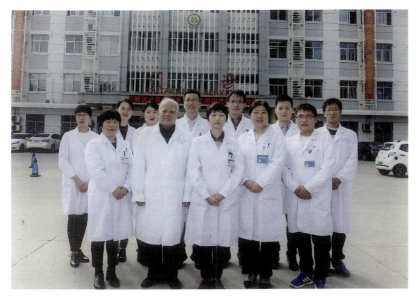

严冰工作室全体成员合影

前排（左起）：王素芹、严冰、叶春晖、严晓枫、李京民
后排（左起）：张红颖、张芳芳、翟雪珍、殷学超、李培银、
卢殿强、严昊

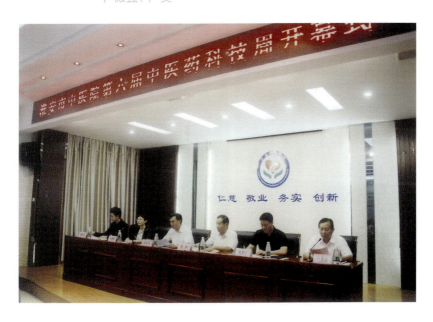

淮安市中医院第六届中医药科技周开幕式

（左起：谭国仲、叶春晖、孙晓阳、李冰、赵国强、张登金）

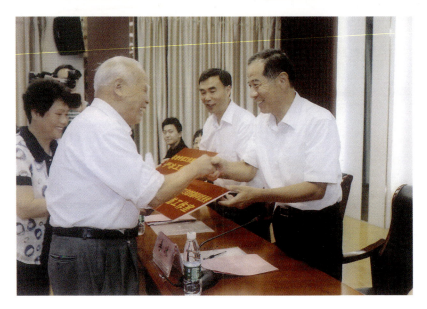

市人大副主任李冰、政协副主席孙晓阳在科技周向严冰、汪再舫颁发名老专家工作室创建奖

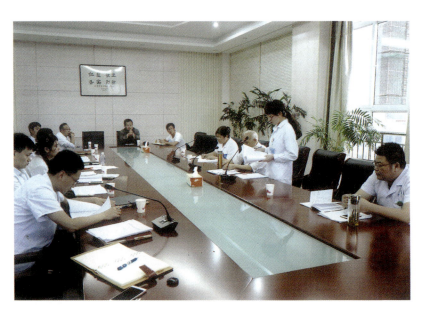

严冰工作室季度学术传承交流会留影

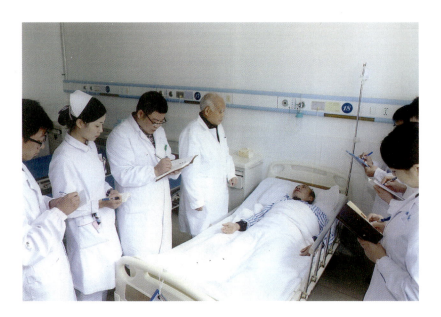

严冰：临床指导

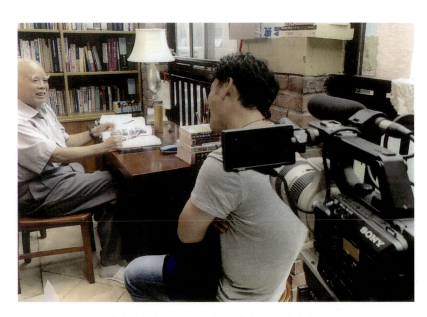

央视记者古格加措于老中医严冰亦冰庐阳光书室采访

（张娣娣摄，2017.8.31）

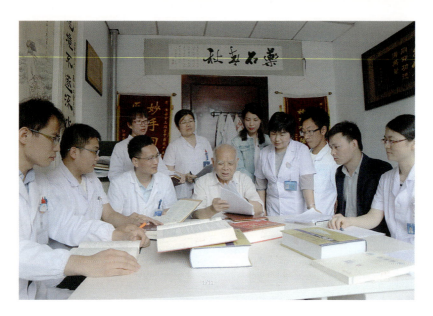

师生互动　典籍研读

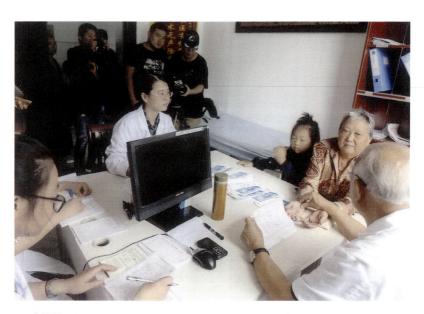

严冰：门诊带教（2017.8.31）